麻醉护理技能与培训

Anesthesia Nursing Skills and Training

主　编　丁　红　肖伦华　曾梅菇

副主编　刘焕仪　许立倩　叶　丽
　　　　姜玉梅　梁芳果　王子龙

科学出版社

北　京

内 容 简 介

麻醉护理临床技能与培训是麻醉临床护理可持续发展的必要保证。其质量的高低直接影响麻醉临床护士的素质和护理的质量。本书内容包括麻醉护理临床见习护士、实习护士、进修护士、规范化培训护士等的管理规则、培训计划、培训方案，以及麻醉护士的分层级培训、专科护士的临床培训、临床护理培训的师资管理、临床培训方法、麻醉护理培训部分教案和十项麻醉护理核心技能等。在规范麻醉护理临床培训的同时，有助于提升护理培训质量。本书配有多个视频，适于各级医院麻醉科护士、护士长阅读参考。

图书在版编目（CIP）数据

麻醉护理技能与培训 / 丁红, 肖伦华, 曾梅菇主编. -- 北京：科学出版社，2024. 6. -- ISBN 978-7-03-078780-4

Ⅰ. R473.6

中国国家版本馆CIP数据核字第2024P0586V号

责任编辑：郭　颖 / 责任校对：张　娟
责任印制：师艳茹 / 封面设计：龙　岩

斜 学 虫 版 社 出版
北京东黄城根北街 16 号
邮政编码：100717
http://www.sciencep.com

三河市春园印刷有限公司印刷
科学出版社发行　各地新华书店经销

*

2024 年 6 月第 一 版　开本：720×1000　1/16
2024 年 6 月第一次印刷　印张：22 1/2
字数：433 000
定价：180.00 元
（如有印装质量问题，我社负责调换）

编者名单

主　编　丁　红　肖伦华　曾梅菇
副主编　刘焕仪　许立倩　叶　丽　姜玉梅　梁芳果　王子龙
编　委（以姓氏笔画为序）

丁　红　南方医科大学南方医院
王　娜　广州医科大学附属第二医院
王子龙　深圳市儿童医院
王丽漫　中山大学孙逸仙纪念医院
毛小燕　中山大学孙逸仙纪念医院
叶　丽　佛山市第一人民医院
朱琼芳　中山大学附属第一医院
全娅群　昆明医科大学第一附属医院
刘焕仪　广州市第一人民医院
许立倩　广东省人民医院
孙兆霞　广州医科大学附属第一医院
严永香　中山大学孙逸仙纪念医院
李　颖　南方医科大学珠江医院
李颖芝　深圳市人民医院
肖伦华　南方医科大学南方医院
张　姣　广州市第一人民医院
陈　震　深圳市龙华区人民医院
陈旭素　中山大学附属第一医院
陈信芝　中山大学附属第三医院
陈莹莹　深圳大学总医院
陈寒霏　南方医科大学南方医院
范子博　南方医科大学南方医院
林玉玲　南方医科大学南方医院
林海洁　南方医科大学南方医院
罗小平　中山市人民医院
罗建伟　中山大学孙逸仙纪念医院
周玉萍　广州市第一人民医院
周英杰　南方医科大学珠江医院

於文婷　广东省湛江卫生学校

单美娟　广东省人民医院

胡敏佳　南方医科大学南方医院

胡婉贞　南方医科大学南方医院

钟文娟　深圳市儿童医院

姜玉梅　南方医科大学南方医院

姚　娜　深圳市儿童医院

徐金东　广东省人民医院

钱　前　南方医科大学珠江医院

黄　莉　中山市中医院

黄慧慧　佛山市第一人民医院

梁　钥　福建医科大学附属南平第一医院

梁芳果　南方医科大学南方医院

韩天福　广州市第一人民医院

曾梅菇　中山大学孙逸仙纪念医院

谢婷婷　佛山市第一人民医院

蔡锦华　广东省人民医院

编者单位

广东省护理学会麻醉护理专委会　　南方医科大学南方医院

中山大学孙逸仙纪念医院　　广州市第一人民医院

广东省人民医院　　佛山市第一人民医院

深圳市儿童医院　　中山大学附属第一医院

中山大学附属第三医院　　中山市人民医院

中山市中医院　　深圳市龙华区人民医院

南方医科大学珠江医院　　福建医科大学附属南平第一医院

广东省湛江卫生学校　　昆明医科大学第一附属医院

深圳大学总医院　　广州医科大学附属第二医院

广州医科大学附属第一医院　　深圳市人民医院

☆☆☆ 前　言

麻醉护理学是一门融汇了麻醉学与护理学的交叉学科。在国际舞台上，麻醉护理教育已有一百多年的辉煌历程。尽管中国的麻醉护理教育起步稍晚，但在麻醉学界权威专家的强烈呼吁和推动下，我国麻醉科护士的专业培训也逐渐得到重视并开展。随着麻醉护理重要性的逐渐彰显，相关政策陆续出台，国卫办医函〔2017〕1191号、国卫医发〔2018〕21号、国卫办医函〔2019〕884号等政策文件也逐步明确了麻醉科护士的人员配置标准、职责范围及工作内容。这为麻醉护理教育及人才培养进一步指明了方向。广东省护理学会麻醉护理专委会于2016年9月成立，是国内首个省级护理学会下的麻醉护理专业委员会，自成立以来，一直致力于麻醉护理的学术交流、专科培训，为麻醉护理学科建设添砖加瓦。2019年该专委会亦成为国内首批开展麻醉护理专科培训的省级机构之一，认真细致地打磨专科培训课程，至今已成功举办五届，也在此过程中积累了培养各级护理学员的教学经验。本书由广东省护理学会麻醉护理专委会牵头组织编写，汇集了一批资深的临床教学与培训专家、导师，他们大部分来自广东省各大教学医院、麻醉护理临床实践基地，拥有优异的临床实践能力和丰富的临床教学经验。

本书精心打造，内容适合各个阶段的护理学员，包括护理见习生、实习护士、进修护士、研究生及专科护士学员等，以及麻醉科在职护士。针对这些不同阶段学员的学习需求和特点，本书集各家所长，设计了符合他们在麻醉护理领域学习的方案。我们期望，通过精心设计的教学方案，不仅能加强学员们的理论知识基础，更能促进临床技能的发展，让每一位从事麻醉护理的专业人员都能在安全有效的临床实践中提供卓越的患者护理服务，同时本书也旨在为麻醉护理教学老师们提供宝贵的参考资源。通过书内的专业指导和实用建议，老师们能够更有效地进行临床培训和教学工作，以帮助学生和新晋护理人员加快技能提升，从而显著提高他们的临床实践能力。

本书还细致构建了麻醉护理教学的全面框架，内容不仅包括高效的麻醉护理教学管理策略和多样化的学生教学计划，还深入探讨了先进的临床护理教学方法、融合信息技术的教学手段，以及精选的麻醉专科护理教学案例。此外，

☆ ☆ ☆ ☆

书中丰富的护理教学查房、病例讨论和专题小讲课等实践案例，都以直观明了的方式展现了临床教学的实用技巧和沟通艺术。通过配套的视频材料，读者能够更清晰地把握临床操作的细节和流程。采纳这种综合性的多维度教学策略，希望能全方位提升麻醉护理人员的职业素养和技术能力，使他们在临床护理领域能够更自信、更高效地开展工作，提高患者护理的质量。

本书汇聚了作者们在多年麻醉临床护理与教学实践中积累的宝贵知识，融合了众多医院和专科护士培训基地在临床教育方面的深刻见解，对麻醉护理教学领域实践尽可能予以全面而深入的总结，意在凸显麻醉护理专业临床教学的独特性，同时从教学和学习的双重视角出发，为麻醉护理教育工作者、麻醉科护士、护理专业的学生们等不同层级的麻醉护理人员提供培训体系和教学方法的参考。我们衷心感谢各级领导对本书出版所给予的极大关注与支持，并感激各位编者在编写本书过程中所投入的辛勤劳动和不懈努力。

尽管我们竭尽全力确保内容的准确性和实用性，但鉴于编者的知识与能力所限，书中难免存在疏漏或不足之处。我们诚挚地欢迎广大护理专业同行提出宝贵的意见和建议，并对任何错误或不足之处予以指正。衷心希望本书能够成为读者们值得信赖的参考资料，激发思考，促进专业知识和技能的提升，最终为提升护理质量和患者护理体验做出积极贡献。

丁　红　肖伦华　曾梅菇
于广州

目 录

下篇　临床教学方法与内容

参考文献

请扫二维码

☆☆☆ 视频目录

视频制作人员

一、全身麻醉患者转入麻醉恢复室的护理技术

监　　制　丁　红　肖伦华

导　　演　刘克玄　丁　红　肖伦华

演　　员　高姗姗　陈前升　谭子苗　姜玉梅　邓　宇　张婷婷

摄　　影　胡敏佳　肖婧昕

后期制作　邓　宇

视频文案与制作团队　南方医科大学南方医院麻醉科麻醉护理组

二、全身麻醉患者转出麻醉恢复室的护理技术

监　　制　丁　红　肖伦华

导　　演　刘克玄　肖伦华　丁　红

演　　员　高姗姗　陈前升　谭子苗　姜玉梅　邓　宇

摄　　影　胡敏佳

后期制作　邓　宇

视频文案与制作团队　南方医科大学南方医院麻醉科麻醉护理组

三、全身麻醉气管内插管的护理配合技术

监　　制　丁　红　叶　丽

导　　演　叶　丽　王汉兵

演　　员　张仁辉　高明丽　马凯华

摄　　影　潘淑桦　王楚香　甘敏聪　李　昊

后期制作　张仁辉　高明丽

视频文案与制作团队　佛山市第一人民医院麻醉科麻醉护理组

四、气管导管拔除的护理配合技术

监　　制　丁　红　许立倩

导　　演　舒海华　许立倩　蔡锦华

演　　员　单美娟　毛松松

摄　　影　梁灵基　蔡锦华

后期制作　蔡锦华　陈家昊　梁灵基

视频文案及制作团队　广东省人民医院麻醉科麻醉护理组

五、困难气道插管的护理配合技术

监　　制　丁　红　刘焕仪

导　　演　刘焕仪

演　　员　杨　珺　孟思思

摄　　影　韩天福

后期制作　刘焕仪　韩天福

视频文案与制作团队　广州市第一人民医院麻醉科麻醉护理组

六、辅助呼吸的护理技术

监　　制　丁　红　陈旭素

导　　演　陈旭素　杨　波

演　　员　毕月丽

摄　　影　黎婉滢

后期制作　毕月丽　黎婉滢

视频文案与制作团队　中山大学附属第一医院手术麻醉中心麻醉护理组

七、椎管内麻醉穿刺的护理配合技术

监　　制　丁　红　陈信芝

导　　演　陈信芝　曾来来

演　　员　曾来来　秦佳欣　陈慧婷

摄　　影　吴佩霞

后期制作　曾来来　吴佩霞

视频文案与制作团队　中山大学附属第三医院麻醉科麻醉护理组

八、神经阻滞穿刺的护理配合技术

监　　制　丁　红　毛小燕

导　　演　毛小燕　梁俭良

演　　员　赵文帅　李佳琳　周林清

摄　　影　梁俭良

后期制作　梁俭良

视频文案与制作团队　中山大学孙逸仙纪念医院南院麻醉科麻醉护理组

九、动脉穿刺与测压的护理配合技术

监　　制　丁　红　黄　莉

导　　演　黄　莉　赵浩然

演　　员　伍嘉艳　肖　琳

摄　　影　赵浩然

后期制作　赵浩然

视频文案与制作团队　中山市中医院麻醉科麻醉护理组

十、深静脉穿刺的护理配合技术

监　　制　丁　红　罗小平

导　　演　罗小平　阮思美

演　　员　刘　晶　牟江涛　岳艳丽

摄　　影　刘闪闪

后期制作　胡敏花　岳艳丽

视频文案与制作团队　中山市人民医院手术麻醉科麻醉护理组

上　篇

麻醉护理的教学与培训

☆☆☆☆

第 1 章
麻醉护理临床教学概述

　　临床护理教学作为护理教学的一种特殊组织形式，是护理专业学生通过系统理论学习后，在临床教学老师的指导下参与临床护理实践，验证、巩固及深化所学理论知识，使之获得应有的专业技能、态度和行为的教学组织形式。临床护理教学环节是护理教育体系中不可或缺的重要组成部分，是学生理论向实践转化，获得高水平独立思考和临床技能的学习阶段，对学生的职业化、社会化发展有着极其重要的作用。

　　麻醉护理学是研究围麻醉期如何护理患者，使其处于接受手术的最佳状态的学科，是麻醉学和护理学相结合的交叉学科，是适应麻醉医学和专科护理学发展应运而生的一门学科。近年来，伴随医疗服务体系的快速发展，医疗机构手术麻醉需求的不断增加以及质量安全要求的不断提高，麻醉科的工作模式也在不断地转变，对高层次、高水平麻醉科护士的需求日益增长。但我国麻醉护理起步较晚，与欧美一些发达国家相比仍较为落后，护理人员数量不足、学历水平偏低，在一定程度上限制了我国麻醉护理的发展。自 2004 年以来，我国在麻醉护理本科及研究生教育方面取得了明显的成效，毕业后教育也有了一定发展，在很大程度上弥补了麻醉科护理人力资源的不足。

第一节　麻醉护理临床教学模式与方法

　　临床教学强调"理论与实践相结合"，注重学生实践能力的提高。随着护理教育的发展，众多护理教育者及管理者在建立科学的临床护理教学模式方面做了不少探索与研究，推动与完善了临床护理教学工作。

一、麻醉护理临床教学模式

　　麻醉护理不同于传统的手术配合护理，其护理内容特殊，是一门专科性强、技术操作复杂、高新技术繁多的应用型学科。麻醉护理学生不仅要具备扎实的基础理论知识和专业技能，而且还要有较强的动手操作能力和实践能力。因此，为了顺应麻醉专科护理的发展，众多的护理教育者及管理者在建立科学的临床护理教学模式方面做了不少的探索与研究，推动与完善麻醉护理临床教学工作，不断提高护理教育的质量与水平。

（一）师徒带教模式

19 世纪末，护士培训多以学徒形式完成，南丁格尔创建了最早的护理教育，在她的教育模式中，医生是护理教育和实践的直接监督者，护士的医院培训完全由医生按照师徒带教的形式完成。目前，这种模式在临床或许仍有存在，但已不适应当前护理学科的发展。

（二）带教模式或临床教学老师负责制模式

目前国内较多采用以临床护理职业为导向的教学模式，最常见的是教学老师带教模式，即由教学老师负责指导学生在临床实践中学习。临床教学老师一般由各医院根据临床教学标准选拔出具有良好职业素养的临床护士担任，每位学生会被分配到指定的临床教学老师，由其担任学生在本专科进行临床实践的指导老师。临床教学老师对学生因材施教，根据其学习能力和适应能力制订各阶段的目标教学计划，采用一对一的带教方式，提高学生的临床护理能力，最大限度地发挥个人潜能。

（三）基于团队学习的教学模式

基于团队学习的教学模式（team-based learning，TBL）是在以问题为基础的教学法（problem-based learning，PBL）基础上发展而来，它既注重培养学生主动学习和知识应用的能力，又能克服 PBL 教学模式的一些固有缺点。TBL 一般分 3 个阶段，即学生自学阶段、小组讨论学习阶段、知识应用的训练阶段及老师进行总结评价。经过 3 个阶段的学习，学生不仅能够提高团队的合作精神，建立良好的人际关系，而且能够有意识地培养和增强临床思维意识，提高分析、解决临床问题的能力。

（四）翻转课堂式教学模式

翻转课堂式教学模式，是由英语"flipped class model"翻译过来的术语，是指学生在课前或课外观看老师的视频讲解，自主学习，老师不再占用课堂时间来讲授知识，课堂变成了老师与学生之间和学生与学生之间互动的场所，包括答疑解惑、合作探究、完成学业等，从而达到更好的教育效果。随着互联网普及和计算机技术在教育领域的应用，使翻转课堂式教学模式变得可行和易实施。

二、麻醉护理临床教学方法

麻醉护理临床教学方法多种多样，每种方法都有一定的适用范围，临床护理教学工作中可以根据不同的教学目标、内容、环境以及学生的特点选择教学方法。

☆ ☆ ☆ ☆

（一）经验学习法

经验学习法是指从经验中获得知识的教学方法，其实质是通过"做"进行学习，而不是通过听别人讲述或者自己阅读来学习知识。护理实践需要一定的临床经验积累，需要进行严谨的设计过程对所经历的事件进行反思，包括回忆、体验感受、评价三个阶段。

（二）床旁讲授法

床旁讲授法是实践结合理论的常用教学方法，在患者床旁针对性地讲授有关护理问题与解决方法，护理学科的新技术、新业务、新进展及边缘学科、相关学科的知识，拓宽学生的知识面，强化学生自信心，提高观察和操作能力，确保实习效果。

（三）临床路径教学法

临床路径（clinical pathway，CP）是由临床医生、护士及支持临床医疗服务的各专业技术人员共同合作为服务对象制定的标准化诊疗护理工作模式，也是一种新的医疗护理质量管理法。临床路径教学法是借鉴临床路径的理念组织临床教学，按照各学校教学大纲要求、结合科室的特点、学生需求、临床病例及相关文献编制临床带教路径表，包括临床教学内容与目标、教学活动、教学评估等。临床路径教学法能有效规范临床教学行为，使教学程序标准化、规范化，避免了带教过程的随意性，保证了各项教学活动的有效落实，从而增强了带教管理的有效性。

（四）标准化病人教学法

标准化病人（standardized patient，SP）又称模拟病人（simulated patient）或病人指导者（patient instructor），是指从事非医技工作的正常人或轻症病人，经过培训后能准确表现病人临床症状、体征和（或）病史而接受临床检查者，旨在恒定、逼真地复制真实临床情况，发挥扮演病人、充当评估者和教学指导者3种功能。SP教学法克服了传统护理实践教学中机械、呆板的训练，通过SP为学生设置情景、与学生交流互动，以直观、形象的方式激发学生的学习兴趣，因此近年来SP在护理教学中的应用逐年上升。

（五）以问题为基础的教学法

以问题为基础的教学法（problem-based learning，PBL）是将问题作为基本因素，将课程内容相互联系起来，让学生积极参与学习过程。学生小组讨论和老师引导是教学的主要形式，启发学生的主动学习思维，强调培养学生分析问题和解决问题的能力。

（六）情景模拟教学法

情景模拟教学法是指在教学过程中为了达到既定的教学目标，从教学需要出发，通过设置一种逼真的工作场景和管理系统，由被训练者按照一定的工作要求完成一个或一系列的任务，从中锻炼或考查某方面工作能力和水平。情景模拟教学法通过形象、生动、具体的多媒体情境、实验情境、模拟情境等教学情境的创设，把课堂知识简单的讲授转变为生动的实际演绎，让学生参与到课程中来，变被动学习为主动学习，激发了学生的学习积极性。临床实践中，考虑到学生缺乏经验和患者的安全需要，存在不适宜让学生直接处理的情况，可使用情景模拟教学的方法，让学生积累有关经验，从而使这些情况一旦在临床实践中出现会更快地被理解和处理。

（七）案例教学法

案例教学法是指在临床教学老师指导下就涵盖某一主题知识点的典型案例，组织学习和讨论的一种教学方法。案例教学法用生动形象的案例陈述抽象的理论，缩短了教学情境与现实生活情境的差距，帮助学生从临床护理案例中学习、理解和掌握一般规律、原则及方法，将感性认识上升到理性认识，通过案例教学法激发学生的学习积极性和发现问题的能力，培养学生的临床思维能力。案例的设计要考虑教学目标选择合适的内容，将案例多重剧情化且情境符合现实与逻辑、生动化及临床化，具有趣味性，能够引起学生的兴趣，可供搜寻资料和充分讨论，即具有可辨性和启发性。

（八）循证护理教学法

循证护理（evidence based nursing，EBN）是指护士慎重、准确、明智地应用所能获得的最好研究证据，结合护士的专业技能和经验，考虑患者的价值和意愿，制订出适合患者实际情况的护理计划，提供相应的护理措施。循证护理教学法是将循证护理理论应用于临床教学，指导学生通过检索和查阅各种资料获得循证依据，解决教学重点问题；使学生在资料的收集、整理、归纳的过程中加深对临床护理知识的理解，并能将临床证据运用于临床护理实践。循证护理教学法可以培养学生循证护理的能力，是有效提高学生评判性思维能力和临床护理能力的教学模式。

（九）同伴教育法

同伴教育被视为一种协作合作式教学方法，学生之间是平等的同伴关系，学生自我指导分享经验，积极参与讨论和反馈，通过同伴教育的做法，达到师生、学生间共同提高的目的。

除以上教学方法，还有视频会议法、微格教学法、学生主导式护理教学查房、同步式教学模式、三明治教学法、护理协作等多元化的教学方法，无论何种临床教学方法，均应体现出护理职业的特色，贯彻整体护理的教学方式。麻醉护理临床教学是麻醉护理教育中的重要组成部分，对学生的角色转变甚至整个职业生涯都会产生极大影响，在实际临床教学过程中，要强调以学生为主体，从整体护理的角度出发，多种实践教学方式相结合，注重培养学生临床思维能力及创造性思维能力，以达到提高教学质量、培养实用型护理人才的目的。

第二节　麻醉护理临床教学的特点

麻醉护理工作因其具有专业性强、风险性高和工作强度大等特点，且刚进入麻醉科工作的护士大多没有经过规范和系统的专科护理临床培训，麻醉学及麻醉护理学相关知识储备少，岗位胜任力不足，使得麻醉护理在临床教学也具备其专业及专科特点。

一、麻醉护理临床教学的特点

1. **专业性**　麻醉临床护理工作以护理学理论、麻醉学理论及麻醉护理学理论为指导，严格执行操作规范、医嘱及护理相关规章制度等，及时、准确、无误地完成各项护理工作，保障患者的围手术期安全。

2. **专科性**　麻醉临床护理工作范围广，在手术室内外开展围手术期、麻醉与疼痛诊疗等护理服务，要求麻醉临床护理人员需要具备较强的业务能力、专业技术能力和急救能力。

3. **协调性**　麻醉临床护理工作内容繁杂、工作节奏快、患者病情变化快，需及时、灵活、主动地进行各岗位内容及人力资源调整，满足临床工作需求。

4. **严格性**　麻醉临床护理有别于临床护理工作，口头医嘱多且节奏快，需要护士严格执行三查八对，防止差错事故的发生。

5. **责任性**　患者在麻醉苏醒期意识尚未完全恢复，亦是易发生麻醉、手术并发症的阶段，麻醉科护士需有很强的责任心及慎独感，利用各种设备和监测仪器严密监测患者的生命体征，预防及早期发现手术麻醉后的并发症，确保术后患者安全返回病房。

6. **沟通性**　包括护士与患者的沟通、护士与护士的沟通、护士与医生的沟通等。由于手术患者的特殊性，手术部位及意识恢复情况等不同，要求护士掌握沟通技巧，选择合适的沟通方式，准确传达并让患者正确了解及配合。另外麻醉科护士在与患者家属、麻醉医生、手术医生、手术室护士、病房护士等沟通中也起着很大的作用。

麻醉护理的临床教育除了培养学生的专业知识及技能外，还要注重培养学生的沟通能力、协调能力、急救能力、人文关怀等。不仅要向学生教授专科技能，还要潜移默化地帮助学生建立正确的职业价值观、专业态度及职业情感，培养学生的优良专业品德与护理行为。

二、麻醉护理教育对象的特点

麻醉护理教育对象具备多源性，受性别、年龄、文化程度、职称、生活背景等多种因素的影响，有各自不同的特点。

（一）麻醉护理教育对象的多源性

随着麻醉学科的迅猛发展、麻醉工作内涵的不断扩展及工作量增大等，麻醉恢复室，又称麻醉后监测治疗室（post-anesthesia care unit，PACU）、麻醉重症监测与治疗病房（anesthesia intensive care unit，AICU）、麻醉门诊、诱导室以及专科病房等逐步普及，越来越多的医院设置麻醉护理岗位，以满足日常麻醉工作的需求。另外，在国家政策支持下，明确要求三级医院须设置PACU，对麻醉科护士的人员配置、工作范畴及内容等提出具体要求，使麻醉科护士的数量迅速增加。麻醉科护士多为手术室护士、重症监测护士、经短期培训后的病房护士等转岗而来，普通护理学专业毕业的占绝大多数，对麻醉护理的理解和掌握程度不一。

（二）麻醉护理教育对象受多种因素影响

麻醉科护士中，女性仍占绝大多数，男护士的比例随着社会的发展也在逐渐上升，性别差异的特点也给临床护理教育带来了更多的挑战。现阶段麻醉科护士的文化程度主要以大专、本科学历为主，少部分研究生、中专学历，职称多以初级、中级为主，不同的文化程度及职称对知识的理解及学习能力也不尽相同。另外，在终身护理教育体系中，由于社会角色的多重性，教育对象在担任护士、学生角色的同时，还承担着妻子、母亲、丈夫、父亲等社会角色的责任和义务，家庭角色与职业角色之间的矛盾亦会影响教育对象的学习。

由此可见，麻醉护理教育对象的多源性及多重影响性，对临床护理教育提出了更高、更特殊的要求，在临床教学气氛的营造、教学方式的选择、学习积极性的调动、不同关系的处理等方面形成了独有的临床教育特色。

三、麻醉临床护理教育方式的特点

麻醉临床护理教育受其教学环境的影响，具有教学环境的复杂性、教学组织的机动性、教学方法的多样性、师生关系的密切性、教学评价的时效性等特点。

（一）教学环境的复杂性

麻醉护理临床教学场所众多，如 PACU、AICU、麻醉准备间、预麻室、手术间、胃肠镜检查室等，与在教室学习不同，临床护理教育会给学生的视觉、听觉、触觉、嗅觉带来不一样的感受。

（二）教学组织的机动性

临床具有不确定性，临床工作也会随着就诊患者的变化而不断变化，临床会出现各种突发事件，对于临床教学的组织也带来了很大挑战，具有机动性、随机性等特点。

（三）教学方法的多样性

针对不同背景的学生需要制定不同的教学目标，以及采取不同的教学方法，比如一对一或一对多的带教制教学、以真实病例为媒介的护理查房式教学、通过事务演示及角色扮演的情景模拟教学、从实践中不断获得知识的经验教学、以问题为基础引导学生自主学习的 PBL 教学法、以案例为基础引导学生自己提出问题进行讨论的 CBT 教学法、利用高科技计算机多媒体等辅助的 CAI 教学法等。这些都是为了让学生把理论知识通过多样的临床学习变得更深刻、更直观、更系统。

（四）临床师生关系的密切性

临床护理教学不同于在学校授课，老师对学生近距离指导，学生在临床中遇到任何问题可以直接快速得到老师的反馈及帮助，良好的师生关系可以提高学生在临床的适应能力及解决临床问题的能力。

（五）临床教学评价的时效性

临床护理教学应注重教学评价的时机，除了在学生进入临床的前期、中期及结束期进行相应教学效果评价，了解学生的心理动态，在平时的带教过程中，也应及时针对学生的表现、操作及遇到的问题等进行反馈，同时也要建立评价机制，鼓励学生对临床老师进行负反馈，共同促进临床教学的开展。

第三节　麻醉护理临床教学的意义

麻醉护理临床教学是护理教学的一部分，作为一种院校教学的延续方式，是帮助学生将所学的理论知识、操作技能结合起来的重要阶段，其终极目标是培养学生解决围手术期临床护理实践问题的能力。通过参与临床护理教学的整个过程，可帮助学生将理论知识转移到以患者为中心的护理实践中，培养其临床思维能力、应变能力、创新能力、语言表达能力、沟通交流能力和团队合作精神等。麻醉临床护理教育的开展，有助于护理教育对象树立正确的护理工作价值观、建立麻醉护理临床思维模式、提高麻醉护理科研能力、开展相关健康教育实践活动等，在麻醉护理临床实践中挖掘新问题，开拓新思路，开创新思维，改进新方法，从而促进麻醉护理教育的不断改革与完善。

一、完善护理教育对象专业知识结构及临床实践技能

开展麻醉临床护理工作的前提，是要在具备基础的临床护理理论知识及实践技能的基础上，同时具备麻醉护理的专业理论知识和实践技能。基础的临床

护理理论包括临床基础知识、疾病知识、专科知识等，专业理论知识不仅包含急危重患者护理学、麻醉护理学，还包含仪器设备学等相关专业知识。基础临床实践技能包括基础护理、操作技能、仪器设备使用、抢救配合等，专业实践技能包括气管导管拔除、动脉导管置入、各项麻醉配合等专科操作。不同层次水平的学生来到临床，需完成以上所有理论知识的学习及操作技能的培训。通过对麻醉临床教育对象进行评估、制订教学计划、实施教学计划以及不定期开展教学评价，从而不断完善麻醉护理教育对象的专业知识结构及临床实践技能。

二、满足临床护理工作需要

随着麻醉学科的快速发展，已由手术室麻醉逐步走向围手术期管理，涉及麻醉、疼痛、重症等领域。同时，国家政策明确了麻醉护理的工作岗位，不仅包括 PACU 护理、麻醉物资管理、手术间麻醉护理等，还包括 AICU 护理、疼痛护理等手术室外护理，要求麻醉护士不仅需要掌握基础及专业的理论知识及实践操作技能，还需具备协调能力、应变能力、情感管理能力等。根据各岗位的工作内容、繁忙程度及紧急性等，统筹安排各种临床护理工作，及时准确地进行人力资源的调整，合理安排，保障患者及护士的安全；围手术期患者病情变化快、并发症多，护士具有早期甄别的预警能力，对各种突发事件和并发症做到早发现、早处理；护士需具备自我情绪管理能力以应对紧急繁重的麻醉护理临床工作，同时对于围手术期不同阶段的患者，能够给予足够的情感支持等。麻醉临床护理教育，是选择适当的教育方法与手段，在临床真实环境中，对不同年龄、社会背景、文化层次的护理教育对象实施针对性强、耗时少、效果佳的指导与培养，解决他们在临床各项护理工作中的迷茫与困惑，引导其做好时间管理，调动他们的主观能动性，培养其在临床工作中的积极思维模式等。

三、拓展护理教育对象各方面的能力

随着传统护理向现代护理的转变，护理思维模式已从关注疾病到关注人的健康，满足人民的健康需求成为麻醉护理开展的目标，也对麻醉护士有了更高的要求与期望。在临床教学中，注重人文素质才能适应新的工作需求，提高学生的思想水平，扩大知识面，推动麻醉护理学科进一步发展。培养综合能力，注重理论知识和护理实践的结合，将人文学科知识和健康教育相融合，护士的角色从单纯照顾者，转变为教育者、管理者。麻醉临床护理工作需要护士具备各方面的能力，如临床护理能力、教学能力、管理能力、科研能力、沟通能力、终身学习能力和良好的职业素养，最终成为能在各类医疗卫生保健机构从事护理工作的应用型专业护理人才。因此，开展临床护理教育，一方面使护理教育对象完善临床护理学专业知识，同时培养教育对象具有人文、社会、管理、教育、科研等各方面的知识和能力。

四、促进临床护理各层面的创新与发展

随着医疗水平的不断提高，创新思维意识越来越得到重视，临床中的创新护理，不但可以更好地服务于临床及患者，还能最大限度地创造经济价值。麻醉临床护理教育引导学生更具有创造力，使其不断开拓创新思维，从临床中发现问题，鼓励学生探索解决问题的方法，设计临床发明、开展科研项目、进行专利临床转化，促进临床护理发展不断革新。这些都体现了临床护理教育在促进临床护理创新与发展的作用与意义。

（丁　红　姜玉梅）

第 2 章

麻醉护理教学管理

近年来，随着麻醉学科的发展，麻醉科护士应运而生，在围麻醉期发挥着重要作用，专业的麻醉科护士可极大地保障围麻醉期患者的安全。麻醉科护士已成为医疗服务中必不可少的专业护士，在医疗行业中不可或缺。麻醉科护士是指拥有护士执业资格证，通过教学和训练，能够配合麻醉医生完成麻醉前的准备、麻醉技术的实施、术中麻醉维持与控制，以及围麻醉期护理工作人员。随着外科手术的高速发展，术后需要麻醉专业能力的护士为患者安全、快速复苏保驾护航。为缓解麻醉护理人才短缺问题，需加大麻醉护理人才的培养力度。完善及规范的麻醉护理教学管理有利于麻醉护理队伍建设和人才储备，优化麻醉护理群体结构，提高临床麻醉护理质量，也为进一步提高麻醉科护士的临床、教学、科研水平奠定坚实的基础，从而为临床提供高质量的麻醉护理人才，为手术患者提供系统、专业和安全的麻醉护理服务。

麻醉护理教学是麻醉护理专业教育的重要环节，是培养各类护理学生及护士的职业道德、临床技能、独立分析和解决问题的重要阶段，其质量直接影响护理学生及护士未来的职业素质和临床能力。临床麻醉护理教学涉及的内容多种多样，包括在职护士的再教育、专科护士的培养、新护士的规范化培训、各类进修生学习以及麻醉护理专业学生的临床实习。麻醉护理是一门实践性很强的学科，需要操作者具备娴熟的操作能力和良好的临床思维。麻醉护理教学是理论与实践的有机结合，是理论知识的实践验证，是推动麻醉护理技术发展的基石。要做好麻醉护理教学就要做好麻醉护理教学的管理工作，通过建立完善、规范的麻醉护理教学管理体系，加强组织管理和规范教学管理制度，加强教学档案的管理，严格教学老师的选拔和培训，开展形式多样的教学活动，完善临床教学质量评价系统，保证良好的教学质量，以达到培养合格麻醉护理人才、提高麻醉护理人员的综合专业素质的目标。

第一节　麻醉护理教学组织管理体系

为适应新时期麻醉医学的发展和医院现代化管理的要求,临床护理教学管理面临着新模式的转变。建立完善和科学的麻醉护理教学管理体系,加强教学管理,提高教学质量,使教、研、学一体化,从而提高麻醉护理教学质量和学生的学习效果。

一、体系概述

护理教学管理组织体系是护理教学质量管理体系的重要组成部分,建立健全麻醉护理教学管理组织体系是实施护理教学质量管理体系的基本工作内容。

(一) 建立完善的护理教学管理体系

要想保证教学任务的顺利完成,健全的临床教学管理组织机构是教学任务顺利完成的基础,也是关键。为保证临床教学的顺利实施,建立并完善临床教学管理系统,可以将完成教学任务和指导学生实践的情况列为教学医院工作考核和奖惩的指标之一。这极大调动了护理临床老师投入教学工作的积极性,并从思想上使老师得以重视,提高教学相长的认识,既促进教学,又不影响临床工作。规范教学管理组织建设,强化管理职能,建立完善的临床护理教学管理组织,成立名副其实的科教科,形成以科教科统揽、护理教研室具体贯彻、科室临床老师具体实施的三级管理体系。建立业务副院长、科教科主任、护理部主任、护理教学秘书、护理教学管理小组、科室临床教学干事、临床教学老师组成临床护理教学网络,建立和完善教学管理规范,加强对护理教研室的建设与管理。规范临床护理教学的统一管理工作,负责护理教学的计划组织、贯彻落实、协调指导,负责全院各类护理学生临床实践、轮转的统筹安排。

建立完善的教学管理架构是取得高水平教学质量的前提。为了充分发挥麻醉护理教学的作用,做细做强麻醉护理教学体系。护理教学分为三级管理体系架构。每级管理体系均成立管理组,并制定相应的岗位工作职责,明确各级职权职责,把教学工作列入医院的全面质量管理范畴,有利于教学工作的开展。麻醉护理教学三级管理体系的架构见图 2-1-1。

一级管理层为科护士长层面,成立麻醉护理教学的管理组,主要负责麻醉教学工作的宏观管理。管理组成员由科护士长及分管教学病区护士长、教学督导及各教学组长组成。

二级管理层为病区层面,主要职责是根据各类护理学生培训大纲、学习任务制定总培训计划、培训质量检查标准,定期指导、检查督促。科室层面的管理组成员由大科内选拔护士长或教学老师担任教学组长,组员为大科内病房教学老师。

☆ ☆ ☆ ☆

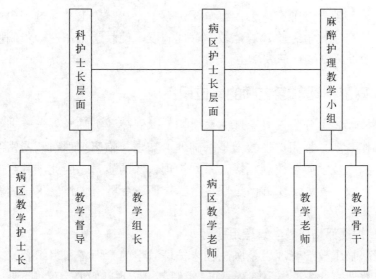

图 2-1-1　麻醉护理教学三级管理体系的架构

三级管理为麻醉科临床教学小组，主要负责本科室学生培训计划的制订和实施。麻醉护理教学小组成员为临床教学老师和教学骨干。

（二）建立健全麻醉护理教学管理制度

逐步完善"麻醉护理教学管理制度""麻醉护理教学管理质量评价标准""理论授课质量评价表""教学查房质量评价表""科室护理教学评价表""教学老师教学评价表""学生工作表现评价""优秀教学老师评选标准""先进教学科室评分标准"等，形成一系列科学合理的具体管理标准和评价方法，通过更新教学管理理念，采用科学的管理手段，使各项教学和管理活动有章可循，不但能保证和提高临床护理教学质量，同时又能促进医院的自身建设和发展。完善麻醉护理专业各类护理学生的准入制度、各类护理学生的岗位责任制度、麻醉护理教学管理制度、总教学老师职责、专科护理教学老师职责、考核方案等教学制度，并在实践中不断修订与改进。

（三）加强教学管理和督导

健全的教学管理还要不断完善教学质量监督体系，组织做好教学督导工作。成立以业务副院长、科教科主任、护理部主任为的教学督导组，实行全方位教学监督与指导。巡查教学制度的落实情况，督查、评价老师书写教案、理论备课、试讲试听、操作指导、教学查房、课堂教学质量等教学环节，对老师的教学情况进行指导，分析，按教学工作要求，发现问题及时帮助，进行整改推进教学工作的规范化建设。

（四）持续改进

持续改进是教学管理工作中永恒的主题。管理小组成员每年定期组织教研室活动、临床教学老师座谈会，集中探讨教学方法，提出教学过程中存在的问题与对策，交流教学经验，规范教学管理制度，使教学工作进一步制度化、规范化，从而提高麻醉护理教学工作。

二、麻醉护理教学老师的岗位职责

临床护理教学分为三级管理体系架构，以保障各级临床教学管理组织的有效教学工作开展。临床护理教学是基础理论知识与临床护理实践紧密结合的关键环节。临床教学质量控制直接关系到护理人才的质量，因此，制定的各级临床麻醉护理教学管理组织的岗位职责、工作职责会随着工作要求及内容的升级不断更新调整。

（一）护理部临床教学管理组职责

护理部临床教学管理组是医院临床护理教学的管理者和组织者，指导医院临床护理教学的具体工作政策及要求，组织各类护理部级的会议、授课、考核等。

具体职责如下：

1. 负责全院护士的继续教育及护理见习生、实习护士、研究生、规培生、进修人员、专科护士学员等各类护理学生的教学管理工作。

2. 制订全院各层级在职护士的继续教育计划、各类护理学生培训计划等，并监督和检查各大科计划的落实情况。

3. 指导、监督和检查各大科护士继续教育学分记录与审核工作。

4. 定期进行各类护理学生的满意度调查，并向科室反馈，以便进行持续改进。

5. 监督和协助各大科护理教学组的工作。

6. 定期检查及评价临床教学工作，并进行持续改进。

7. 定期组织临床教学老师培训及教学沙龙，提高教学老师的临床教学能力。

8. 了解病房、院校以及学生等对临床教学的意见和要求，及时解决临床教学中出现的问题。

9. 定期召开例会，总结临床教学经验，探索并研究新的教学方法和思路。

10. 组织轮回、半年、全年教学工作总结，进行年度的优秀实习生、优秀进修生、优秀教学老师、优秀教学病区、优秀护理教育管理者等评优活动。

（二）大科教学管理组职责

大科教学管理组根据护理部临床教学管理组的教学计划及要求，定期对各病房教学单元教学实施情况进行指导和监督，并将相关情况向护理部反馈。具体职责如下：

1. 在临床护理教学管理组的指导下，负责本大科各层护士继续教育及各类学生的管理工作。

☆ ☆ ☆ ☆

2. 制订本大科在职护士的继续教育培训计划及各类学生培训计划等，并监督病区完成计划的落实情况。

3. 定期组织临床护理教学老师培训及教学考核，提高教学老师的临床带教能力。

4. 监督、指导和检查大科护士继续教育学分记录和审核工作。

5. 定期组织大科教学负责人召开例会，分享临床教学经验，研究新的教学方案和思路。

6. 负责收集全院在职护士人员及各类学生等的培训效果满意度调查，分析并反馈给各科室，进行持续质量改进。

7. 了解病房、院校及培训人员等对临床护理教学的建议和要求，及时解决问题。

8. 严格执行考勤和请假制度，对严重违反纪律和规章制度的相关人员要进行相关处罚，及时解决临床教学中出现的问题。

（三）麻醉科教学管理组职责

麻醉科教学管理组根据科室特点制订科室的教学计划及要求，定期对麻醉护士各岗位教学单元实施情况进行指导和监督，并反馈回大科教学管理组。具体职责如下：

1. 根据学校教学大要求，在医院教学组和科护士长、区护士长的领导和安排下，实行总教学老师全程负责、临床教学主要指导老师安排督导的"一带一"带教方式，结合麻醉科实际情况，采用临床护理教学"分阶段目标教学"。

2. 负责教学计划的落实，按要求安排教学活动，操作示教（专科操作、专科护理体查等）、护理查房、出科考核、总结等、定期检查临床教学情况，督促老师落实临床教学计划。

3. 了解学生的理论知识及操作技能掌握情况，检查学生基础护理及专科护理技术操作任务完成情况。

4. 与一带一老师分工完成学生过关项目的考核，并记录在老师手册上。

5. 指导学生完成个案护理、护理交班记录的书写。

6. 定期组织学生进行教学阶段小结，及时指出学生优缺点；定期评价教学质量，分析存在问题，及时调整教学计划。

7. 实习结束前安排学生出科考试及实习总结，收集手册上交护理部。

8. 在临床护理教学管理负责下，负责完成本科室各层级护士继续教育培训计划、实习护士以及护理进修人员等教学管理工作。

9. 落实护理部制定的教学管理制度，全面实施本科室制订各项培训计划，并监督和检查计划执行情况。

10. 负责人做好科室教学质量质控，协助护理部临床护理教学组进行教学检查，持续改进。

11. 向临床护理教学组汇报护理教学工作情况，及时反馈相关信息。

12. 指定专人负责管理护士教育学分的记录和审核工作。

13. 定期教学检查、临床带教培训等教学活动。组织人员参与院级和教研室范围的各科室和专题讲座、病例探讨等学术活动。

（四）临床护理教学老师岗位职责

麻醉护理教学老师负责制订并完成科室的教学计划，组织各类教学活动的实施者，并将工作情况向上级领导汇报。具体职责如下：

1. 严格遵守老师行为规范，掌握学生实习目标及教学计划。

2. 落实教学计划，指导学生熟悉并掌握各班次工作程序，岗位工作职责。

3. 负责科内不同层级护理人员进行继续教育培训计划以及各类护理学生的教学计划，并检查教学计划的落实情况，及时给予评价和反馈。

4. 负责麻醉护理的临床教学护士的培训，与护士长一起定期对临床教学护士进行考核。针对不同层次学生，安排相应临床教学资格的麻醉护士进行临床教学，并检查教学计划的落实情况。

5. 负责麻醉科在职护士继续教育工作，认真记录、审核各类继续教育学分情况，配合护理部完成每年的学分审核工作。

6. 协助做好护理教学管理工作，带领或指导开展护理技术创新。

7. 组织并参加教学活动，如教学查房、操作示范、病例讨论、小讲课、临床带教培训、阶段性考核、各类护理学生的出科考核及总结考核等。

8. 通过临床教学，树立"以人为本""以病人为中心"的整体护理观念，培养学生应用护理程序为患者解决问题的能力，以及良好的临床思维能力和人际沟通能力。

9. 理论联系实际，使学生掌握麻醉护理基础理论、基本知识、基本技能，进一步熟悉掌握麻醉专科护理操作技术。

10. 指导学生完成各项工作，结合临床病例讲解临床护理问题的处理方法和相关理论知识。

11. 与教学组长分工完成学生的学习项目考核，并记录在学习手册上。

12. 将教学相关内容整理成文，建立完善的病区教学资料，使教学内容、考核方法更加合理化、规范化。

13. 严格要求学生，并做到公平、公正，对学生有耐心和细心，做到一视同仁。

14. 主动与学生沟通，了解其思想、学习和生活情况。及时指出在学习过程中的优缺点，提出改进建议，及时将学生的各种情况向护士长及教学组长汇报。

15. 每天下班前检查学生工作，适当进行小结，并在学习手册上及时记录与签名。

（严永香　曾梅菇）

第二节　麻醉护理教学师资的选拔与培养

随着麻醉医学护理模式的转变，新理论、新方法、新知识层出不穷，作为临床教学老师必须掌握护理的新技术、新动态，才能更好地将知识传授给学生。临床教学老师是学生接触临床实践的启蒙老师，在临床教学中，教学老师是教学活动的主体，是实现培养目标、落实教学计划的关键。临床护理教学老师的个人素质也将直接影响护理教学质量，因此，应重视临床护理老师的选拔和培养。

一、麻醉护理教学师资的选拔

确保护理临床教学的质量，临床教学老师是关键。老师是教学活动的主要实施者，也是学生与知识的桥梁，要从根本上抓牢学生的学习质量就要做好麻醉护理临床教学老师的选拔工作。在教学老师的选拔中，应有严格的准入制度，并根据不同阶段、不同层次教学任务，不断调整准入条件。

（一）麻醉护理教学老师的基本要求

1. 具有崇高的职业道德、强烈的事业心和责任感，热爱教学工作，爱护学生，在带教中，能起到言传身教，潜移默化的作用。

2. 具有较为丰富的麻醉护理专业知识。

3. 具有较强的表达能力及交流沟通能力。

4. 作风严谨，工作认真负责，在日常工作中能起到为人表率的作用。

5. 掌握教育学相关的理论，有教学热情。

（二）各级临床教学老师的附加标准

1. 教学组长

（1）本科以上学历，专科护士或主管护师及以上职称，有担任过一带一教学 5 年以上经验，在麻醉护理临床工作满 5 年，教学评价好。

（2）熟悉掌握麻醉专科相关理论知识及专科护理技能。

（3）能独立开展重症患者的麻醉复苏护理及评估，掌握常见麻醉、手术并发症的处理原则及护理方法。

（4）掌握各种麻醉技术的配合，能承担组织危重症患者抢救和突发应急事件的处理。

（5）承担临床教学、专科护理指导及护理管理、科研等任务。

（6）能优异地讲授临床小课、组织护理查房。

（7）通过教学组长竞岗或选拔考核，成绩良好。

2. 一带一教学老师

（1）根据学生学历层次配备不同的师资教学。

● 研究生及专科护士学员的教学老师须具备本科及以上学历，专科护士或副主任护师及以上职称，有过硬的麻醉专业知识和丰富的麻醉护理临床实践。

● 进修生及本科生的教学老师须本科及以上学历，主管护师及以上职称，有较强的麻醉专业知识和麻醉护理临床实践。

● 大专生的教学老师须大专及以上学历，护师及以上职称，有5年以上麻醉护理临床工作经验。

（2）熟悉麻醉专科相关理论知识及专科护理技能。

（3）熟悉常见麻醉苏醒期护理及麻醉、手术并发症的处理原则。

（4）基础护理及专科护理操作熟练。

（5）参与并协助护士长进行科研工作的开展，协助做好病房管理工作。

（6）能较好地讲授临床小课、组织护理查房。

（7）通过教学老师的选拔考核。

二、麻醉护理教学师资的培养

随着麻醉护理教育发展和进步，对临床教学老师的要求越来越高，教学老师不但要有过硬的专业技能，还要有良好的教学技能。临床教学老师是学生临床实践的组织者、引导者，是培养学生分析和解决问题能力及护理操作技能主要负责人。因此除了加强业务培训外，加强对临床教学培训是提高麻醉护理教学老师教学能力的重要手段。在麻醉护理教学老师的培养中，科室根据临床教学需求，结合临床教学老师的自身特点，设置师资培养课程及目标。积极组织优秀老师参加各大院校的师资培训班，以拓宽他们的视野。此外，科室还要定期对临床教学老师进行职能评估与技能培训，实行专科教学老师竞争上岗，使护理临床老师队伍的知识力量不断更新，紧跟麻醉医学发展和医院临床护理的要求。临床护理教学老师在临床工作中，具备良好的职业道德，严谨负责的工作作风，高度的敬业精神是老师对学生最好的教育。老师不仅是知识的传授者，也是学生的道德榜样，老师的一言一行都会对学生产生巨大的影响。只有高素质的老师，才能培养出高素质的人才。因此，只有大力加强师资队伍的建设，大力提高老师队伍的整体素质水平，才是实施素质教育、培养实用型合格护理人才的有力保证。在临床教学老师培养中，通常应涵盖以下内容。

（一）专业知识及技能的培养

麻醉护理教学老师专业能力培养包括麻醉专科护理理论知识和技能、专科护理领域国内外发展前沿、专科疑难、危重患者的麻醉复苏护理等内容，拓展其专业领域知识宽度和临床技能。临床教学的重点是强调理论与实践相结合，要对麻醉护理教学老师进行麻醉护理专业知识的学习和专科护理技能培训，如专科理论授课、教学查房、专业培训班、教学比赛、教学示范课、在职攻读学位、外出研修等，重视临床护理证据的检索、评价与应用，进行循证护理知识专题培训，鼓励教学老师积极参加麻醉专业新理论、新技术、新方法的学习，强化麻醉护理专业知识，提高教育理论水平和业务素质。通过不断丰富完善自己，为培养高素质麻醉护理人才打下坚实的基础。

（二）教学技能的培养

教学能力是指老师在具体教学实践中表现出来的影响教学效果的综合能力。教学能力是临床麻醉护理教学老师护理学知识、临床能力、教学能力的综合体现。

通过各种培训与系列讲座，让老师系统学习教育科学知识，丰富人文学科知识，尽快掌握教育学的基本规律及教学的基本原则，全面掌握护理学科的知识体系与麻醉专科知识，掌握麻醉专科护理的基本理论、原理与技能，结合不同的教学内容采用合适的方法、手段负责教学，提高教学效果。麻醉护理师资的培训计划中，应注重培养教学技巧的应用。如何巧妙地运用各类教学技巧，提高教学质量，也是每位教学老师应该思考和不断改进的方向。因此在教学师资的培养中，应设置关于教学理论、教学方法、教学技巧、课程设计的学习及关于教学问题、教学事件的讨论，通过集中课堂教授或网络课程培训参与教学活动，相互听课、观摩公开课；定期召开教学研讨会，组织临床教学老师集体备课、试讲，把握教材的整体内容与知识结构；模拟课堂教学活动，培养老师组织教学能力和对课堂教学的掌控能力。每年举行授课大赛、技能比赛和优秀课件评比，以赛促练，为每位老师提高相互交流的平台，以提高麻醉护理的整体教学水平。教学能力培养的内容包括教学管理、教学技巧、教学方法等方面。

1. *教学管理*　教学内容包括麻醉护理教学管理特点及要求、麻醉护理教学规范、麻醉护理教学计划的制订与实施、老师职业道德规范。

2. *教学技巧*　包括麻醉护理教学查房实施、疑难病例讨论实施技巧、课堂教学技巧、现代教育技术在护理实践教学中的应用、麻醉护理教学沟通技巧、实践教学问题处理技巧。

3. *教学方法*　包括护理实践教学方法、PBL 教学法、案例教学法等。

（三）沟通能力的培养

随着社会的发展，患者对医院护理服务的要求发生改变。护理工作人员是否具备良好的沟通能力以及服务态度影响着医院的风险管理工作。良好的沟通能力也是临床麻醉护理教学老师必备的条件之一。

沟通能力的培养对于护理专业的学生来说非常重要。因此在临床教学老师的培养中，应加入共情、倾听、反馈等各类沟通技巧的课程，以提高老师在临床教学中对麻醉护理专业学生的协调沟通能力教学。在临床教学中老师为学生介绍 PACU 工作中经常出现的护患沟通问题，并讲解麻醉恢复期护患沟通技巧。如术后患者在陌生环境中苏醒及担心术后手术情况，患者当时处于恐惧、焦虑的精神状态，这时护士应温柔耐心地回应患者提出的问题，适时进行健康宣教，主动告知患者现在所处区域，手术已顺利结束让患者安心，并主动询问患者术后疼痛情况，及时处理患者术后疼痛为患者提供舒适的复苏条件。对于患者提出的医疗问题或手术相关质疑，麻醉护理人员在不清楚的情况下不应贸然回答患者的问题，应及时通知主麻或主刀医生给患者详细、全面地解答，避免引起不必要的护患纠纷。

（四）科研能力的培养

护理科研是护理学科发展的推动力，能回答和解决护理学科发展中遇到的问题，直接或间接指导临床护理实践。临床护士的科研能力比较薄弱，培养和提高护士的科研能力，是整个护理教育的重要任务之一。由于本科生及研究生毕业时都要求进行毕业课题设计及毕业论文答辩，这不仅要求专职护理老师要掌握护理科研，对临床护理老师也提出了新的要求。临床护理老师的科研设计能力处于偏低水平，这也是制约护理科研发展的主要因素。因此，护理管理者要不断地为临床护士创造科研机会。

1. 通过各种奖励机制鼓励护理临床教学老师开展科研工作，支持教学老师参加国内外学术会议，经常邀请院内外专家举办各种科研专题培训班、系列学术讲座等，使麻醉护理教学老师开阔视野、增长见识，培养其科研意识和科研能力。

2. 鼓励和支持教学老师申报各类科研课题，提高老师的科研能力，按照研究内容与方向积极撰写论文进行交流。

3. 鼓励和支持教学老师攻读护理学硕士与博士学位，提高老师的整体学历层次和科研能力。

麻醉护理教学老师应在工作和学习中不断总结经验，掌握科研研究的方法，带教过程中逐渐培养学生的科研兴趣，指导学生进行论文选题、科研设计，增强学生的科研意识。

（五）管理能力的培养

护理管理是一门科学，同时也是一门艺术学。护理管理的成败直接影响着护理的质量。教学老师要具备综合管理能力，临床上要善于使用管理策略和技巧去创造和维护一种有利于调动积极性，营造一种和谐、轻松、愉快的工作环境。在教学工作中运用较高的管理水平做好组织工作，建立一种有效的管理模式，高效有序的组织、合理安排的计划，以达到事半功倍的效果。科学的管理是高质量完成临床教学任务、管理好学生的保障。在教学老师的临床管理中，既要做好各类教学工作的管理，还要协助护士长做好科室的管理。临床护理管理能力应该包括行为管理能力、组织管理能力、协调医患关系管理能力、病区管理能力和质量管理能力 5 个方面。

（六）创新能力的培养

作为麻醉护理临床教学老师，在临床科研及科研总结、论文书写方面要起到组织及带头作用，因此要培养麻醉护理教学老师的创新精神、创新意识、创新思维、创新能力和创新品格。创新意识是指推崇创新、追求创新、以创新为荣的观念和意识，是产生创新的基础。只有树立强烈的创新意识，才有可能寻找和确立创新目标，充分发挥创新潜力和潜能；创新思维是在综合知识基础上产生的以独特性和新颖性为目标的思维活动，是一种全新的科学思维方式，能帮助学生解决遇到的新问题，并灵活掌握和运用所学知识；创新能力是利用已掌握的知识和经验，经过科学的思维加工和再造，产生新的知识和方法的能力，是创新的操作系统，是创新教育的结果和外显特征，是学生将所学知识真正转化为自身本领并运用于实践的核心内容。

临床护理教学老师的选拔与培养，直接关系到临床护理教学质量，在人员选拔上应注重临床教学老师自身综合能力及对护理教学工作的热爱，在教学老师的培养上，更应全面提高临床护理实践、科研、护理教学及管理、人文素养等综合能力，在培养中体现职业性、科研性和知识性的特征，并以提升综合能力为契机，真正培养出高水平的高级临床护理人才。总之，热爱护理事业、热爱教学工作，具备扎实的理论知识、过硬的操作技能，善于沟通，掌握管理技能的高素质临床护理教学队伍是培养高素质护理人才的基础。

（严永香　曾梅菇）

第三节　麻醉护理教学老师基本素质与能力

临床护理教学是护理教育的重要阶段，是护理专业学生将理论知识与实践技能有机结合的必经途径，是培养学生实践操作能力的重要环节。优质的临床护理教学不仅仅是教会学生打针、发药，更重要的是培养学生的多种能力。临床教学质量的优劣直接影响着学生将来的工作能力和护理人才的培养质量。临床教学质量的关键在于临床教学老师，尤其是老师的理论基础、知识储备、职业素养以及教学手段等极其关键，好的临床护理教学老师对于临床学习起着举足轻重的作用，作为一名合格的临床老师，应具备以下基本素质与能力，才能更好地发挥教学老师的作用，提高麻醉护理教学质量，培养出新型的高素质麻

☆★☆☆

醉护理人才。

一、麻醉护理教学老师的基本素质

（一）职业素质

1.**职业道德观**　麻醉护理教学老师能正确认识麻醉护理工作的重要性和自身价值，应对麻醉护理工作充满热情，工作态度端正，具有高度的责任心和奉献精神。尊重患者，爱护患者是护理人员最基本的道德要求，不仅需要护理人员具有精湛的业务技术，更需要高度的职业责任感和同情心，自觉履行救死扶伤的职责。麻醉带教老师不仅是知识的传授者，也是学生的道德榜样。良好的职业道德、严谨的工作作风、高度的敬业精神是教学老师对学生最好的教育，其思想素质潜移默化地影响着学生的成长。

2.**人文素养**　人文关怀是护理的核心和灵魂，也是护理教育的基础。临床护理老师的人文关怀分两种，第一种是对患者的关怀，护士的人文关怀直接关系到患者的幸福感，可建立患者的自信心、信任及忠诚，同时也是优质护理服务的保证。住院患者都怀着焦虑、恐惧的心理接受手术的，术后在陌生环境中醒来希望得到更多的关爱，而 PACU 是患者术后麻醉苏醒的第一场所，麻醉护理人员也是患者术后麻醉苏醒的第一接触人，因此，护士对患者的关心、安慰和提供优质的复苏护理就显得尤其重要。第二种是对学生的关怀，临床教学老师对学生的关怀可减少学生的焦虑和害怕，同时使学生主动发展自身的人文关怀能力、临床自信心、临床工作能力和对其他同学的关怀能力。此外，老师作为学生临床实践学习过程中教育的主要实施者，其本身的人文关怀能力将会对学生起到言传身教的作用。老师对患者的人文关怀行为对学生来说可起到模范作用，是提高学生人文关怀能力的有效途径。

3.**慎独精神**　"慎独"是指医务工作者在没有任何外界监督的情况下，仍能坚持医德的信念，遵守医者的原则和规范，保持医者该有的高尚情操。麻醉医务人员的工作直接关系着患者的生命安全和健康，麻醉科护士对慎独精神的理解直接支配和影响护理行为。麻醉患者失去知觉，失去对麻醉护理人员工作的监督能力，而且麻醉护理工作中大多是独自一人看护，无人监督，工作中是否一丝不苟、严肃认真，就要靠护士的慎独修养。对于麻醉患者护理，麻醉科护士在护理工作中每项操作都要严格按照各项规章制度和操作标准来实施，正确执行医嘱，让麻醉复苏护理计划更合理、更完善，减少护理差错，既让患者受益，又起到自我保护的作用。老师在教学中工作中以身作则，言传身教，并严格要求学生遵守各项规章制度和标准的护理操作，慢慢培养学生慎独精神，对于准备踏入护理事业的学生来说，慎独修养显得尤其重要。

4.**良好的心理素质**　随着国内麻醉学科地位的确立和快速发展，手术量快速增加，麻醉护理的临床工作也由麻醉配合与护理逐渐延伸到麻醉复苏、急救复苏、疼痛治疗、无痛胃肠镜检查等领域，麻醉护理临床教学老师除了工作量增加还要经常应对突发事件及抢救复苏工作。老师们保持乐观自信和奋发向上的积极情绪，并以良好的心态去处理护理工作。老师良好的心理素质不仅有助于自己积极有效地工作，而且还直接影响着学生人格的健康发展。

因此，麻醉护理教学老师应热爱护理专业，对患者有高度责任心和同情心，有良好的医德医风，并能以身作则，率先示范，事事处处起到带头表率作用，时刻注意自己的举止、神情、风度、仪表、情绪、性格、语言等，以自己的形象和行动去影响和教育学生。

（二）专业素质

老师的一言一行所体现出来的知识水平、专业素质，直接影响学生的身心发展和带教效果。老师的自身素质和能力水平是学生学习的目标。对学生以后的工作乃至生活都会产生巨大的影响。

1. 麻醉护理教学老师必须具有丰富的麻醉理论知识，精湛的麻醉专科护理技能，熟练的临床麻醉护理实践。麻醉临床实践能力包括：麻醉复苏评估及护理、疼痛护理、各种常见麻醉手术并发症的处理原则及护理方法、各种麻醉技术的配合、各种麻醉设备及抢救设备的使用、急危重症患者的复苏护理及抢救技能。麻醉护理教学老师有过硬的基础护理理论和专科护理理论知识，以标准、规范的临床操作技能实施临床学生及护士操作技能的培训与指导，能指导学生以整体护理的观念、思维方式和工作方法为患者服务。注重理论与实践相结合，指导学生进行病情观察和判断，能将护理程序融合到临床教学中。另外，老师还应尽量为学生提供临床实践机会，让他们参与到手术患者麻醉复苏的护理工作中，从而获得更多的护理经验，开阔视野。

2. 麻醉护理教学老师具有临床教学意识，清晰、明确的表达力，指导和帮助学生严格执行"三查八对"，自觉并严格执行各项护理技术操作规程，以防止不良事件发生。

3. 麻醉护理教学老师应具有扎实的理论知识及了解国内麻醉护理最新进展，更新知识理念，学习新技术，清晰专科发展方向，不断提高教学质量。同时具有临床教学的研究能力。

4. 缜密理性思维，能透过复杂现象而深入到问题的本质，善于从结果追溯到原因，从而以多方面思维方式，全面分析教学问题，提高临床教学质量。

（三）法律意识

国内麻醉护理起步和发展晚，各地区麻醉护士工作范畴、工作职责不尽相同，导致麻醉护士工作岗位存在一定的职业风险。随着医学知识和法律知识的普及，患者对医疗、护理服务及技术水平的要求越来越高，在临床教学中自觉地把相关的法律知识和护理制度结合起来，严格遵守各项法规和操作规程，以身作则，以严谨的工作作风和慎独精神进行临床带教。

麻醉护理临床教学老师要遵守规章制度。在教学过程中严格把关，耐心讲解，正规示范，避免因操作不慎、教导不严导致差错事故的发生，同时培养学生医疗法规观念。

（四）创新意识

科学技术的迅猛发展，医学护理模式的转变，新理论、新方法、新知识层出不穷，作为临床带教者，只有不断学习，不断更新，才能掌握护理的新技术、新动态，并传授给学生。创新是临床护理人员进步的灵魂，只有大力培养创新意识，才能使学生具有较强的综合素质，同时也使学生具有较强的就业、创新和发展能力。老师要更好地完成教学任务，不能停留在传统教学模式上，应该以研究者、学习者的心态，置身自己的教育教学活动中去，认真分析、思考教学过程中出现的各种问题，反思自己的教育教学行为，对出现的问题加以探究、思考，找出新的解决方法。同时根据教育发展的状况，善于学习最新的教育教学方法，将其应用于自己的教育教学过程中，并加以创新，尽可能地提高教育教学效率。在临床工作中不管是临床工作、临床教学、临床科研、临床管理等，都需要保持创新型思维模式。只有具备了创新意识和创新能力，临床老师才会不断地提高教学水平。因此，在开展麻醉护理创新的过程中，促进护理教学改革，激发学生创新意识，具有重要价值。

二、麻醉护理教学老师的基本能力

临床护理师资需满足领导能力、问题解决能力、教育教学能力、专业能力、科研能力等方面的要求。

（一）领导能力

领导能力包括决策能力、分析判断能力、协调能力、指挥能力、沟通能力、亲和能力等。领导的核心能力是基于复杂和先进的领导角色的原则，批判性和反思性思维，协作和沟通，以及利用改变原则。护理领导能力是护士实现自身价值的基础。当前医疗环境较以前发生了很大变化，社会对护理工作的需求更高，患者的法律意识和自我保护意识不断加强。学生自身存在护理技术操作能力、护患沟通能力、基础知识及临床经验等方面的不足。同时，学生的年龄普遍偏小，在临床实践的过程中遇到繁琐的实际工作和意想不到的困难时，往往会出现挫折感。在这种情况下，临床护理教学老师要有较高的领导能力，才能带领学生顺利完成学习任务。较强的协调能力和指挥能力，能使临床护理教学老师合理安排日常护理工作和临床教学工作，实现临床工作和教学工作的共赢。

（二）问题解决能力

解决问题的能力是临床护理教学老师做好临床教学工作的基础条件，只有有效地解决各种问题，才能使教学老师在解决问题的过程中受益。临床护理教学老师在面对临床的各种问题时，能做到及时发现问题、全面分析问题、正确解决问题，并将这种能力传授给学生，提高学生的综合判断能力。护理临床教学老师利用个案护理、教学查房的形式，教会学生进行麻醉苏醒期评估及护理，引导学生掌握专科临床知识及运用多种策略解决问题，学会在做护理决策前充分考虑处置后果，善于提前做好相关并发症的预防措施，避免不良事件发生。麻醉护理人员经常要处理日常工作中突发事件及抢救复苏工作，老师要有意识收集一些危重症患者麻醉与复苏、围麻醉期抢救等案例作为教学素材，将专科理论知识与临床实践相结合，针对患者出现的临床问题进行分析探讨，从而提高学生解决实际问题的能力。总之，麻醉护理教学老师要善于运用各种信息，掌握解决同一事件不同的方法，只有这样才能在以后多变的工作环境中游刃有余，学生也会对自己的麻醉护理教学老师心生敬意，对自己以后的职业进行良好规划。

（三）教育教学能力

教育教学能力主要是护理教学老师进行教学和组织教学的能力。麻醉护理教学老师既是护理工作的承担者，也是护理临床教学的主要师资力量，负责各层次护理学员临床见习和实践的教学工作。要求老师有备课能力，注重理论与实践相结合。能以教学大纲、学习计划为前提，结合专业发展趋势与自身工作体会编写教案，创造性地设计教学过程。在教学过程中学生要接触丰富的病例、结合典型病例和相关知识点进行系统化，对护理操作技能进行详细示教。根据麻醉护理专业特点制定教学目标，明确教学内容；制定入科教育、教学查房、业务学习的内容。根据不同的教育对象及时调整教学方式。能用多媒体教学，能将基础理论与临床实践有机结合，培养学生预见性护理的能力，评判性思维的能力。能引进护理新理论、新技术，以激发学生对护理专业的热爱和对护理工作的热情，巩固学生的专业思想。能准确制订教学计划和实施计划，掌握教学的规律和方法。麻醉护理教学老师的教学能力对学生的成长有着非常深刻的影响，对护理人才的培养也有着特殊意义，故提高临床教育教学能力十分重要。

（四）专业能力

麻醉护理教学老师的专业能力是拥有全面系统的专业麻醉护理知识及熟练规范的操作技能，掌握常见病、危重症患者的麻醉护理，掌握常见麻醉、手术并发症的处理原则及护理方法。为了进一步提高临床麻醉护理教学质量，需加强整体教学团队的专业知识，提高专业素质。每位老师须积极地准备教学内容，查阅文献、归纳总结、制作课件，均是加强临床带教专业水平的方法。设立麻醉护理教学小组，定期督导老师的专业能力及教学能力，设置阶段性临床教学考核，帮助能力提升。

（五）科研能力

麻醉护理教学老师的科研能力包括发现能力、文献查阅能力、科研设计能力、科研实践能力、资料处理能力、论文写作能力等。目前麻醉护理人员的科研能力比较薄弱，随着护理模式的转变，护理人员的科研意识和从事科研的积极性将不断增强。随着学生能力需求的不断提高，科研能力将成为衡量教学老师水平的又一重要指标。

（六）循证护理能力

循证护理是整合最佳的研究证据、专家意见、患者价值等去解决临床问题，被认为是改善护理最有效的策略。循证护理包括确定临床问题、搜集最佳证据、整合临床实践证据、解决临床问题。缺乏循证知识和技能是限制麻醉护理教学老师使用最佳科学证据的主要因素。老师掌握循证护理能力，在临床带教中重视学生对循证能力的培养，可有效地帮助学生建立科学的逻辑思考能力及解决问题能力。

（七）评价能力

麻醉护理教学老师在临床教学中为保证所教学生达到预期目的不断进行积极主动的反馈、调节和控制，老师在临床教学中只有不断提高自己的教学能力，才能保证教学质量。有效的教学评价能促进教育目的实现和教学质量的提高。

（八）人际关系能力

人际关系指在护理实践和教学活动中，护患间、师生间所存在的互利性、治疗性沟通关系。医疗护理活动是以人为中心的活动，因此每个护理人员都需要具备良好的人际交往能力。良好的护理人际关系是做好护理工作的基本保证。在护理群体中友好、和谐、协调的人际关系能促进医护、护患、师生之间的相互信任和密切协作。麻醉护理教学是面对面的教育，师生关系的好坏将在教学质量中扮演一个至关重要的角色。良好的师生关系可降低临床教学的失败。麻醉护理教学老师具备良好的处理师生关系的能力，不仅会影响学生在临床学习中的学习效果，而且还会影响学生以后对护理职业的态度。在临床护理教学老师教学质量评价指标体系的构建研究中，将老师处理师生关系的能力作为一项重要评价指标来评价教学质量的优劣。教学老师在临床教学过程中不仅要培养学生的实践能力，更要注重和学生之间关系的处理，要给予学生教育支持、情感支持，以及鼓励患者和其他护理人员对学生给予支持。在工作中严格要求学生，在生活中关心爱护他们，从而创造一种良好的师生关系。尤其当学生在临床实践中犯错时，老师应负起带教责任，不推卸。要保护学生，保护好他们对临床向往的那份热情。有效的师生关系有利于教学活动开展，并保证教学活动高质量完成。

（九）个性特征

个性，也可称人格，是指一个人的整个精神面貌，即具有一定倾向性的心理特征的总和。个性特征主要包括能力、慎独、性格、兴趣、情绪等。作为麻醉护理教学老师，要积极进取、乐观向上、思维灵活、观察敏锐、记忆牢固、善于情绪管理等。

总之，临床教学没有一个固定的模式，在临床教学中，不仅要注重知识的直接传授，还要注重培养学生所需的专业情感、职业素质和工作能力，注重言传身教。另外，老师要有扎实的专业理论知识和精湛的护理技能，了解最新专业动态，知晓和掌握教学方法，以适应现代医学模式对护理工作的要求。加强学生教学管理，规范教学行为，使学生更快适应新的护理模式，培养独立思考和解决实际问题能力，激发其对学科知识的学习兴趣。学生通过实习，将所学的理论知识和技能正确地应用于临床实践，为独立胜任麻醉护理工作打下坚实基础。

（严永香　曾梅菇）

第四节　麻醉护理教学质量评价体系

麻醉护理教学考核的作用非常重要，是判断学生专业能力、职业素养的主要标准。麻醉护理教学质量评价是以教学效果为研究对象、教学目标为依据，制定的指标体系和标准，在有效技术手段和教学活动的帮助下，评价结果可以直观反映出麻醉护理教学的优势和缺陷，帮助学校、老师正确衡量麻醉护理教学。因此，进行教学质量评价时，要从多方面、多角度、多种评价方法，科学有效地来实现全面评价，避免使用单一的模式。

一、护理教学质量评价的概念与意义

护理教学质量评价以护理教学目标为依据，对教学过程和教学效果进行价值判断的过程，旨在保证最大限度地实现护理教学目标，提高护理教学质量，以及对培养对象提供某种资格证明。麻醉护理教学质量评价，不仅仅是对临床护理教学老师授课能力及效果的评价，更是对学生学习能力及效果的评价，对教学安排、教学方法改进以及组织机构运行的评价等。因此，对于麻醉护理教学质量评价而言，从评价结果上吸取经验，挖掘教学漏洞的更深层次原因，并发挥其价值作用来实现教学创新改革。

麻醉护理教学质量评价属于监督、约束行为，起到一定的督促、规范作用，影响着麻醉护理教学的方方面面，评价效果的延伸意义、作用重大。教学评价是对有效教学行为、学习行为的肯定，能让老师更客观地认识自身教育行为的弊端和薄弱点，从学生知识、能力考核成绩，自评结论中得出正确结构，加以改进，寻求有效、科学的新型教学方式。同时，评价体系的建立，给麻醉护理教学发展带来了新的发展契机，评价体系的完整度使教学工作更加透明、多维评价模型的丰富度使评价结果更具客观说服力。通过评价麻醉护理教学质量，能使老师明确自身长处与不足，更新教育观念，改进教学方法。

二、麻醉护理教学质量评价的指标体系

临床护理带教质量，需建立一套科学、规范、统一的评价指标体系，以全面、客观地评价教学质量。质量评价体系是指被评价的全部因素的总和。评价就是通过体系来判断目标是否达到。麻醉护理教学质量评价的体系，既是评价工作的基础，又是评价工作的核心，对评价起着统揽全局的作用。评价体系必须要准确评价授课质量，既考察老师在传授知识、促进学生能力发展上所做的努力，也考查学生的接受程度、品格结构等。护理教学质量评价体系包括以下 6 个要素。

1. **教学态度**　评价主要是考察老师是否既教书又育人，是否有责任心，是否能积极主动地解决学生的难题，是否有认真授课，能否不断地改进教学方式、更新内容等。

2. **教学目标**　评价主要包括：教学是否符合教学大纲、专科特点要求，完成教学大纲规定的基础理论、基本知识、基本技能等任务要求。教学目标是否切合学生实际需求，是否清晰明确、具体可行。

3. **教学内容**　评价主要包括：课程内容是否覆盖教学大纲规定的内容；教学内容是否重点突出，能否达到不同教学层次的培养目标；教学内容是否准确、与教材一致；理论与临床实际是否相符，能否体现专科特点。

4. **教学环节**　比如兴趣导入、主题探究、强化巩固、拓展延伸及小结。在麻醉护理教学评价中，兴趣导入环节可注意其是否由临床实例、社会新现象、多媒体演示等导入；探究新知识是课堂教学的主要目的，评价此环节可注意是否转变老师的"教"为学生的"学"，充分调动学生的能动性来解决问题；强化巩固环节可评价老师是否注重新旧知识联系、强调理解记忆、复习再记忆；拓展延伸环节可评价老师是否拓宽学生知识视野；课堂小结可评价老师是否注意总结梳理知识点，运用设置疑问、作业等方法启发引导学生。

5. **教学方法**　评价主要考察老师所用教学方法能否突出重点、分散难点，讲授方法是否恰当，是否结合学生的实际，是否能妥善组织各个教学环节，是

☆　☆　☆　☆

否能承前启后，是否有条理性。

6. **教学效果**　评价主要包括：老师授课是否达到预定目标，学生对培训课程内容的接受度是否满意。

麻醉护理教学质量评价指标体系在麻醉护理教学过程中发挥着重要而又积极的作用，是系统教学活动的重要环节和组成部分，是培养素质型、多向型、创新型护理人才的关键阶段。麻醉护理教学质量评价指标体系应科学化、规范化、系统化：注重整个评价体系的系统研究，并建立高质量的评价工具；评价指标内容更加规范化，并根据学科发展及临床需要适时进行修改与调整；提倡评价方法及手段应多样化，并结合患者评价及学生的自我评价，更加注重评价方法的科学性、有效性与可靠性的研究；建立规范性、操作性好、具有等级体系的评价标准及建立合理实用的反馈机制；注重研究情感领域的职业态度、职业道德评价的效度和信度；注重核心能力的测评；关注个性特征与心理调适能力测评。

三、护理教学质量评价体系的实施

临床护理教学质量评价是一个双向的甚至是多向的过程。师生双向评价教学质量法，弥补了传统的学生对老师单方面评价教学质量的不足，重视了老师对教学质量的自我评价，充分调动老师的主观能动性。临床护理教学质量评价的基本程序包括评价前准备、实施评价及评价后反馈三个阶段。

（一）评价前准备

1. **评价者的准备**　明确评价目的、方法和要求，对评价对象有一定的了解，具有评价方面的相关知识和能力，并准备好评价工具，如评价表、提问提纲等。

2. **被评价者的准备**　被评价者最重要的准备是对将要评价内容的准备。学生要提前做好准备，不仅仅是被评价的内容，更重要的是心理准备，用最好的状态来面对评价，正视评价的过程。

3. **其他参与者的准备**　如果评价涉及患者，则需要对患者和家属进行一些解释工作，获取配合。

（二）实施评价

评价者正是对学生进行评价，要有计划、有准备来实施。提问时多使用开放性的问题，让学生有充分的机会来表现自己。从三个维度来进行评价学生，包括知识、技能、情感，每 3 个月评价一次。

1. **知识方面的评价**

（1）能说出麻醉护理核心制度（查对制度、交接班制度、麻醉药品管理制度、PACU 管理制度等）。

（2）能说出麻醉护理各班次的职责及工作流程。

（3）能陈述全身麻醉术后的护理常规。

（4）能对 PACU 患者的转入、转出进行一般处理。

（5）能说出麻醉护理不良事件上报制度。

（6）能陈述压力性皮肤损伤的护理措施。

（7）能陈述术后患者健康教育的内容（如心理指导、饮食指导、体位指导、用药指导等）。

（8）能陈述麻醉恢复期常见并发症的处理与护理

● 呼吸道并发症：低氧血症、舌根后坠、呼吸道梗阻、高碳酸血症、喉痉挛等。

● 循环系统并发症：术后高血压、术后低血压、心律失常等。

● 神经系统并发症：苏醒延迟、躁动、谵妄等。

● 泌尿系统并发症：少尿、多尿等。

● 其他并发症：疼痛、恶心和呕吐、低体温、寒战等。

（9）能正确评估气管导管（喉罩）拔除的时机、患者苏醒评分以及患者转出 PACU 的指标。

（10）能列举麻醉科常用药及急救药品的名称、剂量；能说出药物的作用机制、用法及注意事项。

（11）能分析血气分析结果，发现异常。

（12）能迅速处理监护仪的各型报警。

（13）能分析患者术后躁动、疼痛的原因。

（14）能说出 PACU 的应急预案。

2. 技能方面的评价

（1）通过各班次流程考核，完成各班次工作。

（2）能正确使用麻醉信息系统，记录及填写麻醉及麻醉护理相关文书等。

（3）能正确使用麻醉科各种仪器设备（麻醉机、呼吸机、监护仪、推注泵、血气分析仪、除颤仪、凝血机、暖风机等）。

（4）正确运用麻醉护理基础知识，实施专科技能：各种麻醉方式的护理配合；困难气管插管的护理配合；气管导管（喉罩）的拔除护理；人工气道内吸痰术；面罩、口、鼻咽通气管的放置；面罩辅助通气技术；镇痛泵的配置；PACU 患者入室、出室护理技术；外周动脉置管、中心静脉置管的配合；血气标本的采集与结果分析等技术。

（5）能在教学老师的指导下，完成麻醉苏醒期患者的护理工作，拟定护理措施、观察病情及正确护理各种并发症。

（6）能正确执行医嘱。

（7）能对术后患者实施安全保护措施。

（8）能对低体温的患者做好体温监测及保暖措施。

（9）能对特殊感染患者正确执行隔离措施。

3. 情感方面的评价

（1）能运用适合的沟通技巧，建立良好的护患关系、医护关系。

（2）认同科室文化、融入科室团队，有良好的职业素养、团队合作及人际沟通能力。

（3）具备自我学习的能力，积极参加团体活动，对学科建设能提出自己的建议。

（三）评价后反馈

评价不是教学过程的结束。临床评价的目的不单是对学生临床表现的一个评分，也不是评论一个学生的优劣，更主要的是要向学生提供反馈，让学生知道其不足之处，并提出改进意见，帮助学生在以后的实践中能够修正自己的不足之处，提高知识和技能水平。反馈的形式可以是言语的，如将正确的做法给学生解说、示范；也可以是书面的，如评语，促使他们不断进步。反馈的时候内容要具体，能够让学生清晰地了解到不足之处。另外，要及时反馈，保证反馈效果。选择合适的反馈方法，如在操作过程中，需要有改进的地方，老师应向学生示范正确的操作，然后指出学生哪些步骤不当，反馈结果也需要提供给教学组，便于其对实习计划进行相应的调整。反馈不只是负面反馈，也需要正面反馈，给予学生信心、动力，对学生做得好的地方予以表扬，希望好的方面得以延续。

在给学生反馈时，应遵循以下几个原则：

1. 反馈给学生的信息要具体、精确。

2. 对于护理操作程序的评价，要基于语言反馈。

3. 反馈要在评价结束时及时提供。

4. 反馈时频率要根据学生的特点而定。

5. 反馈结果也需要提供给相关老师及教学管理小组，便于教学管理小组对学生的学习计划进行相应的调整与改进。

（王丽漫　曾梅菇）

第五节　麻醉护理教学考核、评价与激励

教学考核是教学目标与技能要求之间的重要桥梁，旨在培养学生具有独立思辨能力与团队合作精神，充分调动学生自主学习的积极与热情。麻醉护理教学致力于塑造具有科学文化底蕴、德智体美劳全方位成长的人才，并强化他们的人际互动和沟通能力。此外，也注重培养学生的职业道德和对护理行业的奉

献意识，让他们带着深厚的同情心和满腔的责任感投身于人民健康事业。麻醉护理作为一门高度实践性的学科，不仅需要具备熟练的操作技巧，更要求拥有敏锐的临床判断力和逻辑思维能力。在这门注重实践与技能的麻醉护理学科中，考核扮演着至关重要的角色。通过有效的考核机制，老师可以客观地评估学生的实操能力、临床判断力以及理论学习成果。这不仅有助于确定学生是否掌握了必要的专业知识和技能，而且能够促进学生的自我提升和持续进步。

一、教学考核原则

教学原则是根据教学目的、反映教学规律而制定的指导教学工作的基本要求。它既指教师的教，也指学生的学，贯穿于教学过程的各个方面，反映了人们对教学活动本质性特点和内在规律性的认识，是指导教学工作有效进行的行为准则。

科学合理的考核对教学发挥指导作用，考核原则具有公平、客观、指导、激励、评价等性质。为全面、客观实施考核，考核原则有如下内容：

（一）公平性原则

考核项目以及内容必须能够突出重点，教学的评价标准和测量方法的过程应体现出公平性。为了保证考核过程的公平，需设有严格的纪律约束，防止并严肃处理任何作弊行为。

（二）客观性原则

客观性原则是指研究者对待客观事实要采取实事求是的态度，既不能歪曲事实，也不能主观臆测教学效果进行评价，了解教学各方面的情况，从而评价与考核。以事实为依据进行评价与考核，避免主观臆断和情感因素的影响。

（三）指导性原则

指导性原则指在进行教学考核时，不能单纯就事论事，而是要把考核指导结合起来，要对考核结果进行认真分析，从不同角度找出因果关系，确认产生的原因，并通过及时具体的启发性信息反馈，使被考核者明确今后的努力填补方向。

（四）激励性原则

激励，指的是通过刺激，激发个体心理动力，使这一心理动力水平在某一时间里始终维持在一定的兴奋状态。教师运用激励的方法，目的就是通过外部刺激，激活内在的推动力量，从而更好地发挥出学生的正常水平。在考核中运用激励方式，是在充分把握学生心理，维护学生自尊的基础上，重视发掘学生个性特点，以信任、鼓励和期待的语言或者行动对学生进行正向引导的方法之一。

（五）评价性原则

评价本身也是种教学活动，通过系统地收集信息，分析考核结果指出学生的长处、不足的基础上，提出进一步改善的建议和指导。通过评价，学生可以了解自己在学习过程中的学习效果和缺陷。及时改进学习中的不足之处，调整学习策略，提高学习效率。

二、教学考核评价方法

考核评价方法贯穿于教学过程中，以某种形式上提出问题，使用理论笔试、实践操作、语言（口试）进行解答，并根据教学评分标准进行判断。考核方法主要分为考查法、考试和情景模拟。

（一）考查法

1. 理论依据　考查是护理教学成绩考核的一种方式，属于定性考核方法，针对学生来讲，专业课程难以定量考核或无须定量考核的课程中往往采取考查方式。

2. 考查形式　主要分为平时考核、阶段性考核和出科考核三种形式。

（1）平时考核形式：自由发挥为主，以教学现场提问、检查学生对教学内容了解和掌握程度、检查学生平时的课外作业、检查实习表现及专科理论和操作成绩等，从而反映出平时教学的效果。

（2）阶段性考核形式：设为基础专业知识和麻醉护理专科知识，根据阶段性学习发展的过程，制定阶段性考核要求及所需完成的目标，检查学生的阶段性学习掌握程度。

（3）出科考核形式：指对一个专科学习的总结考核，根据平时实践性完成作业、专业理论笔试考核、专业操作演示、特殊病例护理查房 PPT 演讲、撰写病例个案护理等。在麻醉护理教学中，适合于实习生、规培生、研究生、进修生、专科护士培训生等。

3. 考查记录　针对教学目标及教学内容的要求，可以采用两级制，即通过（合格）和未通过（不合格）。此记录可以是平时考查总结，也可以是学习结束后考查的一次性评分。考查与考试无论在形式上还是要求上都是不同的，应严格区别。

（二）考试

考试是护理教学成绩综合评价的重要形式。对麻醉护理学专业掌握效果做定量分析，一般采用百分制评定学生考试成绩是否合格，按不同类型考核标准进行分类，使考核标准更精细、规范。

按考试形式分为专业理论考试和专业操作性考试。

1. 专业理论考试　由麻醉护理专业老师命题，根据麻醉护理专业学习要求目标编制好的试题印成试卷，要求考生在规定时间内书面完成试卷上各类题，根据评分标准统一判卷评分。此考试方法普遍适用于大部分理论知识课程考试，以检查学生的专业基本理论知识和实践能力基础。

2. **专业操作性考试**　专科操作考试是考查学生实际专业操作水平的一种方法。可分为同一项操作考核和考生抽签完成同一课程的若干操作之一。适用于实践性较强的课程，如麻醉护理学的实践性考试，用于考查各项麻醉护理操作技术的达标程度、麻醉仪器设备的熟练使用程度等。

操作考试以操作步骤的熟练或操作技术的效果为中心，常采用观察方法来考查学生的掌握程度，以达到教学目标。对学生的操作结果，采用分析评价方法对操作中各步骤逐一进行考核与评价。操作考试有利于提高学生实际动手能力、临场发挥能力等，任何方式都须注意其客观性，避免考试结果受到主观因素影响。

（三）情景模拟

情景模拟是利用现代模拟技术设计出高度仿真患者，和模拟真实临床场景，被广泛应用于临床教学、临床能力考核。

情景模拟即通过在模拟人身上模拟各种疾病生理、病理学特征及对被培训者或被考核者所实施的各项操作产生相应的生理反应（监护设备中显示相应的生理数据），实现临床真实场景下的护理，可反映出麻醉护理学生正确的操作技能，敏捷的临床思维及面对突发事件的应变能力。高度的针对性、逼真性是情景模拟法的突出特点，这些特点使得情景模拟法不仅可以对学生的素质进行全面测评，还能测评学生处理问题的合理性、决策的科学性及其组织协调能力。这些均是老师对学生做出评定的主要依据。

（四）答辩

答辩不同于一般教学活动中的回答问题，而是受过一定学术教育，具有一定学术研究与探讨能力的护理专业学生，从不同角度阐述自己的学术观点，就老师提出的问题和质疑为自己的学术观点解释和辩护的一种考核方式。

三、学生成绩评价方法

学生成绩评价是衡量学生在麻醉护理专业领域的相对能力与实际技能水平的重要工具。它不仅反映了学生对专业知识的掌握程度，也体现了专科教学对学生教育质量的关注和专业标准的要求。通过这种评价机制，可以促进学生的专业成长，同时提升教学质量，确保学生的实际能力与行业标准相符合。在实施学生成绩评价时，常采用两种不同的评价方法：常模参照评价和标准参照评价。

（一）常模参照评价

常模参照评价指评价时以学生所在团体的平均成绩为参照标准，根据其团队中的相对位置（名次）来报告评价结果。例如，某生在测验中得 80 分，经与百分数常模对照，发现该生的百分等级是 85%，85 这个数字表示该生胜于其他 85% 的学生。此评价对学生学习成就的解释采用了相对的观点，准确评定一个学生在集体水平中处于什么位置，激励学生之间的学习相互竞争。主要用于麻醉护理学生选材的依据，检测出学生在麻醉护理专业知识和实践能力的差异。

（二）标准参照评价

标准参照评价是基于某种特定的标准，评价学生对教学等关联的麻醉护理专业知识和技能的掌握程度。标准参照评价对学生学习成就是采用绝对标准法，是检测学生是否达到所规定的学习目标，以及达到的程度，而不是比较学生个人之间的差异。一般采用百分制计分法，即答对全部试题为满分 100 分，及格界限为 60 分。此方法简单易行，便于对考核成绩统计分析，老师应根据不同护理专业课程的考核目与要求，选择合适的评分方法，准确、科学、规范地评定学生的学业成绩。

四、激励学生的途径和方法

（一）情感激励

情感激励指人与人之间以情感为手段的刺激模式。情感刺激法是最高层次的有效管理手段，旨在激发和提高学生的潜能。在麻醉护理教学中，要针对每位学生的知识性质、知识水平的差异制定不同的方案。有的学生动手能力很强，能在很短时间内完全熟悉操作过程与要领，而有的学生尽管对基础知识掌握得相当扎实，但专业操作却一般，如过程不顺畅，动作不标准等。情感对于教学的影响是复杂而具体的，伴随着老师的教和学生的学，积极的情感能够激发学生的求知欲，激活其潜在的学习能力；而消极的情感则会挫败学生前进的勇气，阻碍学习及智力的发展。因此针对这一类学生，应多引导和鼓励，使其在操作时充分放开心态，而不必过分着急，充分地参与到具体操作过程，在重复操作后也能得心应手。

（二）目标激励

目标激励就是通过目标的设置来激发人的动机、引导人的行为，是希望通过努力而达到的成就和结果。合适的目标能够诱发人的动机，规定行为方向。心理学上把目标称为诱因，由诱因诱发动机，再由动机到达成目标的过程称为激励过程。我们能通过目标的设置来激发动机，指导行为，使个人的需要与组织的目标结合起来，以激励他们的积极性。目标又可分为个人目标和集体目标。目标的设置应注意以下几点。

1. 设置的目标方向应具有明显的社会性，目标的难度要适当。

2. 目标内容要具体明确，有定量要求，应既有近期的阶段性目标，又有远期的总体目标。

在麻醉护理教学中，可利用任务的设定来调动学生的主观积极性、指导学生的活动，将学生的个人追求和护理任务紧紧地连接在一起，从而调动学生的积极性、主动性、创新性。教学目标对学生的激励功能主要通过学生明确陈述具体的教学目标，从而实现学生达到目标的强烈渴望，这种目标便成为一股巨大的力量激励学生努力拼搏，实现预想的目标。激发学习动力最有效的手段就是让学生有明确的教学目标作引导。教学目标的制定应该遵循循序渐进的学习规律，基于学生的学情，符合学生的需求。老师可帮助学生制定任务，引导学生自己努力地完成任务，使整体任务具备一定可行性和挑战性。把整体任务和阶段性目标有机地结合，把整个教学计划分解为成周规划、月计划，完善学生知识体系、提高专业技能，充分展示个人特长与才能，实现完成目标的目的。

（三）团队激励

团队是事业不断发展壮大的新锐军，团队工作的好坏直接影响着团队的生存发展，所以，建设好一支团队相当重要。在麻醉护理教学中，团队中榜样的力量也尤为重要，学生要将团队中优秀的人作为自己学习的榜样，将榜样作为学习的楷模，学习其思路及方法，努力提升自己知识水平及专业技能。学生也可以以彼此为目标及榜样，共同进步，以发挥团队激励最大成效。举办一些临床模拟训练，既可以了解学生在这个团队内的工作情况，也可以知道团队组成的特点各有什么，也可以使团队成员从训练中学到新的东西、新的技能。可以通过鼓励团队成员参加医院或医院以外的教学活动、组织公开课、设立专项奖励基金，激励和促进团队的成长。

（四）国际竞争激励

竞争条件是形成激励机制的合理动机，个性和组织唯有处在富于国际竞争与各种挑战的环境条件中，才能调动自我活性，战胜内在的惰性。有如下几种方法。

其一，充分利用和激发老师与学生这两个群体的宝贵人才资源库，在老师与学生、学生与学校间进行竞争活动。每一个人既是国际竞争的主体，也是国际竞争的对象，能够通过大量的竞争活动在其心理、智力与个性的冲突、砥砺、融汇、互动中提高实际能力和升华价值。

其二，创设平等、公正、开放、有规则、有秩序的竞争机制和包容、自由的竞争条件，让学习者得到"良性竞争"气氛的陶冶，形成平等国际竞争的意识。

其三，注重对学生公平竞争心态的健康培育与疏导，引导学生重在投入，重在学习过程，淡化对公平竞争后果的关注，以便减少公平竞争后果可能形成的影响。

其四，弘扬教育民主，重视学生平等的教育权，为所有学生创造平等参与和公平竞争的机会。

国际竞争的意义是激励成长，竞争有利于人才的成长，竞争的环境和行为无论对人们智力能力和个性品质都有积极的促进作用，是激发自身完善的动力。

（罗建伟 曾梅菇 李 颖）

第六节 麻醉护理教学管理制度

为了加强麻醉护理教学管理，提高麻醉护理教学质量，推动麻醉护理临床教学管理健康良性运行，确保护理教学任务的圆满完成，应制定相应的教学管理制度。

一、概述

麻醉护理教学是临床护理教育的重要组成部分，是帮助麻醉护理实习生、研究生、进修生、专科护士学员将所学到的医学、护理学基础知识与有关麻醉学、麻醉护理学等专科理论及操作技能相结合，获得从事麻醉护理工作所必需的专业技能、态度和行为的过程，是麻醉护理人员实现角色转变的重要阶段。为了完善麻醉护理教学管理，保证临床带教中取得良好的效果，应加强麻醉护理师资队伍建设，健全各级带教组织，开展多种形式的教学活动，完善麻醉护理教学质量评价，制定了一系列临床护理教学管理制度。

二、临床护理教学工作管理制度

（一）见 / 实习生管理制度

1.临床实习是护理专业学生巩固及增进理论知识，掌握实践技能以及培养职业情感的重要阶段。由护理部拟定三级教学管理结构。

2.护理部教学组，负责麻醉科实习生进入临床实习前的教育和技能操作强化训练。包括理论授课以及基本护理操作示范，并进行考核，合格后进入实习科室。通过实习前教育，使实习生明确实习目的，培养良好的职业道德和素质，帮助实习生适应临床工作。

3.学生入科后，护士长组织教学组长及老师召开会议，根据科室特点及学生要求拟定教学目标及教学计划。由护士长负责实习计划在科室贯彻执行，确定主要教学老师，安排一对一临床教学老师，并抓好老师的教学工作和掌握学生的实习情况。

4.以学生为主体，老师为主导的教学形式，临床教学老师要做到言传身教，放手不放眼，全面负责。学生进入麻醉科后要实行专人教学、规范化学习。临床教学老师要对实习生评估，了解实习生及实习小组的基本情况，实习生的训练和适应程度，实习生能接受的学习方法、压力和对实习的要求。根据评估内容对实习生进行全面教育，从规章制度医德医风、仪表规则、理论指导、操作示教等严格要求，采取正面教育和正确引导。根据实习生不同特点采取相应的教学方法。

5. 实习生在工作期间着装仪表应符合规范，不得使用手机，不得擅自离开工作岗位，不得玩笑、吵闹、聊天，不看与工作无关的书籍，不谈论与工作无关的事情。

6. 实习生必须在本院注册护士的指导下进行实习，不得单独对患者进行一切护理操作。严格查对制度，遵守各项操作规范。

7. 实习生应尊重患者，加强与患者交流与沟通，保护患者隐私，对患者服务要做到细心、耐心。

8. 实习生凡请假应按请假程序，至少提前一天办理，原则上不接受电话请假或委托他人请假，特殊情况未能回医院请假者，必须提前一天同时打电话给护士长，并向医院护理教研室汇报情况。请假期间如因特殊原因不能按时返院者，应至少提前一天与护士长及医院护理教研室联系。申请病假须同时提交病历、二甲以上医院病假单或疾病证明书至实习科室及护理教研室，护理教研室登记备案后方能离开工作岗位（急诊病假除外）。病假须经护士长及护理教研室审批，通过后方可离岗。

9. 实习生要在带教老师的指导下规范操作，严格执行三查八对制度。若出现差错事故不能隐瞒，必须及时、如实向带教老师、护士长汇报，以便及时处理，避免发生严重后果。

10. 出科考核包括以下内容

（1）专科理论和专业知识的评估和考核：参加科室的理论考试。

（2）技能的评估和考核：包括 PACU 基础护理技能；急救技能、复苏技能及监护技能等。

（3）临床护理实践及案例项目积累完成情况的评估与考核。进行培训前评估 PACU 工作的时间及实际护理的案例数作为评估的参考指标。

（4）合格指标：理论及专业知识、技能测评、临床护理实践等的考核由老师根据教学计划、教学内容进行考核，并做出科评价。出科评价应该在实习生出科前完成，包括填写在实习手册中的出科考核成绩及当面的反馈评价。出科考核通过后，麻醉实习生方可出科。

（二）麻醉护理进修生管理制度

1. 进修生必须持有护士执业证书，必须经过医院教育管理处审批同意办理正常进修手续。

2. 进修学习的项目、内容，必须以进修申请表填写内容为准，不得随意更改要求。

3.进修期间应自觉遵守麻醉科规章制度和操作规程等，服从护理部和护士长安排，在临床教学老师指导下完成科室相应岗位的工作。进修生不得单独从事护理活动，必须在临床执业护士的监督、指导下进行临床护理实践活动，包括分析讨论患者病情、书写护理记录、执行医嘱、对患者实施护理操作等。临床护理实践中所有文字材料必须经所在科室执业护士审核签名后才能作为正式医疗文件。

4.为保证进修期间培训质量，护理部必须提供进修手册，进修者按进修计划，在护士长指导帮助下，完成进修项目，并认真填写进修手册，及时做好出科小结交护士长评定。

5.进修时间一般不少于 3 个月，特殊情况可经科室、教务处审批不应经常请假、缺席，自行要求提前结束时，须与所在单位、进修单位协商，取得同意。为此不能如期完成进修计划的后果应由本人承担。

6.进修生应遵守以下要求

（1）按本院要求着装，仪表端庄，整洁大方，按照麻醉科要求正确着装，不佩戴首饰、涂抹指甲油。

（2）注重加强自身素质培养，讲文明礼貌，尊重患者，团结协作，接受护士长的领导，服从教学老师的安排。

7.适时、适宜安排进修人员参加本院各项业务活动、教学查房及科室新技术、新业务观摩学习。

8.科室应根据进修要求制定切实可行的进修计划，指导专人教学，定期进行小讲课、示教等辅导。

9.护理部教学总负责人应经常深入科室，掌握进修生学习情况，定期评估进修质量，确保学习实效。

10.进修结束，麻醉科护士长或教学组长组织考核、总结、鉴定及评优工作。进修生填写《进修总结表》，由护士长进行评价并签署意见。进修期满前一周，由本人写出总结，科室对其进行理论和技能操作的考核，将成绩记入进修鉴定书，并写出鉴定。护理部根据科室鉴定和本人工作表现，写出综合鉴定。

11.《进修总结表》由护理部盖章后交至其原单位。

12.办理离院手续时，需经相关部门签字，方可离院。

13.结业考核包括以下内容

（1）麻醉护理专科理论和专业知识的评估和考核：参加科室的理论考试。

（2）专科技能的评估和考核：包括麻醉专科护理技能；急救技能、复苏技能及监护技能等。

（3）临床护理实践及案例项目积累完成情况的评估与考核。进行培训前评估临床护理工作的时间及实际护理的案例数作为评估的参考指标。

（4）合格指标：理论及专业知识、技能测评、临床护理实践等的考核每项可按 100 分制计算，设定合格线。评价应该在进修结束前完成，包括填写在进修手册中的考核成绩及当面的反馈评价。考核通过后，进修生方可进修结束。

14. 优秀麻醉护理进修生评优条件

（1）热爱护理工作，爱岗敬业，具有良好的思想品德和职业道德。

（2）自觉遵守医院和麻醉科各项规章制度及操作规范，未发生不良事件。

（3）具有良好的服务意识，一切以患者为中心。

（4）学习认真，积极参加和完成业务学习和护理查房。

（5）工作积极主动，具有团队合作精神，与同事关系融洽。

（6）服从科室工作安排，不迟到早退。

（7）科室考核取得优异的成绩。

（三）专科护士学员临床教学管理制度

1. 根据卫生部办公厅制定的《专科护理领域护士培养大纲》，规范开展麻醉专科护士的培训工作，加强麻醉护理队伍专业化建设，提高麻醉护士的专业水平，促进麻醉护理专业发展。

2. 麻醉专科护士的培训原则坚持以患者为中心、以临床为重点、以专业为支撑、以核心能力为导向。

3. 麻醉专科护士学员应认真完成各项教学任务和考核，遵守劳动纪律，按时上课、上班，衣着仪表要符合学员所实践的专科护士临床培训实践基地的要求。

4. 学员需按照个人的学习发展计划，设立个人学习目标。学员在临床实践教学过程中，需根据意愿选择专科或亚专科，跟随临床教学老师开展临床实践活动，按照统一的安排，完成实践教学规定目标和任务。

5. 学员在临床服从实践基地安排，遵守规章制度。如要参加基地医院其他科室的活动，必须经过实践基地同意并有基地工作人员陪同。保护患者隐私，不得泄露患者个人信息。

6. 学员填写临床实践教学手册时要详细记录科室、时间、实践内容和过程，如病例、新技术、新项目、所学的专科知识和技能在临床的应用等。临床实践教学的方式，有麻醉护理操作、麻醉护理查房，案例报告和经典案例、床边综合能力考核等。在教学实践过程中，各种观摩活动在临床教学老师指导下的体验都要记录在案。

7. 学员在实践基地临床实践期间，按学员培训手册要求完成临床实践内容并达标。

8. 根据教学需要，学员可以查阅所在实践基地的资料，但未经所在医院、基地的许可，不得复制或带走资料。

9. 学员不得单独进行任何属于护士执业范围的活动，如病情观察、文书记录、护理操作等。如需要执行临床护理操作，须在基地老师指导下完成。

10. 学员可参与麻醉医生教学查房，疑难病例的会诊等。

11. 临床教学组长要定期与学员约见，进行学习进程评估、分析学员是否达标，解决学员在临床实践过程中遇到的难题。

三、护理教学文件管理

（一）护理教学文件管理概述

1. 护理教学文件是指在护理临床教学实践各个环节中形成的不同载体的文件资料，包括各层级护士培训、新入科护士、实习生、护理研究生、进修生以及专科护士学员等临床教学过程中形成的文字、图片、语音或者资料，以及实施教学活动中各流程留存的资料如课件、培训考核表格、签到表、照片及考核成绩等。

2. 护理教学文件的管理原则为护理部统一领导，护理部、大科以及病房三级管理，确保护理教学文件的完整、准确、系统。

3. 护理部教学组每年进行教学文件的调整，科室应按最新要求整改，并整齐放置，目录清晰，内容齐全。

4. 纸质文件使用蓝黑色签字笔书写，文书应准确，详细。

5. 归档的护理教学文件必须齐全、完整，必须是原始纸质文档以及电子文档双重保存，及时上传到教育平台。

6. 护士应及时对所有培训课程进行文字评价。

7. 护理部每季度检查一次科室的教学文件整理情况，以强化科室的责任意识，提升医院教学以及教学文件的管理水平。科室每季度应按照培训工作质量评分标准进行自查，进行资料归档，方便检查。

8. 教学组长、教学老师以及学生应熟练掌握培训计划的内容。

9. 教学文件保存期限一般为 3 年。

（二）护理教学文件的接收、处置、分类与归档管理

1. 根据医院教学组织架构，教学文件分为三级管理。

（1）一级管理：上级主管机关下达的指令性、指导性文件，由护理部指定人员接收及管理，包括教学计划、大纲、总结、实习结果鉴定等；护理部组织的全院护理人员开展的教学活动记录也由护理部指定人员管理。

（2）二级管理：大科范围内开展的在职护士和进修生、实习生、见习生的护理教学活动记录，包括教学计划、讲课内容、签到记录由大科教学组指定人员管理。

（3）三级管理：科室各类护理人员的教学活动记录由各科室护理教学老师管理。专科小组的教学活动文件由专科小组负责人管理。

2. 指定专人负责文件的收集和保管工作，按要求归档。

3.每次教学活动结束后应及时整理文件，纸质版留档，电子版放置在电脑护士培训文件夹里面并打印纸质版，按照电子档的标题进行有序分类整理留档。

4.麻醉护理教学文件包括层级护士培训考核记录、各类护理学生的考核记录等。

5.各类文件应排列整齐，不得擅自取走或破坏，用后应及时归还原处。

（王丽漫　曾梅菇）

第七节　麻醉护理教学活动的组织、管理与评价

麻醉护理学是麻醉学和护理学组成的新兴交叉学科，也是麻醉护理专业学生的必修课程，其实践性、专业性较普通护理更突出。麻醉护理教学活动是医疗工作中保证医疗质量安全和促进医护人员成长的重要环节，是掌握患者病情、制定麻醉方案、护理计划以及评价计划实施效果的主要方法。护理查房作为一种提高知识理论与实践能力的培训方式，能够有效解决临床中遇到的疑难护理问题、多发护理问题及新技术的应用。

一、麻醉护理查房制度与管理

（一）护理查房制度

麻醉护理查房制度是检查麻醉护理质量、落实规章制度、提高整体护理质量及麻醉护理人员专业水平的重要措施。麻醉护理查房按查房性质分类，包括教学查房、业务性查房、个案护理查房。

1.有计划、有组织、有专业性地实施护理查房，通过以护理问题为基础，强调责任制整体护理，解决临床上实际问题。护理查房发现并提出护理问题，制定护理措施并针对问题及措施进行讨论与优化，以提高麻醉护理质量。

2.护理查房要围绕新技术、新业务的开展，注重经验教训的总结，突出与麻醉护理密切相关的问题。通过护理查房能够促进临床护理技能、护理理论水平和临床护理行政管理质量的提高，同时能够解决临床实际的护理问题。

3.护理查房可以采用多种形式，以"问题为基础"（problem based learning，PBL）的护理教学查房、整体护理教学查房、医护结合进行护理教学查房等。科室可以结合实际情况，选择合适的查房形式。

4.护士长、护理组长、教学老师对整个查房过程要给予质量监控，对查房中出现的护理问题能及时予以纠正。

5.麻醉护理查房内容包括疾病与手术、麻醉相关知识、术中麻醉管理与复苏期管理、本病例治疗、麻醉护理要点、麻醉护理问题、麻醉护理措施及措施依据等。

☆ ☆ ☆ ☆

（二）麻醉护理查房管理

麻醉护理查房主要面向麻醉科护士及各类护理学生，其主要目的是促进各层次护士及各类学生的业务学习，巩固护士及学生的医学基础知识、麻醉护理相关知识，引导护士和学生实际运用护理程序护理患者，加深其对整体护理中护理程序的理解，围麻醉期的麻醉护理问题的确定，护理措施的制定与实施，护理效果的评价，培养发现问题、解决问题的能力，同时丰富临床经验，锻炼语言沟通和应变能力，达到锻炼专科理论知识与实践结合能力的目标。

1. 麻醉护理教学查房

（1）概念：麻醉护理教学查房是护理查房的一种形式，是以个案或病种为内容，结合专科理论知识和技能，对所查患者围麻醉期的护理方案、护理措施、护理效果进行评价分析指导，对疾病涉及的相关知识、术前麻醉评估、术中的麻醉配合、PACU 有可能发生的并发症及护理重点、术后病情观察及疼痛管理、对疾病涉及的相关知识、前沿知识进行讨论讲解指导，传授系统的理论知识和护理经验或介绍某种先进技术为内容的护理查房，是提高麻醉护理人员及各类护理学生整体素质和工作质量的有效方法。

（2）查房内容

● 护理技能查房：指通过麻醉护理教学老师的技术操作示范，以指导、规范基础和专科护理操作，掌握专科临床应用操作技能的。技能查房可采取演示、录像、现场操作等形式。

● 临床案例教学：由教学老师组织，通过分析典型病例，指导学生运用护理程序。选择典型病例，提出查房目的和教学目标。通过收集资料、确定护理问题、制订护理计划、实施护理措施、反馈护理效果等过程等学习，帮助学生掌握运用护理程序的思维方法，同时进一步了解新的专业知识和理论，发现护理工作中的护理问题及处理方法。

（3）查房人员：麻醉护理教学查房分别由护士长、教学组长负责主持，严把临床教学质量。麻醉科低年资护士及各类护理学生为主查者，全体护士共同参与。

（4）查房准备

● 教学组长准备：由教学组长根据教学计划，拟查房前 1 周预先将护理教学查房目标、拟定的相关问题提供给查房者、教学老师及各类麻醉护理学生。

● 教学老师准备：教学老师负责以教学大纲为基础，选择有临床典型或普遍意义的病例，制定查房目标，掌握查房病例的第一手资料，设计需要提出的问题，并对参加查房的学生提出查房要求。

● 查房者准备：利用图书馆和数据库检索相关文献，复习有关知识，要求深入掌握患者情况，全面收集并整理资料，熟悉查房病例的病史及各项辅助检

☆ ☆ ☆ ☆

查结果；关注阳性体征，认真复习相关专业理论知识及护理理论；找出护理问题，制订护理计划，书写一份护理病历。

● 患者准备：查房者在查房前评估患者清醒与合作程度，如 PACU 患者未清醒状态，采取以评估患者、专科查体、麻醉机、呼吸机、监护仪等仪器收集目前病情状况，如 PACU 患者拆除人工气道，清醒状态，与患者进行交谈，告知其查房的目的、步骤和意义，以征得患者的同意，并取得患者的配合。

● 其他准备：查房需要将用物放于治疗车上，如病历、查房本、体温计、吸痰用物、面罩、注射器、听诊器及专科检查用品等，并根据标准流程对用物进行归位放置。

（5）查房程序：麻醉护理教学查房可以通过选择临床典型病例，提出查房目的和教学目标，在学习、讨论与教学过程中，使护士全面掌握患者病情，及时发现患者潜在／发生的并发症并做出处理，明确下一步的护理措施，规范护理行为，了解相关新理论、新进展等。

麻醉护理教学查房采用以麻醉科护士、护理学生为主体，以问题为中心的小讨论的形式，选择有临床典型或普遍意义的病例进行护理教学查房。护理教学查房程序如下所述：

● 倾听：主查者汇报简要病史，内容包括床号、姓名、性别、年龄、入院诊断、既往史、主要异常辅助检查结果、手术名称和护理问题。

● 评估：评估 PACU 环境、仪器性能（包括呼吸机、监护仪以及吸引设备、急救设备等），接收患者后由主查者对患者的身体及心理状况进行评估，并随时进行健康宣教。护士长、教学组长的观察和记录查房者的操作是否规范，主、客观资料的收集是否全面，阳性体征的判断是否正确，交流是否充分，健康宣教是否有效、到位，患者对护理的反应、满意度等，便于在总结中进行分析和讨论。如果患者的病情或病室条件不允许多人次参加床边教学查房，可以采取示教室情景模拟的方法，即在示教室模拟病房，由参加者护士扮演患者，配合查房者查体。

● 提问：首先由教学组长向查房者提问，查房者针对在床边查体过程中存在的问题，提出护理问题、确定护理目标、制订护理计划。为培养麻醉护士的评判性思维，采用概念地图的方法，列出查房者认为的所有可能存在的护理问题，鼓励说出首优、中优、次优问题及排序的理由，充分调动麻醉护士的积极性。

● 分析：护士长、教学组长、麻醉科护士等参加者对获取的综合信息进行系统、准确的分析，讨论护理问题是否确切，确定患者现存哪些护理问题及优先次序；分析护理措施是否正确、及时、有效；分析主查学生书写的护理病历记录是否及时、完整、准确，纠正病历书写中的不足之处。针对疑难的护理问题结合相关理论、知识及技能，进行讲解或示教。

● 拓展：由查房者展示查阅到的相关疾病治疗或护理的新进展，护士长、教学组长对新知识、新进展加以补充讲解。

● 评价：由护士长、教学组长对查房进行总结。主要从查房者对麻醉护理查房的重视和准备情况、对病情的掌握程度、提供的护理措施落实情况及效果、理论联系实际情况、健康指导的针对性和个体化等方面评价和总结。之后，给查房者和参加查房的麻醉护士发放"护理教学效果评价表"，对查房效果进行评价，提出意见和改进的建议。

2. 麻醉护理业务查房

（1）概念：麻醉护理业务查房是在主查人的引导下，以患者为中心，以临床麻醉护理问题为导向，以解决问题为目的，突出对重点内容的深入讨论，并制订解决方案的护理查房，是以临床罕见病例、特殊危重病例、复杂大手术，新业务、新技术、特殊检查、护理工作中经常遇到的问题及工作中的经验教训等为主要内容进行的护理查房，是对存在的问题提出修正意见的过程。

通过护理业务查房，解决临床工作中的疑难问题；建立临床护理教育训练的长效机制，对下级护士进行业务指导，起到"传-帮-带"作用，培养麻醉护士发现、分析、解决问题能力；提高专科护理质量。

（2）查房内容：主要是对患者现存和潜在的护理问题、措施、效果、质量实施的护理查房，应选择危重、疑难、病情复杂的患者或采用新开展的治疗护理措施的患者。

（3）查房人员：主查人为患者责任护士。

（4）查房准备：指定责任护士做好查房前准备，选择合适病例，提前通知所有参加人员预习病史及相关资料，并查阅相关疾病的国内外先进护理经验，找出该病例护理的问题和改进措施。

（5）查房程序：麻醉护理业务查房的程序分为以下几个步骤。

● 查房目标：强调查房目标及需要重点讨论解决的问题。汇报患者的基本情况、简要病史、护理诊断、护理措施及实施效果。主查人汇报病史要求简明扼要，重点突出。

● 护理评估：进一步了解病情、检验检查结果、手术及麻醉状况。围绕查房目的进行针对性规范体查，通过体查发现重要体征，分析其临床意义，判断其护理问题是否确切，护理措施是否正确、及时、有效，麻醉医生、患者对护士满意度如何，评价其护理效果。

● 查房内容及要点：主查人要根据患者的手术专科特点，结合患者实际情况，对病情观察要点和护理方法进行示范和讲解，让参加者既学习专科疾病手术后麻醉护理知识，同时也观摩专科技术操作方法。

● 讨论、评价和指导：主查人分析病史和专科体查，提出麻醉护理相关问题，有导向地组织护士讨论。依据护理程序进行评价，确定护理行为，讲解目前主要护理问题、措施及下一步重点解决问题，指导、补充并潜在问题，同时讲解此类病例的经验教训和新进展。

麻醉术后的患者病情变化快、急、危重、复杂，麻醉苏醒期生命体征通常不稳定，麻醉护士常需要在最短的时间，利用最少的数据，做出果断的决策，用最简单有效的方法对患者进行救治。所以麻醉护理业务查房要求麻醉护士拥有多学科多专业的知识，不但有护理知识，还要有麻醉知识、手术知识、镇痛知识等，并有较好的临床综合分析能力。在业务查房时，要求高年资护士能准确把握患者出现的护理问题，对低年资护士进行工作上的指导与帮助。查房后记录在案，形成科室护理资料，使麻醉科护士有学习和提升的机会，这在麻醉护士的培训中显得尤为重要。

3. 麻醉护理个案查房

（1）概念：护理个案查房是针对临床实践中某个或某几个具有特殊意义的病例的个性现象进行研究和探讨，以探索疾病在医护工作中的个性特征和共性规律。麻醉护理临床病例可以选择复杂病例的护理、危重病例的护理、罕见病例的护理、常见病不常见表现病例的护理、麻醉苏醒期并发症病例的护理等均可列为麻醉护理个案。查房者对患者的护理查体，对患者的护理方案、护理问题、护理措施、护理难点进行检查和讨论修正，制定新的护理措施的过程，称为护理个案查房，是以解决复杂疑难问题为主要目标的护理查房形式。

（2）查房内容：麻醉护理个案查房内容包括个案病例的临床基本信息资料、现病史、既往史、过敏史、手术史、患者目前存在或潜在的护理问题、处理措施及效果评价。

● 个案病例的临床基本信息资料：病例简介重点介绍与护理有关的内容。包括患者一般资料即患者病区、姓名、性别、年龄；基础病史；诊断；ASA 分级；重要辅助检查；手术方式与手术时间；麻醉方式与用药情况，重点是最后一次使用麻醉性镇静药物、镇痛药物、肌松药的时间和剂量，有无使用拮抗药及其他药物；术中出入量；麻醉手术中的异常情况及处理；有无使用术后自控镇痛装置等。

● 患者目前存在或潜在的护理问题：护理重点是根据个体情况采取的一些创新尝试和独特护理方法，要详细具体介绍。

● 护理措施及效果评价：根据各种麻醉方法制定的麻醉苏醒期常规护理与专科特殊护理、心理护理等计划，记录护理措施实施后的效果。

（3）查房案例的选择：针对患者护理中的难点、疑点进行的专科护理查房，患者的选择，可以是一种或多种情况，如患者采取了常规的护理措施效果不好、新出现的护理问题尚无成功经验等患者都可以作为查房对象。

（4）查房准备：要求护理管理者具有对病例选择确定的准确性、及时性，查房者应具有敏锐的观察能力、判断能力、学识水平、指导能力，要求责任护士具有发现问题和提出问题的能力等，因此各级参与护士均应在充分准备的基础上，参加护理个案查房。

（5）查房程序

● 查房目标：通过查房，对个案患者出现的护理疑难问题的提出、讨论、修正，达到完善护理措施，及时有效地保证患者的护理安全及质量的目标。通过查房可检验和提高查房者及护士知识深度及独立思考能力，了解该疾病研究的新进展及围绕疾病治疗所开展的新技术、新方法。

● 护理评估：进一步了解病情、检验检查结果、手术及麻醉状况。围绕查房目的进行护理体查，通过体查发现重要体征，分析其临床意义，判断其护理问题是否确切，护理措施是否正确、有效，并提出患者的护理问题及护理难点。

● 查房内容及要点：由责任护士报告患者的基本情况、简要病史、护理诊断、护理措施、效果及现存的护理难点和健康问题；主持人对进行补充询问和护理查体，评价责任护士对患者实施的护理措施是否正确有效；就患者的护理问题及护理难点，参加查房人展开讨论；主持人要抓住患者的病情观察要点和护理复杂疑难问题解决的方法进行示范和讲解。

● 讨论、评价和指导：针对责任护士提出该个案患者的护理复杂疑难问题；结合病例与理论知识，参与查房者展开讨论，评价责任护士对患者的护理诊断是否正确；护理问题是否确切；护理措施是否有效；针对护理疑点和难点讨论出切实有效的护理措施。最后，护士长总结点评，在肯定护理效果的同时，提出需要注意和纠正的问题，并预见性提出护理意见及创新护理方法。

4.护理行政查房　主要是针对科室护理质量监督监控中发现的不足，由护理部主任、科护士长组成核心小组，相关科室护士长、护理专家等共同参加的护理查房。其目的在于从实践中培养护士长的科学思维和管理能力，切实巩固和提高护理工作质量。通过参加人员的共同分享、归纳、总结，发现问题，确定问题，提出解决问题的对策，提高护理质量和护理管理水平。

二、临床授课制度与管理

（一）授课要求

根据授课目的、对象，确定授课内容，制作授课教案。教案的内容包括授课的教学目的、知识重点、知识难点等，做到目的明确，难点突出。根据临床情况、麻醉学及麻醉护理进展，不断更新知识与观念。授课老师应具备多媒体使用能力，并掌握制作技巧。

教学老师通过各种方法、各种方式，在课堂中把握主干，层层深入，最后实现教学目标。每次课程目标的调整，对课程的教学大纲、教学计划的贯彻与实施，对课程教学的开展、课程目标的明确、教学模式的确定、课堂行为的规范等都有着很大的指导意义。

（二）授课频次

根据业务学习周计划、月计划、年度计划进行安排，实习生／见习生每周一次查房、科室小讲课一次。进修生与专科培训学员查房每周一次、小讲课一次。每月固定时间安排临床老师为集体进行授课。

（三）授课方法

1. 首先要学会并掌握护理教育中的基本教学方式，包括以问题为中心教学方式（PBL）、讲授式教育方法（LBL）、翻转教学方式、小组讨论式教学法、模拟情景为基础的学习（SBL）教学，根据授课内容，恰当使用护理教学基本方法。

2. 麻醉护理学是一个应用技术类专业，有着更高的专业性，更加复杂的技能操作以及更多的技术含量。网络教学充分利用互联网资源，为学生提供个性化的学习，促进学生人格和创造力的提高，实现了教育资源的共享，创造了一个优良的网络学习环境。

3. 充分发挥使用网络辅助教学，利用网络课堂、情景模拟、翻转课堂等教学形式，充分调动学习热情，参与其中，提高教学效果，打造线上＋线下的混合式教学。

（四）授课记录

麻醉护理专业临床理论授课、专科操作培训需登记备案，包括科室教学老师、科室学生的讲课记录表，登记授课老师／学生、授课内容和时间，参加授课者须签字确认。所有授课登记表应归档文件夹及该科室的相关网络电子平台等，并妥善保存。

（五）授课评价

1. 进行临床教学时由课程组人员承担内容把关工作，对主讲人的教学内容、结构、技巧、风范等方面提供宝贵意见和建议，由主讲人针对给出的建议进行修正，以提升教学效果。

2. 临床授课结束后，教学组负责发放调查问卷（纸质或电子），调查授课对象对课程及老师的满意度，征集意见建议，及时反馈授课老师和作为后续授课者的参考。

（六）授课比赛

为进一步提升护理人员的教学能力，培养具有创新思维、精湛技能和职业素养的麻醉专业护理人才，进一步推进麻醉护理队伍建设，彰显麻醉护理师资教学风采，搭建教学交流平台。

授课比赛是提高麻醉护士队伍课堂学习氛围、提升授课能力的有效措施，增强临床教学管理人员的备课能力，活跃课堂形式，同时也激发了教学课堂成员的主动性，提升了整个教学课堂质量。通过设立比赛形式辅以适当的激励机制，是促进教学工作的有效手段。为患者提供更加优质高效的护理服务，全面提高麻醉护理队伍的教学质量和综合能力。临床授课评分标准详见表 2-7-1。

表 2-7-1　临床授课评分标准

评分指标	评分标准
教学内容	1. 选题基于麻醉护理实践，突出麻醉护理教学目标，体现知识、能力和态度要求
	2. 符合教学大纲，理论联系实际，紧密结合临床，注重临床思维，渗透专业思想
	3. 内容深入贯彻学科发展前景、立足于临床实践、着眼于未来、根据研究新成果，激发学生创新思维
教学能力	1. 以学为主体，教为主导、启发学思结合教育理念
	2. 恰当运用有效的教学手段和教学用具
	3. 教学设计方案体现完整，教学结构设计合理，教学过程设计有序
教学方法	1. 运用灵活多样的教学方法。采用参与式与启发教育方法，引导学生科学性思维的方法，活跃学员的思路，启发学生的灵感
	2. 善于设情景方式，培养学生独立思维和解决问题的能力
教学特色	1. 熟练、有效地运用多媒体，立足于临床实践
	2. 培养独立思考能力、提升创新思维

三、临床教学职责与管理

（一）麻醉科临床护理教学负责人职责与管理

1. 协助护士长做好教学管理工作，重点负责科室临床护理教学工作的管理和实施。

2. 负责制订和实施麻醉护理各类学生的实习计划。组织并参加各种教学活动，如小讲课、操作示范、病例讨论、教学查房、临床教学、阶段考核、出科考试及总结评价等。

3. 针对不同层次护理学生，协助护士长安排有临床教学资格的护士进行教学，并检查教学计划的实施，及时给予评价和反馈。

4. 关心学生的心理及专业发展，帮助学生尽早适应麻醉科环境及工作流程，及时发现实习中的问题并给予帮助与反馈。

5. 负责麻醉护理各类学生的管理。督促、指导学生严格执行各项规章制度和技术操作规程，严防差错事故发生。

6. 负责麻醉护理教学老师的培训，与护士长一起定期对教学老师进行考核。

（二）麻醉科教学老师的职责与管理

1. 临床教学老师应热爱护理专业，热爱教学工作，保证教学目标的实施，严格要求，严格训练，搜集整理每周进行测评及反馈，检查学生的工作完成情况及心理问题及时指导并改正，负责学生的出科考试及技能考核。

2. 做到每个学生的教学老师相对固定，每人每班专人负责教学，责任明确。掌握学生的工作作风、业务能力、服务态度、劳动纪律及规章制度执行情况，及时向护士长反馈，实事求是写出评语，评定等次，记录临床实践手册。

3. 按教学目标要求，通过看、听、做，指导学生临床实践，在实践中做到理论联系实际培养学生分析问题、解决问题的独立工作能力。

4. 做学生的良师益友，听取学生的意见和要求，总结教学质量和临床实践效果，不断提升教学水平。

（三）麻醉科护理临床带教管理

1. 制定不同类别护理学生的学习目标（具体目标见第 3 章）。

2. 制订与实施具体学习计划

（1）根据已制定的各类护理学生的培训目标，结合麻醉科业务、疾病等特点，制订具体学习计划。

（2）对每一批学生进行入科教育，要详细介绍医院和麻醉科的规章制度和工作特点及要求。帮助熟悉环境，特别要强调"三查八对""身份核对"等重要规章制度，强化安全护理意识。

（3）教学老师在教学过程中要细心、耐心，根据学生的学习能力和基础进行个性化辅导，对学生进行手把手教，并做到"放手不放眼"，杜绝护理差错事故的发生。在患者心理护理、疾病护理、宣教、操作等方面必须加强示范，通过讲解、答疑、示范，解决实习中的难点和要点，提高学生理论与实践相结合的能力。

（4）每周学生简单总结所学内容是否与计划相符，是否完成学习目标。因临床工作的特殊性，有时会提前或推后接触到规定的学习内容，可适当调整学习计划。遇到少见病例、操作或讲课时，可临时集中学生共同学习。

（5）根据学习目标与计划，教学老师可随时进行小讲课，时间、形式无特殊要求。教学老师每周应进行一次 1 学时的讲课，须提前备课，认真讲授。

（四）教学反馈与总结

每个月及临床实践结束前，组织学生进行反馈。听取对教学内容、形式、教学老师等方面的意见、建议。对于共性问题，教学老师共同讨论、总结，制定整改措施。个性问题，单独沟通，适当调整。通过不断的整改，从而促进教学水平与教学效果的提升。

（罗建伟 曾梅菇）

第 3 章
麻醉护理各类学生的临床教学与培训方案

对于不同层次的护理学生采取分层次、分项目及分阶段的临床教学管理，能充分体现不同护理学生的特点，针对各类学生采取灵活多样的教学活动及组织形式，提高护理教学质量。使学生能运用本专业所学的理论知识和临床操作技能结合实际，解决护理工作中的实际问题。通过教学培训，培养学生的思维能力、分析能力和动手能力，使学生成为一名具有良好职业素质和德智体能全面发展的高级护理人才。

第一节　见习生麻醉护理临床教学方案

临床护理见习生对医院充满着神圣的向往，对自己即将从事的职业有一种强烈的探知欲望。她们精力充沛，思想活跃，希望自己能够对护理工作有所了解，为以后工作做好铺垫。在临床护理工作中，完整的病史采集、体格检查、病情观察及如何有针对性地实施有效护理措施等技能是一个护士的基本素质，也是学生综合能力培养的重要内容。

一、教学目标与计划

（一）目标

见习生教学目标是了解麻醉护理工作的范围、手术患者麻醉苏醒期的护理、常用麻醉方式及麻醉相关物品、药品。

（二）见习时间

根据学生所在学院的大纲要求安排，同时结合护理部安排时间。麻醉科一般见习时间为 1 周，由教学组长负责全程教学。

1. 集中理论授课一般 0.5d。

2. 麻醉科物资管理教学一般 0.5d。

3. PACU 教学 2d（在 PACU 分组学习并在麻醉护理教学老师指导下做好病例讨论的准备）。

4. 麻醉科其他工作区域带教 1d。

5. 麻醉科常用仪器设备讲解一般 0.5d。

6. 病例讨论 0.5d。

（三）教学内容

按照见习生教学计划安排见习课程，以集中理论授课和分组式教学方式进行。在理论授课过程中增加新知识、新技术和一些新仪器设备的介绍，这些必然与陈旧的教科书上有所不同。随着这些新知识、新技能的普及，要求见习过程中对这些新技术有最基本的了解，以适应以后的临床护理工作，让见习生认识到学习的重要性和迫切性。在灵活运用理论知识解决实际问题的过程中，提高见习生对以后工作的兴趣，继而提高专业水平。

1. 集中理论授课带教内容如下

（1）麻醉科护理工作流程、科室规章制度、护理排班管理。

（2）PACU 的相关知识，包括环境、床位设置及其作用、收治范围、麻醉苏醒期患者的护理、患者出室指征、患者安全转运、患者躁动处理以及心搏呼吸骤停的应急处理。

（3）麻醉科常用仪器设备的使用讲解。

2. 分组式教学的内容

（1）参观麻醉库房，了解麻醉物资管理流程，麻醉科药品管理及使用原则，麻醉科耗材的进、销、存以及耗材供应链管理系统（供应链管理中 3 个服务 Supply、Processing、Distribution 的缩写，简称 SPD）知识。

（2）手术间参观麻醉操作技术，了解常用麻醉方式及各种气管导管的应用。

（3）PACU 见习，参与 PACU 患者转入与转出护理，了解气管导管拔管指征、转出标准等，了解患者在 PACU 期间的护理。

（4）见习生需在麻醉护理教学老师的监督、指导下接触患者，查阅患者的有关病例资料，需维护患者的私隐，不能对患者实施具体的护理操作。

3. 病例讨论　在老师指引下分配任务，深入患者床边，对患者进行病情观察和有效的沟通，理论结合实践，培养学生自主学习的能力，提出患者当前存在的护理问题，并根据书本知识制定对应的护理措施，老师再进行分析，并指导学生正确地提出护理诊断及护理措施，传授基本护理知识给学生，要求学生对照自己所学的理论知识提出疑问，对其所提出的问题作出解答。通过病例讨论的教学过程，不仅教给学生相关的理论、具体的问诊方法，更应该注意培养学生获取知识和运用知识的能力。

（四）业务培养要求

1. 巩固麻醉护理理论知识，加强理论与实践相结合，学习应用护理程序的科学方法分析、发现和解决临床实践的问题。

2. 了解临床基础护理、麻醉专科护理和基本护理操作技能。

☆ ☆ ◇ ◇

3. 熟悉护理评估、护理体查、健康教育等技能，为患者实施心身整体护理。

4. 初步具备对临床常见病、多发病及危重患者的观察和应急处理能力。

5. 具备一定的人际沟通能力与咨询技巧。

二、教学实施方法和评价方法

（一）具体教学时间与教学内容安排

麻醉护理临床见习，教学一般为培训麻醉基础知识，让学生对麻醉护理有初步了解，是理论联系实际，巩固专业知识的启蒙阶段。

1. 第 1 天　入科介绍及集中理论授课。

（1）由教学组长带领学生进入更衣室，示范与讲解手术室区域内的规范着装，同时检查每位学生的着装是否符合要求。

（2）进入麻醉科，介绍麻醉科布局与工作区域。

（3）集中理论授课，使学生对麻醉科护理工作环境和各岗位的职责有全面的了解。

（4）麻醉科物资管理。

● 药品管理制度及使用原则。

● 药品的领用、发放、回收、核查等相关流程。

● 给学生讲解药品的分类，让学生了解麻醉药品、精神药品、药品类易制毒化学品、非管制类药品的管理。

● 了解手术间内存放的麻醉物品管理。

● 了解麻醉耗材管理。

2. 第 2 天　进入手术间见习临床麻醉护理配合。

（1）了解各种麻醉方式的药品及物品准备。

（2）了解各种麻醉方式的实施及麻醉中监测技术。

● 全身麻醉的诱导、气管插管技术。

● 椎管内麻醉的体位摆放要求、椎管内麻醉技术、麻醉平面的评估方法。

● 神经及神经丛阻滞麻醉技术。

3. 第 3 天　PACU 见习。

（1）集中现场讲解患者麻醉苏醒期间的护理：PACU 患者的交接、生命体征的观察与监护、各项监测项目监护的意义及正常值、拔除气管导管指征的评估、气管导管内吸痰护理、麻醉常见并发症的观察与护理、气道开放技术、面罩/鼻导管吸氧法、正确执行医嘱、麻醉苏醒评分方法以及出 PACU 指征评估等。

（2）分组在老师指导下做好患者麻醉苏醒期间的护理。

（3）见习期间不能做技术性操作，严格遵守各项技术操作规范，须经老师同意并在指导下执行操作。

（4）在老师指导下做好病例讨论的准备工作。

4. 第4天　麻醉科其他护理工作区域的教学。

（1）麻醉后访视：跟随老师见习麻醉后访视，了解访视的要点。

（2）麻醉门诊：了解麻醉门诊护理工作流程，熟悉与患者的沟通技巧。

（3）了解无痛诊疗技术的麻醉护理配合。

5. 第5天

（1）上午：麻醉科常用仪器设备相关知识的讲解。

● 麻醉科常用仪器设备使用的讲解，由麻醉科设备工程师讲解。

● 麻醉科常用仪器设备的清洁消毒，由麻醉科感控护士讲解，并带学生实操麻醉机、呼吸机的清洁消毒。

（2）下午：病例讨论，总结。

（二）教学评价

了解学生的见习效果，对科室的教学计划安排、教学方法以及麻醉护理教学老师进行评价（学生座谈），了解在临床见习教学工作中存在的问题。根据存在问题改进及完善护理临床教学工作，提高教学质量。

评价项目：

（1）病例讨论。

（2）师生座谈会：根据座谈会内容做好记录，座谈会记录内容见表3-1-1。

表3-1-1　麻醉科护理师生座谈会记录表

麻醉科护理师生座谈会记录表	
时间：	地点：
主持：	
参加人员签名：	
座谈与沟通的目的：	
内容：	
总结：	
效果评价与分析：	
座谈会照片：	

（许立倩　单美娟　於文婷）

第二节　实习生麻醉护理临床教学方案

临床（毕业）实习是护理学专业培养的重要组成部分，是理论联系实际，巩固专业知识和提高操作能力的重要教学阶段。通过实习，使学生将所学的护理理论、护理知识、护理技能运用于临床，在实际中得到巩固和提高，提高综合素质，培养良好的护理职业道德和工作作风，满足第一任职需要。

一、教学目标与计划

（一）目标

以实习大纲为依据，要求学生通过 4 周实习熟悉麻醉科护理工作要点，熟悉麻醉物品、药品、耗材、仪器设备的使用及管理，熟悉麻醉苏醒期患者的护理、术后疼痛护理；了解各种麻醉方式的护理配合及麻醉门诊和疼痛诊疗的护理配合等。

1. 通过临床实习，进一步培养学生良好的护理职业情感，理解"以人为本""以人的健康为中心"的护理新理念，树立"以患者为中心"的护理服务意识，能应用护理理论及相关知识，能通过护理程序解决患者的围手术期护理问题，并能为患者提供全面的护理服务。

2. 进一步巩固和加深麻醉和麻醉护理相关的理论知识，掌握常见手术患者术前诊断和手术名称的基本理论、基本知识和基本技能，同时掌握常见麻醉方式的麻醉护理配合，掌握 PACU 患者的整体护理，掌握无痛诊疗技术的麻醉方式及麻醉护理配合等。

3. 培养学生分析问题、解决问题的能力和评判性思维，能应用科学研究方法，探讨护理专业问题。

4. 培养学生健康教育、护理科研、临床教学和护理管理能力。

5. 强化专业学习能力及继续探索和发展的能力。

（二）教学计划内容

1. 熟悉麻醉护理的护理常规及护理特点、护理的管理方法、规章制度及工作流程。

2. 熟悉麻醉科的布局特点及各工作区域的不同工作流程。

3. 熟悉麻醉科常见仪器设备和医疗设施。

4. 了解麻醉物资的管理（包括请领、摆放、补充、发放、回收、清点）以及麻醉物品的消毒灭菌方式，特别是喉镜、纤维支气管镜、硬质支气管镜、简易呼吸器、麻醉机及呼吸机消毒处理。

5. 熟悉麻醉科常用的监护仪器设备、抢救器材及困难气道用具的使用与保管；了解各系统监测项目、意义、操作步骤及护理措施；了解血流动力学的监测护理配合。

6. 熟悉麻醉科常用药品的名称、剂量、剂型、使用原则、使用方法及其注意事项与主要副作用的观察和预防，正确快速执行各类抢救医嘱；镇痛泵内药品的配制方案。

7. 了解各种麻醉方式及各种监测技术的护理配合。

8. 了解 PACU 患者的入室与手术室护士交接、出室与病房护士交接、患者苏醒期间的生命体征观察及患者的护理；熟悉麻醉并发症及手术并发症的观察要点及处理原则，制订护理计划，掌握护理实施要点。掌握对各科手术麻醉后苏醒期间实施的护理措施。

9. 了解术后疼痛的相关知识及麻醉后访视要点；熟悉镇痛泵的种类、配制方式及电子镇痛泵的调试。

10. 了解麻醉门诊和无痛诊疗技术的护理配合要点。

（三）实习掌握和熟悉的操作项目

1. 掌握护理基本操作项目 各种铺床法、卧床患者更换床单法、晨晚间护理、出入院护理、生命体征的测量和记录、冷热疗法、口服给药法、雾化吸入法、各种注射法、静脉输液法、成分输血、常用过敏试验法、膀胱冲洗术、灌肠法、肛管排气法、中心吸氧法、中心吸痰法、口腔护理、床上洗头、床上擦浴、压疮的预防和护理、导尿术、鼻饲法、尸体料理。

2. 熟悉麻醉科护理实习操作项目

（1）心电监护仪、心排监测仪的操作使用。

（2）麻醉机、呼吸机、除颤仪等生命支持设备的使用。

（3）输液泵、靶控泵、注射泵、镇痛泵的应用。

（4）简易呼吸器、口 / 鼻咽通气道的使用。

（5）患者转入 / 患者提出的交接、中心吸痰法、气管插管拔除术、面罩和鼻导管吸氧法、气道开放技术、面罩辅助通气技术等操作。

（6）协助麻醉医生做好外周静 / 动脉穿刺或置管、有创动脉压监测、心排血量监测、中心静脉压监测、呼气末二氧化碳监测等技术的护理配合。

（7）各类引流管的护理及意外脱管后的应急处理流程。

（8）术后疼痛护理（镇痛泵的配制与术后疼痛随访）。

（四）实习计划时间

1. 实习时间 实习总时间为 42 周，具体科室分配时间由学生所在学院和护理部安排，普通院校实习生麻醉科实习一般 4 周，麻醉护理专业实习生一般为 8～12 周。

2. 实习项目（科室）及时间分配 在实习早期根据麻醉护理专科特点，学习麻醉物品、药品的管理，将学到的麻醉物品、药品的使用知识运用到为患者实施护理中；实习中期以巩固麻醉护理专科基础知识、专业基础技能，培养临床护理能力、观察能力、思维能力为主;实习后期以培养独立工作能力、管理能力、科研能力为主。毕业论文的撰写穿插于实习过程中完成。

（五）实习期间教学方法

1. 在麻醉护理教学老师指导下，进行各项护理操作，参与患者的抢救及健康指导。

2. 跟随老师值班，学习各类疾病手术后麻醉苏醒期护理，书写 DACU 记录、转入及转出的记录，查阅患者的麻醉记录、麻醉小结。

3. 让学生参加各种形式的护理查房及疑难病例讨论，与老师一起参加医疗查房。实习后期安排学生组织典型病例的护理查房 1 次。实习完毕上交护理教学查房记录 1 份，麻醉护理专科实习生每月上交护理教学查房记录 1 份。

4. 参与医院、片区及科室组织的各种业务学习、护理工作讨论会、交班会。实习后期，安排每名本科生小讲课 1 次。实习完毕上交授课教案 1 份。

5. 在老师指导下，围绕基础护理、麻醉护理专科、危重症患者护理、全身麻醉（全麻）清醒后患者的心理护理、健康教育、护理管理、护理教育等领域拟出毕业论文选题，并进行科研设计、资料收集与整理，统计分析，按实习医院《毕业论文撰写规范》完成论文撰写。

（六）教学要求

1. 对学生要求

（1）进入麻醉科实习前，认真复习相关的理论知识。

（2）实习期间，每周完成实习小结与周记各 1 篇。

（3）独立完成麻醉护理相关记录文书的书写。

2. 对麻醉护理教学老师要求

（1）加强理论知识的学习，规范护理临床教学。

（2）为提高学生学习积极性，教学形式采取多样化。

（3）采用多媒体、示教、提问式、导向式等多形式教学。

（4）热爱教学工作，耐心细致讲解，爱护学生，关心学生工作和生活，关注学生的心理动态。

二、教学实施方法和评价方法

（一）具体教学时间与教学内容安排

麻醉护理临床教学分为三个阶段，即麻醉基础培训期、专科护理技能训练期、临床实践期，见表 3-2-1 ～表 3-2-4。

1. 第 1 周　麻醉基础培训期与技能训练期。

（1）目标：使学生对进入实习的工作环境和各岗位的职责有全面的了解，掌握基本操作技能。

（2）周计划

● 手术室的着装及环境介绍：入室正确着装的要求、手术室内工作区域的分类、生活区的分类等。

● 麻醉科的环境介绍：麻醉科的各工作区域，麻醉库房、麻醉准备间、PACU 的布局及配套设施、无痛内镜苏醒区的布局与配套设施、麻醉门诊等工作区域的介绍。

● 麻醉科规章制度：麻醉科的规章制度及护理管理制度，劳动纪律、岗位职责及具体各班工作职责。

● 麻醉科物资管理：麻醉物资管理护士（总务护士）的各班工作职责及工作流程，药品管理、耗材管理。

● 麻醉科医疗设备使用后的清洁消毒。

● 术后疼痛护理（镇痛泵的配置与术后疼痛访视）。

● 麻醉仪器设备的使用及管理。

● 麻醉苏醒期护理：患者转入/患者转出的病情十知道交接、中心吸痰法、气管导管拔除术、气道开放技术、面罩/鼻导管吸氧法、安全给药法、正确执行医嘱。

（3）实施：第一步，老师操作示范，边做边讲；第二步，学生与老师一起做；第三步，学生做，老师指导（反复练习）。

（4）检查：在日常工作中考查学生对知识与技能的掌握程度。

（5）结果：是否可以进入下一阶段的实习计划。

（6）专科理论教学

● 麻醉科常用药品的名称、剂量、剂型、药理作用、药物配伍禁忌。

● 麻醉科耗材的名称、型号、用途及清洁消毒灭菌方法。

● 麻醉仪器设备的使用、常用监测项目和技术。

● 中心吸痰法、气管导管拔除术、气道开放技术、面罩和鼻导管吸氧法等。

● 安全给药。

● 气管导管拔管指征、PACU 转出指征、Steward（全麻苏醒）评分、疼痛评分。

2. 第 2 周　技能训练期与临床实践期

（1）目标：使学生了解麻醉护理不同岗位的工作流程，不同药品、物品的管理与使用，麻醉护理专科操作技术。

（2）周计划

● 熟悉麻醉物资的请领、摆放、补充、发放、回收、清点等流程，回收物品的清洁消毒及整理归位，按照五常法管理。

● 熟悉麻醉仪器设备使用后的清洁消毒方法以及麻醉机、呼吸机、消毒机的使用，消毒方法的原理及监测方式。

● 了解手术间麻醉物品的管理。

● 了解PACU患者在麻醉苏醒期间的护理：患者交接、病情观察、生命体征监测及记录、医嘱的正确执行、患者体温监测与保护、患者安全护理、气管导管拔管指征的评估、患者出室指征的判断以及患者的安全转运等。

● 了解患者在麻醉苏醒期麻醉并发症与手术并发症的观察及护理。

● 熟悉护理技术操作：中心吸痰法、静脉给药、静脉输液、鼻导管吸氧和面罩通气、气道开放技术等。

● 熟悉PACU患者的查对制度：患者身份的核查、正确执行口头医嘱、药品的正确查对、静脉输液（输血）的查对、患者镇痛泵的查对等。

● 患者术后疼痛护理：术后疼痛评估及护理方法，镇痛泵的配置及术后疼痛访视。

● 了解各种麻醉方式的护理配合要点：麻醉前物品的准备、麻醉体位的摆放、常用麻醉药品的配制及给药方法、各种麻醉技术的护理配合、术中生命体征的监测及记录、术后患者的安全转运及术后物品的整理等。

（3）实施：相对固定的麻醉护理教学老师，老师要边操作边讲解，或者学生在老师的指导下完成护理操作。

（4）检查：教学组长抽考学生的操作，向老师了解学生掌握的情况，与学生沟通交流。

（5）结果：对个别未完成计划的学生，可多提供操作机会；如多数学生没完成计划，可延长第2周实习时间。

（6）专科理论教学

● 麻醉科常用物品、药品、耗材的使用及管理。

● 麻醉科常用药品的药名、剂量、剂型及使用方法。

● PACU患者的护理常规。

3. 第3周 临床实践期

（1）目标：麻醉物品、药品和耗材的发放及管理；PACU患者的护理。

（2）周计划：在前2周的基础上继续完成和加强第2周的培训计划。

（3）实施：老师带学生一起操作；学生跟随老师参加PACU患者转入和转出的交接、麻醉苏醒期间护理和患者的安全转运。

（4）检查：查看学生对麻醉物品、药品和耗材的摆放及有效期的检查是否合格。

（5）结果：教学期间发现问题，及时调整教学计划。

（6）专科理论教学：麻醉机、呼吸机、心电监护仪、除颤仪、呼吸湿化治疗仪、推注泵的使用及维护。

4. 第4周 临床实践期

（1）目标：专科护理技能考核，巩固麻醉护理专科知识。

（2）周计划：专科护理技能考核和理论考核。

（3）实施：教学组成员根据学生实习期间掌握面的不同和学生的要求，查缺补漏，再次安排重温实习知识。

（4）检查：总结工作中易出现的问题。

（5）结果：加强工作中专科护理技能训练和教学。

（二）教学实施

人员安排：护士长负责指导、安排教学工作；教学组长负责制订教学计划及计划的实施；麻醉护理教学老师负责临床带教。

1. 熟悉环境，集中学习各项规章制度，操作训练。

2. 具体在麻醉护理教学老师的指导下完成临床实习。

3. 每周集中授课 1 次（多媒体教学），加强和巩固理论知识。

4. 每周总结实习体会，反馈实习信息，及时更正临床教学不足。

（三）教学评价

了解学生实习效果，对科室的教学计划安排、教学方法以及老师进行评价（学生座谈），了解临床教学工作中存在的问题。根据存在问题进行改进及完善护理临床教学工作，提高教学质量。

评价项目

（1）全身麻醉手术患者苏醒期间评估（入科第 3 周）。

（2）操作考核：麻醉护理专科操作抽考一项；基础护理一项（出科前 1 周）。

（3）护理查房。

（4）阶段性总结（每月 1 次）。

（5）出科总结（发放意见反馈表）。

（6）师生座谈会：根据座谈会内容做好记录，座谈会记录表见表 3-2-2。

表 3-2-1　麻醉科实习护士教学临床路径

教学内容	掌握程度	教学老师	备注
（一）入科教育			
手术室环境、麻醉科环境介绍（限制区、非限制区、手术间和 PACU、麻醉准备间等区域布局）	熟悉	集中培训	第一天
规章制度（查对制度、交接班制度、口头医嘱执行制度、PACU 患者转入及转出制度、消毒隔离制度等）	熟悉		
填写入科须知	掌握		
实习教学计划（学习内容、布置护理个案、讲课、查房及考试、发测评表）	掌握		
专科护理操作示范及训练（中心吸痰法、简易呼吸器使用）	掌握		第二天

☆ ☆ ☆ ☆

续表

教学内容	掌握程度	教学老师	备注
（二）一对一带教提高阶段（3～7d）			
各岗位工作流程及工作职责（PACU 各班工作流程、门诊无痛诊疗技术工作流程、库房各班工作职责等）	掌握	教学老师	
基础护理操作示范及训练（中心吸氧操作）	掌握		
专科护理操作示范及训练（除颤仪操作、患者交接、配置镇痛泵）	掌握		
恢复患者的评估，麻醉前患者评估，术后访视	掌握		
专科用药相关知识介绍（麻醉药品及一类精神药品、易制毒化学品、二类精神药品、肌松药品、全身静脉药等注意事项）	掌握		
POCT 检验结果分析与判断（血气分析、血栓弹力图结果、ACT 结果等检验结果的正常范围及意义）	了解		
常见专科仪器设备使用方法（麻醉机、呼吸机、心电监护仪、脑电监测、脑氧监测等）	掌握		
专科护理知识讲座（①PACU 患者护理；②麻醉科设备清洁消毒；③麻醉机、呼吸机使用；④麻醉科药品的管理。每次上课前提问前一次小课的内容）	掌握	教学老师	小课 15：30～16：00
（8～21d）			
常见麻醉方式配合要点；PACU 患者护理要点；无痛诊疗患者麻醉护理要点	掌握	教学老师	第二周星期二小课； 第三周星期二阶段总结
各种麻醉方式的护理常规，各手术专科术后护理常规	掌握		
PACU 记录书写、麻醉记录书写	了解		
（三）总结阶段（22～28d）			
组织护士专科护理查房、讲小课、考操作、个案分享	掌握	教学组长 护士长	出科前 2d 交鉴定手册
理论考试			
出科鉴定			
综合评价（学生学习情况、老师教学管理、合理化建议）			

☆☆☆☆

表 3-2-2 实习生综合技能考核评分表

学校_____姓名_____编号_____考核时间_____

项目	考核要求	评分等级	扣分说明
入院评估 10 分	1. 资料收集内容完整 2. 测量生命体征 3. 入院评估表填写准确、无错漏、卷面整洁	A：8～10 分 B：5～7 分 C：1～4 分	
健康教育及 护理措施 15 分	1. 结合病情，为患者做健康宣教 2. 结合病情，按主次提出三个主要护理问题，制订出相应的护理措施 3. 结合患者心理问题，做好心理护理	A：12～15 分 B：8～11 分 C：1～7 分	
操作技能 60 分	1. 考核基础护理技术和专科技术 2. 占分比例：基础护理技术 30%，专科护理技术 30% 3. 评分标准见附表	基础护理技术 折实得分 专科护理技术 折实得分	
应变能 力及其 他 10 分	1. 在病情观察、护理过程中对患者及监考老师提出问题的应变能力 2. 对应急问题的处理能力 3. 整体性、计划性、条理性及组织能力 4. 人际沟通能力	A：8～10 分 B：5～7 分 C：1～4 分	
素质修养 5 分	1. 仪表、行为举止 2. 对考核的态度 3. 对患者、家属及老师的态度 4. 语言亲切、通俗易懂	A：4～5 分 B：2～3 分 C：0～1 分	
总得分			

表 3-2-3 麻醉科实习生第 1 周信息反馈表

毕业院校	学历学制	姓名	性别
1. 进入麻醉科时的心情怎样 A. 恐惧、紧张　　　　　B. 神秘、好奇　　　　　C. 平静　　　　　D. 兴奋 E. 向往、期待　　　　　F. 厌恶			
2. 经过 1 周的训练后，心态的改变 A. 恐惧感消失　　　　　B. 神秘感消失　　　　　C. 希望尽快进入角色 D. 喜欢　　　　　　　　E. 向往　　　　　　　　F. 厌恶			
3. 你期待的护理临床教学老师 A. 严格、严厉　　　　　B. 态度和蔼　　　　　C. 善于沟通 D. 多示范少说教　　　　E. 多示范多说教　　　　F. 放手让学生大胆做			

☆ ☆ ☆ ☆

表 3-2-4　麻醉科实习生出科信息反馈表

毕业院校：　　　　学历学制：　　　　姓名：　　　　性别：

经过几周的训练期后，心态是否有所改变？为什么？

实习过程中，印象最深刻的事情是什么？

最满意的教学老师和不满意的教学老师是哪位？为什么？

你认为我科教学工作存在哪些不足？如何改进？

你对教学组长的工作是否满意？哪些方面有待改进？

你对我科哪项护理操作最感兴趣？

对于导向式提问和问题式提问两种模式，你更喜欢哪种？

第三节　规范化培训生麻醉护理临床教学方案

为贯彻落实国家卫计委 2016 年 1 月 22 日公布的《新入职护士培训大纲（试行）》要求，规范地开展新入职护士轮转培训工作，提高新入职护士轮转培训质量，加强新入职护士队伍的建设，提高临床培训质量，提升护理服务能力，满足群众健康需求。同时《大纲》要求各医疗机构高度重视新入职护士的培训工作，建立新入职护士培训制度，做好培训方案，认真组织好培训工作，以保证培训效果。《新入职护士培训大纲》可以看作是《护士条例》的配套和细化，本培训大纲是按照《新入职护士培训大纲》制定。

一、教学目标与计划

（一）培训目标

规范化培训的目的就是希望新入职护士能够将学校阶段学习的理论知识与有限实习体验转化为实际的临床工作能力，完善护士毕业后教育，促进学校教育与临床护理的有效衔接，培养护士的临床思维模式，丰富专业知识，提高护士为患者实施基本医疗、护理照顾的能力，同时也把素质教育和能力培训并为一体，使新入职护士能够掌握从事临床护理工作的基础理论、基本知识和基本技能；具备良好的职业道德素养、沟通交流能力、应急处理能力和落实责任制整体护理所需的专业照顾等护理服务能力;增强人文关怀和责任意识,能够独立、规范地为患者提供护理服务,也就是做一个注册护士的基本胜任力,形成一个终身学习、终身实践的良好习惯,为护士的职业发展奠定基础。

(二)培训对象

护理专业院校毕业后进入医院从事临床护理岗位工作的新护士。

(三)培训时间和方式

1.岗前培训(三基三严)2周,医院护理部组织统一培训。

2.岗位培训(临床实践)24个月,含手术科室、非手术科室、急诊、ICU等重症科室、手术室等,由护理部制订轮转计划。

(四)培训架构

护士规范化培训方案分为2年四个阶段逐步推进,包括基础培训和专业培训,规范化培训期间护士人事关系隶属护理部,见表3-3-1。

表3-3-1　护士规范化培训方案

时间	培训阶段	培训方式	培训方法	培训时间
第一年	基础培训(岗前培训)	理论知识培训+临床实践能力培训	课堂讲授 小组讨论 临床查房 操作示教 个案护理 PBL/CBL	2周
	第一阶段(第1~6个月)专业培训(轮转培训)	理论知识培训+临床实践能力培训		6个月
	第二阶段(第7~12个月)专业培训(轮转培训)	理论知识培训+临床实践能力培训		6个月
第二年	第三阶段(第13~18个月)专业培训(轮转培训)	理论知识培训+临床实践能力培训		6个月
	第四阶段(第19~24个月)专业培训(轮转培训)	理论知识培训+临床实践能力培训		6个月

(五)培训内容及要求

新护士培训内容包括四部分:基本理论知识、基础护理技术、急救技能和专业理论与实践能力培训。

1. *基本理论知识*　法律法规、规范标准、规章制度、安全管理、护理文书、健康教育、心理护理、沟通技巧、医学人文和职业素养。由护理部统一安排集中学习。

2. *基础护理技术*　常见护理操作培训包括手卫生、无菌技术、穿脱隔离衣技术、生命体征测量技术、中心吸痰技术、中心吸氧技术、标本采集法、物理降温法、微量血糖监测、口腔护理、雾化吸入技术、导尿技术、静脉注射技术、肌内注射技术、患者约束法、患者搬运法等。这些操作技术均属于基础护理操作技术，是护理人员日常工作中经常实施的操作，也是新入职护士从事临床护理的基本功，只有练好这些基本功，才能胜任临床护理工作。由护理部安排临床老师集中在护理示教室进行操作示范及重点讲解，培训后护理部组织统一考核。

3. 急救技能　心肺复苏技术（CPR）、除颤技术、简易呼吸囊应用等。

4. 专业理论与实践能力培训　此部分内容是新入职护士培训的重点，新入职护士要明确学习目的，指导老师要明确培训内容及方法，做好专业理论和临床实践能力的培训，这对新入职护士来说是 2 年规范化培训的重中之重。内容包括相关知识、专业知识、专科操作、健康指导等。这部分专业知识的学习是对学校理论知识的巩固和更新，学习内容更为详细，必须通过与临床实践相结合才能加深理解和认识。

（六）组织管理

1. 建立培训导师制　科室根据指导老师准入标准做好培训导师的评估，符合资质的导师填写导师准入申请表，护士长和教学组长一起考核操作和理论，考核情况上报护理部审核，护理部审核后对于符合导师资格的给予准入。每 3 年护理部与科室再次审核培训导师资格。

2. 导师资格　从事专科工作 5 年以上，护理大专以上学历，均在护理部教学老师准入审核备案。符合导师准入标准，具有丰富教学经验和较强教学能力的 N3 级及其以上层级护士。

3. 导师的基本素质

（1）思想素质：临床护理教学老师不仅是临床护理知识的传播者，也是思想灵魂的塑造者，要求导师政治立场坚定、实事求是。树立为人民服务，救死扶伤的理念。

（2）人文素质

● 热爱护理事业。

● 具备高尚的医德和师德。

● 爱护和理解学生及临床护士。

● 仪表端庄、举止得体。

（3）专业素质

● 扎实的理论知识。

● 标准、规范的临床操作技能。

● 带教意识及表达能力强。

● 懂得因材施教。

（4）法律意识：护士是个高风险职业，低年资护士工作经验缺乏，是发生护理风险的高危人群，因此，导师身负双重风险因素，在教学过程中严格把关，耐心讲解，正规示范，避免因操作不慎导致差错事故的发生。

（5）创新意识：导师努力提高自身的教学水平，有意识地进行相关培训，了解本专科的前沿知识、新技术和科研动态等。不断以新理论充实自己，培养创新思维，适应学科发展和社会需求。

4.导师的基本能力

（1）护理能力：具有丰富的理论知识和扎实的实践技能是临床导师最基本的素质。

（2）教学能力：对教学有足够的准备、明确教学目标和学习重点、灵活运用多变的教学方法，熟练示范护理操作技术、热爱教学工作。

（3）评价能力：提供积极正面的反馈，提出进一步改善的建议和指导；不在他人面前批评学生，委婉提出学生的错误；清楚表达对学生的期望。

（4）人际关系能力：全面关心学生情况，倾听学生的意见和感受，尊重学生并提供及时的指导、帮助、支持和鼓励。

（5）个性特征：热情、乐观、举止端庄大方、友善，并且能够很好地控制自己的情绪。

5.导师应遵循的原则

（1）尊重、珍爱学生的感情和思想，与学生相处和睦。

（2）建立舒适的、促进学习的心理和生理环境。

（3）让学生参与对自己的评估。

（4）与学生合作计划教学方法。

（5）在学习过程中，帮助学生最大化地使用过去的经验和知识用于新知识的学习中。

（6）帮助学生制定有效的教学方法以达到教学目标。

（7）帮助学生确立教学资源以达到他们的学习目标，协助制定学习活动。

（8）帮助学生实施学习策略。

（9）引导学生把握新的机会以达到自我实现。

（10）帮助学生自我考评，对其进行考评。

（七）培训方法

1.集中培训　规培新入职的护士入科后由护士长进行环境的介绍、手术室穿着要求、进出管理规范、排班原则、核心制度、麻醉科各班的职责、患者转入及转出指征、患者安全转运、麻醉药品和精神类药品管理与使用原则等方面的介绍。

2.一对一教学　规培新入职的护士由导师进行一对一的教学。熟悉各班工作职责及麻醉科工作特点，为期 1.5～2 个月，直至达到独立当班资格。实行导师负责制，负责全程指导。

☆　☆　★　☆

3. 线上培训　在线上学习医院及护理部的相关制度与文件。要求人人参与学习，并参加考核。

4. 线下培训　参加片区、科室业务学习，并做好考核工作。

5. 鼓励自学　树立护士终身学习的理念。鼓励护士通过自己努力继续进修或进行学历学习。

二、教学实施方法和评价方法

（一）培训评价

培训评价方式分为培训过程的形成性评价与轮转出科终结性评价。

1. 培训过程评价：对培训对象在接受规范化培训过程中各种表现的综合评价，引入形成性评价方法。基础培训结束后和专业培训的各专科轮转结束后的终结性评价等。培训目标设定规培护士需要掌握知识的程度，把评价等级分为了解、熟悉、掌握三个级别，依据是能够描述 70% 的知识点评为了解，能够描述 80% 的知识点评为熟悉，能够描述 90% 的知识点评为掌握。

2. 对培训对象在培训结束后实施专业评价，包括理论知识评价、临床实践能力评价。

（1）理论知识评价：主要包括法律法规、规范标准、规章制度、安全管理、护理文书、健康教育、心理护理、沟通技巧、医学人文、职业素养等基本知识和内、外、妇、儿、急诊、重症和麻醉护理等专业理论知识。一般采用统一出题、集中笔试的形式。

（2）临床实践能力评价：也就是临床实境考核，主要是检验新入职护士是否具有规范的临床操作技能和独立处理常见麻醉护理方面问题的能力。实践最后一周进行考核，考核方式如下。

● 整体护理评价：以标准化患者或个案护理形式，抽取临床常见病种跟进患者的病情及一般情况，要求护士对患者进行专业评估，包括护理评估首页、护理诊断、护理目标、提出主要的护理问题，从病情观察、协助治疗、心理护理、人文沟通及教育等方面提出有针对性的护理措施，并评估护理措施的有效性。

● 评价其中 2 项常见护理操作技术及现场提问。临床实境考核是对新入职护士专业综合能力的考核，不仅包括专业知识，也包括专业技能、职业素养等考核，而且需考核专业理论与实践相结合的程度，是否学会融会贯通。

（二）教学培训内容与评价方法（以麻醉科培训为例）第 0 ～ 6 个月

教学培训内容与评价方法（以麻醉科培训为例）第 0 ～ 6 个月见表 3-3-2。

表 3-3-2 教学培训内容与评价方法（以麻醉科培训为例）第 0～6 个月

时间	教学模块	教学内容	教学目标	教学方法	评价方法	授课老师	上课地点
第1个月	入科导航	1. 晨会欢迎新护士 2. 手术室的入室规则、管理原则及分区 3. 麻醉科的布局及管理制度 4. 麻醉护士的行为准则 5. 麻醉护士的排班制度 6. 科室联系电话、接电话礼仪及注意事项 7. 麻醉护理规培计划讲解	1. 能正确说出消防通道、消防栓、灭火器以及总电源开关的放置地点 2. 知晓手术室入室规则、管理原则及分区 3. 能够 30s 内取到所需物品以及常用药品、急救药品 4. 能正确处理医疗垃圾 5. 知晓培训计划与目标	自学 面授 现场带教 访谈	提问	护士长	手术室 示教室
	规章制度	1. 麻醉护士的岗位职责 2. 物资管理制度 3. 麻醉护士管理工作制度 4. 麻醉护理各班次工作流程	1. 知晓麻醉护理各班次工作流程 2. 能复述麻醉药品、物资的管理制度 3. 能复述 PACU 责任护士的岗位职责 4. 能复述麻醉物资总务护士岗位职责	自学 现场带教	提问	导师	示教室
	专业知识	1. 麻醉科常用麻醉方法的物品的用途及操作方法 2. 麻醉科常用的消毒灭菌方法	1. 能够复述 80% 知识点 2. 对麻醉器械与设备能选择正确的消毒灭菌方法，并能配合老师完成消毒灭菌工作	自学 讲授	提问 理论考试	总务组长	麻醉准备间

续表

时间	教学模块	教学内容	教学目标	教学方法	评价方法	授课老师	上课地点
第2个月	规章制度	1.PACU护理管理制度 2.PACU安全转运与交接制度 3.PACU转入转出标准 4.PACU查对制度	能复述80%规章制度	自学 现场带教 讲授	提问 理论考试	导师	PACU
	专业知识	1.麻醉物资的5常管理 2.术后疼痛的评估与护理 3.PACU人文关怀	1.能复述80%麻醉物资5常管理的内容 2.能复述术后疼痛的评估方法与护理措施 3.能复述PACU人文关怀的重点内容	现场带教	提问	导师	麻醉准备间
	专业技能	1.监护仪的使用操作 2.麻醉机的使用操作 3.推注泵及靶控泵的使用操作 4.心排血量监护仪及BIS（麻醉深度）监护仪的使用操作 5.血气分析仪的使用操作	能够完成麻醉科常用仪器设备的基本使用操作	现场带教	现场演示	设备工程师	手术间
第3个月	规章制度	1.PACU交接班制度 2.PACU准备与整理流程 3.PACU手卫生管理制度	能复述80%的规章制度与流程	现场带教	提问	导师	PACU
	专业知识	1.全身麻醉围手术期护理 2.硬膜外麻醉围手术期护理 3.围手术期术前禁食、禁水指导	1.能复述全身麻醉围手术期护理要点 2.能复述硬膜外麻醉围手术期护理要点 3.能复述围手术期禁食、禁水指导内容	现场带教 讲授	提问 理论考核	护士长	示教室

续表

时间	教学模块	教学内容	教学目标	教学方法	评价方法	授课老师	上课地点
第4个月	专业技能	1. 患者入 PACU 的病情交接十知道及护理查体 2. 全身麻醉拔管指征评估 3. 全身麻醉苏醒评估 4. 患者出 PACU 的评估	1. 能复述 PACU 患者病情交接十知道及护理查体流程 2. 能复述拔管指征内容 3. 能复述全身麻醉苏醒评估的方法与评估内容 4. 能复述患者转出 PACU 评估的内容	现场带教	提问 操作考核	导师	PACU
	专业知识	1. 麻醉恢复期呼吸道并发症的护理 2. 围手术期体温的监护与护理 3. PACU 患者引流管的护理 4. 腹腔镜围手术期护理	1. 能复述 90% 麻醉恢复期呼吸道并发症的护理要点 2. 能复述围手术期体温的监护与护理要点 3. 能复述 PACU 引流管的护理要点 4. 能复述腹腔镜围手术期护理要点	讲授	提问 理论考试	麻醉医生 护理组长	示教室
	专业技能	1. 人工气道的吸痰法与气管拔除技术 2. 徒手气道开放与口/鼻咽通气管置入术 3. 单人面罩辅助通气技术	1. 在老师的指导下完成有人工气道患者的吸痰与气管拔除术 2. 了解徒手气道开放与口/鼻咽通气管置入术 3. 在老师的指导下完成单人面罩辅助通气技术	现场带教	操作考核	导师	PACU
	护理查房病例分析	1. 根据特殊病种或根据某一病种围手术期的特点进行回顾性的护理查房 2. 病例分析	参与查房与病例分析能回答出老师提出的问题，能归纳出学习重点，并做好笔记	讲授 情景教学	提问	护理组长	示教室

续表

时间	教学模块	教学内容	教学目标	教学方法	评价方法	授课老师	上课地点
第5个月	专业知识	1. 手术间麻醉护理配合要点 2. 门诊麻醉配合与病情观察 3. 胸科手术麻醉恢复期的护理	1. 能复述手术间麻醉护理配合要点 2. 能复述门诊麻醉的麻醉配合与病情观察要点 3. 能复述胸科手术麻醉恢复期的护理要点	讲授	提问 理论考核	护理组长	示教室
	专业技能	1. 动脉穿刺、留取血标本及血气分析技术 2. 有创血压（ABP, CVP）监测技术 3. 经外周动脉性心排血量监测技术 4. 麻醉深度监测技术	1. 了解动脉穿刺、留取血标本及血气分析技术 2. 了解有创血压（ABP, CVP）监测技术 3. 了解经外周动脉性心排血量监测技术 4. 了解麻醉深度监测技术	现场带教	提问 现场演练	导师	PACU 手术间
	护理查房病例分析	1. 根据特殊病例或根据某一病种围手术期的特点进行回顾性的护理查房 2. 病例分析	参与查房与病例分析能回答出老师提出的问题，能归纳出学习重点，并做好笔记	讲授 情景教学	提问	护理组长	PACU 示教室

续表

时间	教学模块	教学内容	教学目标	教学方法	评价方法	授课老师	上课地点
第 6 个月	专业知识	1. 麻醉科急救护理配合要点（科内、外急救） 2. 如何解读血气分析结果 3. 解读最新版心肺复苏指南	1. 能复述麻醉科急救护理配合要点（科内、外急救） 2. 了解血气分析的意义与结果分析 3. 能复述最新版心肺复苏指南的知识要点	讲授	提问 理论考核	护理组长 麻醉医生	示教室
	专业技能	1. PACU 患者非正常人工气道脱出应急演练 2. PACU 患者发生术后大出血急救演练	能复述应急演练的流程，正确率达90%	演练	提问	护理组长	PACU
	护理查房病例分析	1. 根据特殊病例或根据某一病种围手术期的特点进行回顾性的护理查房 2. 病例分析	参与查房与病例分析能回答出老师提出的问题，能归纳出学习重点，并做好笔记	讲授 情景教学	提问	护理组长	PACU 示教室

（三）教学具体安排

教学具体安排见表 3-3-3。

表 3-3-3　教学具体安排

培训内容		目标	评价		评价时间	导师 / 护士长签名	本人签名
专科理论知识	各种麻醉的概念与方式	熟悉	了解				
			熟悉				
			掌握				
	全身麻醉围手术期麻醉相关并发症	熟悉	了解				
			熟悉				
			掌握				
专科评估	患者术前 ASA 评级	了解	了解				
			熟悉				
			掌握				
	患者转入 PACU 病情评估	掌握	了解				
			熟悉				
			掌握				
	患者转出 PACU 病情评估	掌握	了解				
			熟悉				
			掌握				
	生命体征观察与监护评估	掌握	了解				
			熟悉				
			掌握				
	肌力评估	熟悉	了解				
			熟悉				
			掌握				
	呼吸末二氧化碳评估	掌握	了解				
			熟悉				
			掌握				
	气管导管拔管指征的评估	熟悉	了解				
			熟悉				
			掌握				

☆☆☆☆

续表

培训内容		目标	评价		评价时间	导师/护士长签名	本人签名
专科技能	患者苏醒评估	熟悉	了解				
			熟悉				
			掌握				
	术后疼痛分级评估	熟悉	了解				
			熟悉				
			掌握				
	识别心电图	熟悉	了解				
			熟悉				
			掌握				
	麻醉常用监测技术	熟悉	了解				
			熟悉				
			掌握				
	呼吸末二氧化碳监测技术	熟悉	了解				
			熟悉				
			掌握				
	有创动脉压力监测技术	掌握	了解				
			熟悉				
			掌握				
	中心静脉压监测技术	掌握	了解				
			熟悉				
			掌握				
	体温监测技术	掌握	了解				
			熟悉				
			掌握				
	动脉穿刺技术	掌握	了解				
			熟悉				
			掌握				
	动脉血气标本采集及血气结果分析	掌握	了解				
			熟悉				
			掌握				

☆ ☆ ☆ ☆

续表

培训内容		目标	评价		评价时间	导师 / 护士长签名	本人签名
	开放气道技术	熟悉	了解				
			熟悉				
			掌握				
	人工辅助面罩通气技术	掌握	了解				
			熟悉				
			掌握				
	心排血量监测技术	了解	了解				
			熟悉				
			掌握				
专科护理操作	患者入 PACU 护理查体（接班）	掌握	了解				
			熟悉				
			掌握				
	患者恢复期间整体护理	掌握	了解				
			熟悉				
			掌握				
	硬膜外、蛛网膜下腔麻醉恢复期的护理	掌握	了解				
			熟悉				
			掌握				
	神经阻滞麻醉恢复期的护理	掌握	了解				
			熟悉				
			掌握				
	人工气道的护理及气管导管拔除术	熟悉	了解				
			熟悉				
			掌握				
	恢复期间并发症的护理	掌握	了解				
			熟悉				
			掌握				
	危重症患者麻醉恢复期的护理	熟悉	了解				
			熟悉				
			掌握				

续表

培训内容		目标	评价		评价时间	导师/护士长签名	本人签名
	患者非计划拔管的应急护理	掌握	了解				
			熟悉				
			掌握				
	各种麻醉方法的物品、药品准备及护理配合	熟悉	了解				
			熟悉				
			掌握				
	疼痛的护理及术后随访	熟悉	了解				
			熟悉				
			掌握				
	镇痛泵的配置、评估、处理	掌握	了解				
			熟悉				
			掌握				
	纤维支气管镜的使用配合	熟悉	了解				
			熟悉				
			掌握				
	门诊无痛诊疗的护理	熟悉	了解				
			熟悉				
			掌握				
仪器设备	各种心电监护仪	掌握	了解				
			熟悉				
			掌握				
	各型麻醉机	熟悉	了解				
			熟悉				
			掌握				
	各型呼吸机	掌握	了解				
			熟悉				
			掌握				
	微量泵、靶控泵	熟悉	了解				
			熟悉				
			掌握				

☆ ☆ ★ ☆

续表

培训内容		目标	评价		评价时间	导师 / 护士长签名	本人签名
仪器设备	各型除颤仪	掌握	了解				
			熟悉				
			掌握				
	各型血气分析仪	掌握	了解				
			熟悉				
			掌握				
	微机血糖仪	掌握	了解				
			熟悉				
			掌握				
	心排血量监护仪	了解	了解				
			熟悉				
			掌握				
	脑氧监测仪	熟悉	了解				
			熟悉				
			掌握				
	麻醉深度监护仪	熟悉	了解				
			熟悉				
			掌握				
	充气式输液加压器操作	掌握	了解				
			熟悉				
			掌握				
	简易呼吸器检测及使用	掌握	了解				
			熟悉				
			掌握				
	高流量湿化治疗仪	熟悉	了解				
			熟悉				
			掌握				

☆☆☆☆

续表

培训内容		目标	评价		评价时间	导师/护士长签名	本人签名
检查报告	B超	了解		了解			
				熟悉			
				掌握			
	胸片	掌握		了解			
				熟悉			
				掌握			
	心电图	掌握		了解			
				熟悉			
				掌握			
	生化、血常规、肝功能、肾功能	掌握		了解			
				熟悉			
				掌握			
	血气分析结果	掌握		了解			
				熟悉			
				掌握			
	血栓弹力图结果	掌握		了解			
				熟悉			
				掌握			
	ACT结果	掌握		了解			
				熟悉			
				掌握			
麻醉科药品管理	麻醉药品	掌握		了解			
				熟悉			
				掌握			
	第一类精神药品	掌握		了解			
				熟悉			
				掌握			
	易制毒类化学药品	掌握		了解			
				熟悉			
				掌握			

☆ ☆ ☆ ☆

续表

培训内容		目标	评价		评价时间	导师 / 护士长签名	本人签名
麻醉科药品管理	第二类精神药品	掌握	了解				
			熟悉				
			掌握				
	非管制类药品	熟悉	了解				
			熟悉				
			掌握				
	高警示药品	熟悉	了解				
			熟悉				
			掌握				
	肌松药品	熟悉	了解				
			熟悉				
			掌握				
	拮抗药品	熟悉	了解				
			熟悉				
			掌握				
	血管扩张药	熟悉	了解				
			熟悉				
			掌握				
	血管收缩药	掌握	了解				
			熟悉				
			掌握				
	呼吸兴奋剂	熟悉	了解				
			熟悉				
			掌握				
	抗心律失常药品	熟悉	了解				
			熟悉				
			掌握				

☆★☆☆

续表

培训内容		目标	评价		评价时间	导师/护士长签名	本人签名
	局部麻醉药品	熟悉	了解				
			熟悉				
			掌握				
应急处理与抢救能力	重插气管导管的配合	掌握	了解				
			熟悉				
			掌握				
	气管导管脱出的应急处理流程	掌握	了解				
			熟悉				
			掌握				
	心搏骤停的应急处理流程	掌握	了解				
			熟悉				
			掌握				
	患者低血容量性休克的应急处理流程	掌握	了解				
			熟悉				
			掌握				
	患者窒息的应急处理流程	掌握	了解				
			熟悉				
			掌握				
	麻精药品遗失的应急处理流程	了解	了解				
			熟悉				
			掌握				
	火灾应急预案	掌握	了解				
			熟悉				
			掌握				
	患者坠床的应急处理流程	熟悉	了解				
			熟悉				
			掌握				

续表

培训内容	目标	评价	评价时间	导师／护士长签名	本人签名
插管全身麻醉下内镜检查患者的抢救配合	熟悉	了解			
		熟悉			
		掌握			

（许立倩　王　娜　朱琼芳）

第四节　麻醉护理研究生临床教学方案

2010 年我国颁布《护理硕士专业学位研究生指导性培训方案》，设立护理硕士专业学位研究生（master of nursing specialist，MNS），旨在培养"高层次、应用型、专科型"护理人才。2018 年 8 月，国家卫健委等七部委联合下发《关于印发加强和完善麻醉医疗服务意见的通知》，强调了要"加强麻醉科护理服务，提高麻醉护理服务专业水平"。因此麻醉护理专业需要培养"高层次、应用型、专科型"的护理人才。

一、教学目标与计划

（一）目标

1. 专业知识　护理研究生必须认识与记忆。

（1）麻醉相关的解剖、生理、病理生理知识。

（2）麻醉科药品相关知识。

（3）麻醉护理相关知识。

（4）麻醉科仪器、设备的使用。

2. 专业技能　护理研究生必须会综合及运用。

（1）评估能力。

（2）监护能力。

（3）辅助通气技能。

（4）急救技能。

（5）疼痛护理能力。

（6）辅助操作技能。

（7）麻醉仪器设备使用能力。

（8）护理文书书写技能。

3. 科研能力　护理研究生必须理解与分析。

（1）科研思维能力。

（2）文献检索能力。

（3）科研设计能力。

（4）数据统计与分析能力。

（5）论文写作能力。

（6）循证护理能力。

4. 管理能力 护理研究生必须会综合及运用。

（1）麻醉科药品管理。

（2）麻醉科仪器设备的管理与维护。

（3）麻醉科信息管理。

（4）麻醉科医院感染管理。

（5）麻醉护理质量控制管理。

（6）麻醉护理教学管理。

（7）组织协调能力。

5. 沟通能力 护理研究生必须会综合及运用。

（1）护患沟通能力。

（2）医护沟通能力。

（3）团队协作能力。

6. 教育能力 护理研究生必须会综合及运用。

（1）健康教育能力。

（2）咨询指导能力。

7. 职业素养 护理研究生必须会综合及运用。

（1）临床带教能力。

（2）良好的职业道德。

（3）端正的学术态度。

（4）熟悉麻醉相关法律法规。

（二）培养过程

1. 师资条件

（1）办学单位同时具备满足护理专业和麻醉护理专业培养的师资力量。

（2）实践基地能够满足研究生临床实践要求。

2. 培养方式

（1）在校理论学习 6 个月，临床实践 29 个月。

（2）麻醉医生和麻醉护士共同参与培养。

（3）麻醉护理教学老师必须具有中级职称，从事麻醉护理专科工作 5 年以上，护理大专以上学历，符合临床护理带教老师准入标准，具有丰富教学经验

☆ ☆ ✩ ✩

和较强教学能力 N3 级及其以上层级护士，均在护理部备案。

3. 麻醉护理方向（MNS）专业课程

（1）麻醉解剖及生理学。

（2）麻醉药理学。

（3）麻醉设备学。

（4）临床麻醉护理学：麻醉护理学总论、麻醉准备室、麻醉术间、PACU 麻醉护理案例综合训练。

（5）急危重症护理学。

（6）疼痛的评估与护理。

（三）时间安排

在硕士生导师的指导下根据培养方案总体要求和本专业教学计划的基本要求，结合硕士研究生的具体情况制定临床轮转计划表。临床实践时间一般安排 29 个月。

1. 临床实践技能培养轮转具体科室和时间　实际实施还需根据研究生的研究方向及医院情况而定。

（1）护理部 3 个月。

（2）手术室 3 个月。

（3）麻醉科 12 个月。其中麻醉科总务岗位 1 个月，PACU 6 个月，手术间麻醉护理岗位 3 个月，无痛诊疗技术和麻醉科门诊 1 个月，麻醉后访视及疼痛护理 1 个月。

（4）重症监护病房 ICU 5 个月。

（5）普通外科 3 个月。

（6）急诊科 3 个月。

2. 实践培养内容　重点培养临床思维及专业实践能力，发现、分析及解决临床护理问题的能力，在老师的指导下，研究生分管 3～6 名患者的护理。

3. 实践培养要求

（1）熟练掌握常见基础护理技术。

（2）麻醉护理专科的基本理论知识、基本技能。

（3）熟悉常见疾病术后护理，注重理论实践的结合。

（4）熟练掌握患者健康评估技能、护理病历书写。

（5）熟练掌握麻醉科急危重症患者的救治、技能及护理。

（6）参与麻醉护理专科的理论与实践的教学工作。

（7）实践期间按时完成护理业务查房、讲小课、读书报告各一次。

（8）实践期间完成护理病历书写 2 份（包括护理评估首页、护理诊断、护理目标、护理措施及依据、效果评价、出院小结及出院指导）。

4.实践量化专科护理操作项目　见表3-4-1。

表 3-4-1　实践量化专科护理操作项目

项目		要求病例数
麻醉专科护理操作	麻醉护理配合	≥200
	气管导管拔除术	≥500
	喉罩拔除技术	≥30
	血气分析技术	≥100
	有创血压监测技术	≥100
	呼吸机的使用	≥500
	微量输注泵的使用	≥200
	镇痛泵的使用	≥100
	消化道肿瘤围麻醉期护理	≥50
	泌尿系肿瘤围麻醉期护理	≥50
	肺部肿瘤围麻醉期护理	≥50
	乳腺癌围麻醉期护理	≥50
	脑肿瘤围麻醉期护理	≥50
	了解麻醉术前访视	≥100
	麻醉后访视	≥100

（四）评价指标

1.专业知识评价

（1）掌握围麻醉期间呼吸、循环、神经系统的变化。

（2）掌握各年龄阶段患者解剖生理的特点。

（3）掌握常见手术合并症的病理生理知识。

（4）掌握围麻醉期常用理化指标的正常范围及临床意义。

（5）掌握围麻醉期常见药品的作用机制。

（6）掌握围麻醉期常见药品的用法、剂量、剂型及配制方法。

（7）掌握麻醉药品存放及管理规定。

（8）掌握各种麻醉方式的机制、适应证。

（9）掌握各种麻醉方式围麻醉期护理特点。

（10）掌握麻醉科仪器设备使用方法。

（11）麻醉科仪器设备的管理、维护和消毒方式。

2. 专业技能评价

(1) 全面的呼吸、循环、神经系统评估能力。

(2) 能对患者的心理活动做出正确评估。

(3) 熟练掌握各种监护仪器设备的操作。

(4) 掌握临床常用无创监测技术。

(5) 了解并能配合麻醉医生实施有创监测。

(6) 能根据监测数据对患者情况进行准确判断的能力。

(7) 对异常数据能迅速识别是否为仪器设备故障或受到干扰引起。

(8) 具备及时准确记录监测数据的能力。

(9) 掌握加压面罩通气技术。

(10) 掌握口咽通气道的使用。

(11) 掌握喉罩的使用。

(12) 掌握常见手术、麻醉并发症的急救措施。

(13) 熟练使用各种抢救仪器设备。

(14) 掌握各种急救药品的使用方法、剂量。

(15) 了解各种急、慢性疼痛的机制。

(16) 掌握临床常用疼痛评估工具的使用。

(17) 遵医嘱对患者的疼痛进行治疗和护理。

(18) 指导患者使用自控镇痛泵。

(19) 能完成各种麻醉前的准备工作。

(20) 能配合麻醉医生实施各种麻醉。

(21) 能协助麻醉医生完成麻醉相关的侵入性操作。

3. 科研能力评价

(1) 了解国际领先的科研成果。

(2) 在读期间至少在正规刊物上发表一篇科研论文。

(3) 在读期间至少参加一次学术会议。

4. 管理能力评价

(1) 学习先进的管理理念。

(2) 熟练运用先进有效的管理工具如各种量表及清单。

(3) 能提前制订计划并付诸实施。

(4) 在实践中不断提升管理质量。

5. 沟通能力评价

(1) 掌握先进的沟通技巧。

(2) 有冷静、自信的交流姿态。

(3) 能够为患者提供情感支持。

（4）能取得患者及合作伙伴的信赖。

6. 教育能力评价

（1）丰富的知识储备。

（2）能根据对方的教育背景提供相应的教育支持。

7. 职业素养评价

（1）爱岗、敬业、奉献、慎独的精神。

（2）严格遵守法律法规、接受监管。

（3）在实践中促进麻醉护理事业发展。

二、教学实施方法与评价方法

（一）实施方案

1. 研究生培养计划在硕士生入学 1 个月内，由硕士生在导师指导下根据培养方案中要求和本专业教学计划的基本要求，结合硕士生的具体情况制定。

2. 指导小组成员由 2 ～ 3 名副教授及讲师担任（根据工作需要，可以跨学科跨部门聘请）。

（二）教学内容及评价方法

具体内容及评价方法见表 3-4-2。

表 3-4-2　教学具体内容及评价方法

计划时间	培训内容	目标	学习方式		学习后评价			指导老师签名	评价日期
			示教	实践	了解	熟悉	掌握		
	1. 麻醉科总务护士岗位								
1个月	麻醉科的布局	熟悉							
	麻醉药品领用、储存管理	掌握							
	麻醉物资管理	掌握							
	麻醉药品与第一类精神药品管理	掌握							
	第二类精神药品管理	掌握							
	高警示药品管理	掌握							
	麻醉气体管理	掌握							
	麻醉物品的消毒与灭菌	熟悉							
	麻醉仪器设备的管理	熟悉							

☆ ☆ ☆ ☆

续表

计划时间	培训内容	目标	学习方式		学习后评价			指导老师签名	评价日期
			示教	实践	了解	熟悉	掌握		
	2. 感染预防与控制								
	麻醉科相关感染与控制	熟悉							
	麻醉机、呼吸机消毒	熟悉							
	纤维支气管镜与电子软镜的消毒处理	熟悉							
	简单呼吸器消毒处理	熟悉							
	标准预防	掌握							
	手卫生技术	掌握							
	职业暴露的处理与控制	掌握							
	3. 护理工作质量与控制								
	人力资源管理	了解							
	护理质量控制体系的建立与应用	熟悉							
	护理质量分析	掌握							
	PACU 护士排班管理	熟悉							
	护士二次绩效管理	了解							
	4. 麻醉苏醒期护理								
6个月	护理工作流程及各班工作职责	掌握							
	患者的交接	掌握							
	患者的安全转运流程	熟悉							
	患者安全核查流程	掌握							
	气管导管全身麻醉患者的护理	掌握							
	喉罩置入全身麻醉患者的护理	熟悉							
	双腔支气管导管全身麻醉患者的护理	熟悉							
	硬膜外 / 腰麻患者的护理	熟悉							

☆☆☆☆

续表

计划时间	培训内容	目标	学习方式		学习后评价			指导老师签名	评价日期
			示教	实践	了解	熟悉	掌握		
	神经阻滞麻醉患者的护理	熟悉							
	气管导管拔管指征的评估	掌握							
	气管导管吸痰技术及拔管技术操作	掌握							
	舌后坠患者的护理	掌握							
	喉痉挛患者的护理	掌握							
	肺水肿患者的护理	熟悉							
	低体温患者的护理	掌握							
	寒战患者的护理	熟悉							
	谵妄患者的护理	掌握							
	躁动患者的护理	掌握							
	恶心、呕吐患者的护理	掌握							
	手术并发症的护理	掌握							
	肾移植患者护理	掌握							
	机器人手术患者的护理	掌握							
	肾上腺嗜铬细胞瘤患者的护理	掌握							
	患者出现意外事件的应急处理流程	熟悉							
	PACU 危机值报告制度	熟悉							
	手麻信息系统使用	数量							
	麻醉机 / 呼吸机的使用	掌握							
	除颤仪的每日检测与使用	掌握							
	心电监护仪的使用	掌握							
	微量泵与靶控泵的使用	掌握							
	动脉穿刺技术及抽取动脉血进行血气分析	熟悉							
	其他麻醉相关设备的使用	了解							

☆ ☆ ☆ ☆

续表

计划时间	培训内容	目标	学习方式		学习后评价			指导老师签名	评价日期
			示教	实践	了解	熟悉	掌握		
3个月	**5. 手术间麻醉护理配合**								
	全身麻醉的护理配合	掌握							
	硬膜外/腰麻的护理配合	熟悉							
	神经阻滞的护理配合	熟悉							
	动脉穿刺置管的护理配合	掌握							
	抽取动脉血进行血气分析	掌握							
	气管插管的护理配合	掌握							
	喉罩置入的护理配合	了解							
	有创压力监测的护理配合	熟悉							
	麻醉相关数据的监测及记录	熟悉							
1个月	**6. 无痛诊疗技术的护理配合**								
	无痛胃肠镜检查的护理配合	熟悉							
	无痛纤维支气管镜检查的护理配合	了解							
	椎管内分娩镇痛技术的护理配合	了解							
	无痛人流技术的护理配合	熟悉							
	7. 麻醉门诊								
	麻醉与镇痛相关护理	了解							
	麻醉评估及宣教	熟悉							
	8. 麻醉后随访								
	术后疼痛评估及处理	熟悉							
	麻醉后访视	熟悉							
	9. 麻醉前护理								
	麻醉术前访视	熟悉							
	麻醉前健康宣教及心理护理	熟悉							
	10. 考核与汇报								

★ ☆ ☆ ☆

（三）出科前考核

1. 理论考试成绩　理论考核采用闭卷形式答题，内容根据培训内容进行命题，分为基础知识 60 分和案例分析 40 分，题型为单选、多选和判断题，共 100 分。

2. 综合病例的护理技能　以临床实际问题为引导，要求结合患者的病史、病情变化及目前的状况，做出正确的判断、处理，以及如何配合手术医生和麻醉医生进行患者救治。

3. 护士长与教学组长给予综合评价。

（许立倩　徐金东　朱琼芳）

第五节　麻醉护理进修生临床培训方案

培养基层医院麻醉科护士，能够提高其自身业务素质，提高其理论水平和业务技术能力，同时增强其法律意识、加强工作责任心，促进其回当地科室完善麻醉护理各项规章制度及工作流程，改进护理工作，提高麻醉护理质量。

一、培训目标与计划

培训目标

1. 专科知识掌握能力

（1）熟悉人体呼吸系统的解剖结构及气道通气方式。

（2）熟悉困难气道的评估及处理流程。

（3）掌握各种麻醉方式的护理配合。

（4）熟悉不同麻醉方式的适应证、禁忌证及并发症的护理要点。

（5）掌握气道管理用具（如面罩、口咽通气道、普通喉镜、可视化设备、喉罩、气管导管等）的选择、使用方法及护理要点。

（6）掌握麻醉并发症（呼吸、循环、神经系统障碍及恶心、呕吐、寒战、疼痛、电解质紊乱等）的评估及护理要点。

（7）熟悉麻醉机、呼吸机的检测和使用以及出现常见问题的处理方法，使用后清洁消毒处理。

（8）掌握转入及转出 PACU 的标准及流程。

2. 专业技术掌握能力

（1）掌握气管导管的护理配合。

（2）掌握气管导管拔管的操作技术。

（3）熟悉无创辅助通气的护理措施。

（4）掌握心电监护仪使用和患者生命体征的记录。

（5）掌握血流动力学监测及护理方法。

（6）掌握有气管插管患者的吸痰操作、中心吸氧操作。

（7）掌握加温治疗技术包括体外升温及体内升温。

（8）掌握各类管路（中心静脉通路、伤口引流管、胃管、尿管等）护理技术。

（9）协助麻醉医生做好动脉穿刺技术操作的护理配合。

（10）掌握镇痛泵的配置及使用方法，包括机械泵和电子泵。

（11）掌握基础生命支持（BLS）技术（如 CPR、除颤仪、简易呼吸器等技术）。

3. 医疗配合能力

（1）熟悉各项麻醉诱导及维持工作的护理配合。

（2）熟练有创监测操作及特殊患者的人工气道建立操作的护理配合。

（3）熟练中心静脉穿刺术的护理配合。

（4）了解超声引导下各种穿刺术的护理配合。

（5）掌握气管插管术、气管切开术的护理配合。

（6）熟悉麻醉后患者的生理评估及出现意外事件的应急处理。

（7）掌握围麻醉期间出现的各种并发症或应急事件的应急处理。

4. 药理知识和液体治疗知识

（1）熟悉麻醉科药品的分类、配制方法及药品的不良反应。

（2）掌握围麻醉期常用药品的药理特性、代谢和作用机制。

（3）了解药品之间的相互影响及使用注意事项。

（4）掌握血制品使用输注要求、不良反应及护理要点。

5. 疼痛管理知识

（1）熟悉疼痛概念、分类及特点。

（2）掌握常用疼痛评估工具的使用。

（3）掌握常用镇痛与镇静药品的药代动力学及给药方法。

（4）掌握自控镇痛技术的类型、配置方式、使用方法及常见并发症。

二、培训实施方法与评价方法

（一）培训前测评

1. 护士长与教学组长和每位进修生进行交流，了解其工作经历、所在医院工作情况、进修目标、学习需求以及回院后专科岗位发展方向。

2. 教学组长对进修生进行入科前麻醉专科理论与麻醉专科技能的测评，如表 3-5-1 所示。每位进修生培训前设立个体化阶段性及终期培训目标，并进行前期评估、计划，中期实施、评价，后期跟踪、干预等一系列措施。培训内容包括理论学习（专业知识、职业防护、核心制度）、实践、疑难病例讨论、术前术后访视、仪器设备管理等。

☆★☆　☆

表 3-5-1　麻醉护理进修生入科评估表

一、基本资料				
姓名：　　　　年龄：　　　　　学历：　　　　　　职务：　　　　　职称：				
工作年限：　　　　　　　　　进修专业工作年限：				
单位：　　　　　　　　　　　单位等级：				
二、进修专业理论与技能掌握情况（在相应位置画√）				
内容	掌握	熟悉	了解	不了解
PACU 患者床单位准备				
PACU 记录单（PDA）使用				
麻醉机、呼吸机的检测及使用				
麻醉机、呼吸机管道的管理				
心电监护仪使用及故障排除				
除颤仪检测及使用				
输液加温仪、升温仪使用				
麻醉苏醒期患者护理评估				
麻醉苏醒期患者的护理要点				
麻醉苏醒期并发症的观察及处理				
各种麻醉方式的护理配合				
各种气道用具的认识与使用				
简易呼吸器的检测与使用				
气道开放技术				
中心吸痰、中心吸氧操作				
麻醉科药品的管理及注意事项				
无痛诊疗患者的评估及护理				
患者术前、术后访视				
进修生签名：　　　　　　　　　教学老师签名：				
日期：　　　　　　　　　　　　日期				

（二）培训方式、方法

1. 培训方式　采取理论知识培训和临床实践能力培训相结合的方式。

2. 培训方法　理论授课、自学、小组讨论、操作示教、临床实践等培训方式。

（三）培训时间

培训时间一般为 3 个月（12 周）。

（四）麻醉护理教学老师资质

麻醉护理教学老师资质为必须从事麻醉护理专科工作 3 年以上，护理大专以上学历，护理师以上职称，均在护理部备案，符合临床护理老师准入标准具有丰富教学经验和较强教学能力 N2 级以上护士。

（五）培训具体内容

培训具体内容见表 3-5-2。

表 3-5-2　培训具体内容

时间	培训目标	培训方法与课时安排		考核项目	
		理论授课	操作演示	理论	操作
第1周至第2周	1. 熟悉麻醉科及 PACU, AICU 的环境、物品放置 2. 熟悉麻醉科护士的工作内容 3. 熟悉麻醉科常用仪器设备的种类及分布 4. 熟悉护理核心制度（查对制度、交接班制度、麻醉药品管理制度等） 5. 熟悉麻醉科护士工作内容与工作职责 6. 熟悉 PACU, AICU 护理工作模式及工作流程 7. 掌握 PACU, AICU 患者的护理、患者转入及转出的原则与出室标准 8. 熟悉信息系统的使用 9. 掌握镇痛泵打印及核对、镇痛泵的配置 10. 掌握心电监护仪、血气分析仪、升温机的使用 11. 掌握麻醉护理不良事件上报制度	1. PACU, AICU 患者的护理 2. PACU, AICU 患者转入、转出的原则及入室、出室标准	1. 信息系统的使用 2. 镇痛泵的配置 3. 心电监护仪的使用 4. 血气分析仪的使用 5. 升温机的使用	PACU, AICU 患者转入、转出的原则及入室、出室标准	1. 镇痛泵的配置 2. 心电监护仪的使用 3. 血气分析仪的使用 4. 升温机的使用
第3周至第4周	1. 掌握麻醉苏醒期常见症的处理与护理 2. 掌握术后躁动患者使用约束带的护理 3. 掌握呼吸机、推注泵、除颤仪的使用 4. 掌握气管导管内吸痰技术 5. 掌握全麻患者气管导管拔管指征与方法 6. 掌握气道开放技术 7. 掌握口咽通气道、鼻咽通气道的放置 8. 掌握 ABP, CVP 的监测 9. 掌握肌松药、镇痛药、镇静药、拮抗药、急救药等药品的作用机制、用法及注意事项 10. 掌握血气分析结果的临床意义	1. 口咽、鼻咽通气道的放置 2. 喉痉挛的处理 3. 躁动患者使用约束带的护理 4. 全身麻醉患者气管拔管指征 5. 肌松药、镇痛药、镇静药、拮抗药、急救药等药品的相关知识	1. 呼吸机、推注泵、除颤仪的使用 2. 气管导管内吸痰技术 3. 气管导管及喉罩拔除术 4. 气道开放技术 5. 口咽、鼻咽通气道的置入 6. ABP, CVP 的监测	1. 全身麻醉患者气管导管拔管指征 2. 肌松药、镇静药、镇痛药、拮抗药、急救药等相关知识	1. 呼吸机、除颤仪的使用 2. 气管导管内吸痰技术 3. 配合气管导管及喉罩拔除术 4. 口咽、鼻咽通气道的置入

续表

时间	培训目标	培训方法与课时安排		考核项目	
		理论授课	操作演示	理论	操作
第5周 至 第8周	1. 掌握心电监护仪参数的临床意义及报警界限的设置 2. 掌握简易呼吸器的使用及心肺复苏术 3. 掌握麻醉苏醒期患者躁动、坠床、疼痛的护理及处理原则 4. 掌握应急预案：引流管脱落、仪器故障、电源故障等处理 5. 掌握麻醉科药品管理 6. 预防压力性皮肤损伤的护理 7. 掌握特殊感染患者入AICU的标准及流程 8. 掌握麻醉苏醒期低体温的护理 9. 掌握安全用药、输液、输血的护理 10. 熟悉医保政策，规范麻醉收费	1. 简易呼吸器的使用 2. 心肺复苏术 3. 引流管脱落及坠床的应急预案 4. 预防压力性皮肤损伤的护理	1. 简易呼吸器的使用 2. 心肺复苏术	预防压力性皮肤损伤的护理	1. 简易呼吸器的使用 2. 心肺复苏术
第9周 至 第12周	1. 熟悉气管导管全身麻醉、硬膜外麻醉及神经阻滞麻醉、动静脉穿刺技术的护理配合 2. 熟悉各种麻醉药品的使用范畴、常用剂量及用药后的观察重点 3. 熟悉麻醉机、呼吸机的使用 4. 熟悉麻醉期间各种监测指标及意义 5. 熟悉各种麻醉方式的实施过程 6. 熟悉各类气管插管技术 7. 熟悉困难气道处理的护理配合		1. 各类气管插管技术 2. 困难气道插管技术		配合气管插管术

（六）量化专科护理操作项目

量化专科护理操作项目见表 3-5-3。

表 3-5-3　量化专科护理操作项目

项目		要求病例数
专科护理操作	各种麻醉方式的护理配合	≥ 30
	气管导管拔管术	≥ 50
	喉罩拔除术	≥ 5
	气管导管吸痰术	≥ 30
	口、鼻咽通气管置入术	≥ 10
	血气分析技术	≥ 30
	麻醉机、呼吸机消毒处理	≥ 20

（七）评价方法

培训结束前对进修生进行考核与评价。考核内容包括护理病历书写（占 10%）、护理查房（占 60%），专科操作考核（占 30%）。

1. 教学组长和老师给予临床能力评估并根据进修生掌握知识情况，填写考核成绩，如表 3-5-2。

2. 手术麻醉患者的护理评估：培训结束前，交一份完整的护理评估，由护士长、教学组长和老师对其进行评定。

3. 护理查房：包括患者病史采集、体格检查、患者现存问题、制定护理措施、评价结果、健康教育等。

4. 专科操作考核，由护士长、教学组长进行考核。

（八）出科总结

出科总结见表 3-5-4，根据反馈做好下一步的管理及临床教学整改。

表 3-5-4　麻醉科进修人员临床能力考核表

单位 _____ 姓名 _____ 年龄 _____
职称 _____ 职务 _____ 工作年限 _____

项目	内容	实践时间	评估结果	老师签名
环境制度	环境、物品摆放			
	各规章制度、各班工作职责			
程序	转 / 接患者程序和准备、床单位准备			
	医嘱处理、应急流程			

☆☆☆☆

续表

项目	内容	实践时间	评估结果	老师签名
文书	PHCU 护理记录、交接单			
仪器使用维护	呼吸机			
	心电监护仪、除颤仪			
	升温机			
管道护理	麻醉机、呼吸机管			
	中心静脉导管、动脉管路、静脉管路			
	胸管、伤口引流管、肛管、T 管			
	尿管、胃管			
评估监护	心血管系统：心率/律、血压、末梢循环、休克			
	呼吸系统：呼吸机、呼吸音、SpO_2、经口经鼻气管导管/拔管、气管切开、吸氧、吸痰			
	神经系统：神志、瞳孔、神经反射			
	泌尿系统：出入量、水和电解质平衡			
	皮肤护理：压疮、皮疹			
	心理社会：沟通			
	检验结果：病理结果、血糖检测、血红蛋白检测			
药品应用配制计算	抗心律失常药：利多卡因、胺碘酮（可达龙）、艾司洛尔			
	血管活性药：肾上腺素、去氧肾上腺素、多巴胺			
	抗高血压药：硝普钠、盐酸乌拉地尔（亚宁定）、硝酸甘油			
	止血药：血凝酶（苏灵）			
	镇静、镇痛药：曲马多、丙泊酚			
专科操作技能	CPR、除颤仪使用、抢救配合			
	呼吸机调试及管道安装			
	吸氧			
	无菌技术吸痰			

注：评估、考核结果分为：不懂、了解、熟悉、掌握

（许立倩　徐金东　孙兆霞）

☆ ☆ ☆ ☆

第六节　麻醉护理专科护士培训方案

顺应现代麻醉学科的发展，要求麻醉专科护士既要具有过硬的通用护理专业理论与技术操作能力，又要具有深厚的麻醉专科护理知识及熟练的生命监测和急救技术。在"以患者为中心"的现代护理理念下，麻醉专科护士还应具有良好的人际沟通与协作能力和自我发展能力。

一、培训目标与计划

（一）培训目标

麻醉护理专科护士为麻醉护理专业的复合型人才，应具备临床判断和推理能力、变通能力和终身学习能力。其应具备的能力涵盖：高质量的围手术期护理服务、多人群的教育工作、及时有效的指导与咨询、专业性的沟通和协调、注重临床护理质量的管理工作、符合临床需求的研究工作等方面。与普通麻醉科护士相比，他们的专业知识技能更加扎实，能够指导和带领低年资护士更好地完成危重症患者、疑难病例的麻醉护理工作，更可承担科室的创新科研项目、流程改造项目、质量控制改进等项目实施。

（二）培训计划

培训计划分为三个阶段，第一个阶段为 1 个月的集中理论学习，第二阶段在专科护士培训基地进行 2 个月的临床实践，第三阶段是返回单位后为期 9 个月的岗位实践。

1. 第一阶段　理论培训时间 4 周。

（1）讲授：集中培训专科理论知识。

（2）自学：完成专科理论知识（指定书籍）的学习。

（3）考核：集中理论授课阶段结束后进行笔试。考核内容为 70% 授课内容 +30% 自学专科护理相关知识。

2. 第二阶段　培训基地实践。

（1）实践时间：8 周。

（2）实践科室与时间安排

● 专科理论培训及专科操作培训：2d。

● PACU：4 周。

● 无痛诊疗：1 周。

● 麻醉后访视：2d。

● 手术间麻醉配合：1 周。

● 麻醉物资管理：3d。

☆★☆☆

- 护理管理及教学：1d。
- 出科考核及总结：2d。

（3）出科考核及成绩评定

- 个案考核：按护理程序要求书写（占30%）。
- 操作考核：按各专科护理技术操作考核标准要求（占70%）。

3. 第三阶段 岗位实践

（1）实践积累：回到所在单位后，在9个月内按照培训大纲要求完成岗位工作的实践积累例数。

（2）汇报（终期汇报）：项目汇报、个案汇报、综述、论文等形式均可。

（三）专科护士资格评定

学员完成3个阶段的培训，各阶段的成绩、评价均分为四个档级，在培训管理主委会评审后，其评价结果在合格以上，方能通过资格评审，获得资格证书。

（四）培训基地实践大纲

1. PACU实践大纲。

2. 麻醉无痛诊疗实践大纲。

3. 麻醉药品、耗材、仪器设备管理实践大纲。

4. 手术间麻醉配合实践大纲。

5. 麻醉术前、术后访视实践大纲。

6. 麻醉护理管理实践大纲。

7. 麻醉护理质量控制实践大纲。

8. 麻醉护理教学管理实践大纲。

二、培训具体实施

（一）PACU实践大纲

麻醉专科的护理特点，了解PACU护理工作的特殊性和重要性，熟悉不同麻醉方式及特点，掌握各专科手术后的护理特点，掌握专科操作技能，能够熟练应用综合能力，独立完成PACU的护理工作，见表3-6-1。

☆ ☆ ★ ☆

表 3-6-1　PACU 实践大纲

维度	目标内容
知识目标	1. 掌握 PACU 护理工作流程 2. 掌握护理文书书写 3. 掌握患者交接的内容 4. 掌握呼吸机、麻醉机、血气分析仪、微量注射泵、镇痛泵、升温仪等专科仪器设备的使用方法 5. 掌握气管插管内吸痰方法 6. 掌握专科常用麻醉药及镇痛镇静药的用法及注意事项 7. 掌握苏醒评分及疼痛评分理论知识、评估方法 8. 掌握气管导管拔除术的时机及方法 9. 掌握麻醉苏醒期护理相关知识 10. 掌握规范的管道护理 11. 掌握患者苏醒期间的安全护理 12. 掌握各专科麻醉苏醒期护理要点 13. 掌握手术麻醉并发症的观察及处理流程 14. 掌握患者安全转运流程
技能目标	1. 能完成患者入 PACU 的交接 2. 能正确书写护理文书 3. 能正确使用呼吸机、麻醉机、血气分析仪、微量注射泵、镇痛泵、升温仪并掌握清洁、消毒方法 4. 能掌握专科常用麻醉药及镇痛镇静药的用法、使用注意事项以及不良反应 5. 能熟练操作麻醉护理相关信息系统 6. 掌握气管导管、喉罩置入与拔除的护理配合流程 7. 正确运用麻醉科的基础和专科技能，掌握辅助通气技术等操作方法 8. 独立完成 PACU 全身麻醉患者的护理，并能给予下级护士进行指导 9. 掌握麻醉苏醒期常见并发症（舌后坠、喉痉挛、低体温、寒战、谵妄、躁动、恶心、呕吐）的护理，能独立完成护理计划与护理措施 10. 能在老师的协助及指导下，完成急、危重症患者麻醉苏醒期的护理 11. 能完成动脉穿刺及 ABP、CVP 监测的护理配合 12. 掌握患者安全转运的流程
情感目标	1. 运用适合的沟通技巧，建立良好的护患关系、医护关系、护护关系 2. 认同科室文化，融入科室团队，有良好的职业素养、团队合作及人际沟通能力 3. 具备自我学习的能力，积极参加科室活动，对科室的建设能提出自己的建议

☆☆☆☆

（二）麻醉无痛诊疗实践大纲

通过实践，将医疗护理理论知识和实践相结合，结合麻醉专科的护理特点，了解无痛诊疗护理工作的特殊性和重要性，熟悉无痛诊疗的检查方法，掌握无痛诊疗的麻醉方式及特点，掌握麻醉专科操作技能，能够熟练应用综合能力，独立完成无痛诊疗护理工作，见表 3-6-2。

表 3-6-2　麻醉无痛诊疗实践大纲

维度	目标内容
知识目标	1. 掌握无痛诊疗护理工作流程 2. 掌握患者交接的内容 3. 掌握无痛诊疗的禁忌证 4. 掌握仪器设备的管理 5. 掌握呼吸机、高流量呼吸湿化治疗仪、微量注射泵等专科仪器设备的使用方法 6. 掌握无痛诊疗技术常用的麻醉镇静药的用法及注意事项 7. 掌握无痛诊疗技术常见并发症的护理（舌后坠、喉痉挛、谵妄、躁动、恶心、呕吐），并能独立完成护理计划与护理措施 8. 掌握无痛诊疗手术并发症的护理 9. 掌握无痛诊疗麻醉的护理配合 10. 无痛诊疗期间患者误吸应急处理流程 11. 掌握麻醉物资管理
技能目标	1. 能正确掌握无痛诊疗禁忌证，做好术前的评估 2. 能针对物资需求制订购置及储备计划并进行管理 3. 能正确使用呼吸机、高流量呼吸湿化治疗仪、血气分析仪、微量注射泵等 4. 能根据专科常用麻醉药及镇痛镇静药的用法及注意事项并对患者及其家属进行宣教 5. 能正确操作麻醉相关信息系统 6. 能完成无痛诊疗过程的麻醉护理配合 7. 正确运用麻醉科的基础和专科技能（气管导管配合、气管导管的拔除、中心吸痰技术、血气标本的采集等） 8. 具备针对无痛诊疗常见并发症（舌后坠、喉痉挛、谵妄、躁动、恶心、呕吐）的及时处理能力 9. 能对患者进行安全转运
情感目标	1. 运用适合的沟通技巧，建立良好的护患关系、医护关系 2. 认同科室文化，融入科室团队，有良好的职业素养、团队合作及人际沟通能力 3. 具备自我学习的能力，积极参加科室活动，对科室的建设能提出自己的建议

☆　☆　☆　☆

（三）麻醉药品、耗材、仪器设备管理实践大纲

通过实践，了解麻醉科常用药品及耗材的种类，仪器设备的配置及使用，熟悉药品及耗材的管理、仪器设备管理、手术麻醉系统的使用操作，掌握麻醉药品、第一类精神药品、易制毒类化学品、第二类精神药品及高警示药品的使用原则及管理方法，见表 3-6-3。

表 3-6-3　麻醉药品、耗材、仪器设备管理实践大纲

维度	目标内容
知识目标	1. 熟悉药品、耗材、仪器设备、管理内容 2. 掌握所有药品储存的要求 3. 能确定麻醉药品、精神药品的种类 4. 掌握麻醉药品、第一类精神药品、易制毒药品、第二类精神药品、非管制类药品和高警示药品的管理要求 5. 熟悉药品领取的流程 6. 掌握发放、回收药品的流程 7. 掌握麻醉科常用药品的作用及不良反应 8. 掌握麻醉科常用耗材及设备的名称 9. 掌握药品、耗材入库管理登记处理流程 10. 熟悉仪器设备的正确检测及使用方法 11. 熟悉仪器设备保养方法及使用后的消毒处理流程 12. 熟悉麻醉医生管理夜班、急诊药品及耗材的制度与流程 13. 熟悉交班药品基数及正确做好交接
技能目标	1. 能根据麻醉药品、精神药品、非管制类药品等账册的填写要求正确填写 2. 能根据麻醉科药品存储管理要求做好药品按区域放置（如麻醉药品、第一类精神药品及易制毒化学药品均放置于保险柜，第二类精神药品专柜上锁放置，全身麻醉药品专区放置，高警示药品专区放置，麻醉气体专柜上锁放置） 3. 能掌握麻醉科各类药品的使用管理要求，掌握药品的存储环境及监控装置的要求 4. 能按照药品领取的管理制度及流程申请发药及入库 5. 能正确发放及回收药品、耗材 6. 能根据常用药品的使用数量做好基数设定及申请计划量 7. 能根据耗材使用量及手术量做好申请计划量 8. 能掌握常用仪器设备的正确使用方法，根据仪器设备管理要求做好日常检测和保养维护工作。能正确处理仪器设备的清洁、消毒 9. 熟悉麻醉医生管理夜班、急诊药品和耗材的制度与流程，熟悉交班给麻醉医生药品的基数，正确与夜班麻醉医生做好交接工作 10. 能根据库房管理内容（包括药品、耗材、仪器设备）提出改进性意见并具备完善及修订的能力

☆☆☆☆

续表

维度	目标内容
情感目标	1. 运用适合的沟通技巧，建立良好护护关系、医护关系 2. 认同科室文化，融入科室团队，有良好的职业素养、团队合作及人际沟通能力 3. 具备自我学习的能力，积极参加科室活动，对科室的建设能提出自己的建议

（四）手术间麻醉配合实践大纲

通过进入手术间进行临床麻醉配合，了解手术麻醉工作的特殊性和重要性，熟悉不同麻醉方法及特点，掌握术前访视、麻醉前核查、麻醉准备及监护等，能够熟练应用综合能力，协助麻醉医生完成手术患者的麻醉工作，见表 3-6-4。

表 3-6-4　手术间麻醉配合实践大纲

维度	目标内容
知识目标	1. 掌握各种麻醉方式操作方法 2. 掌握围麻醉期管理的内涵 3. 掌握术前访视的内容 4. 掌握三方核查的内涵 5. 熟练掌握麻醉仪器设备的使用（麻醉机、麻醉深度监测仪、液体加温仪、脑氧监测仪、神经刺激仪、B 超机、血气分析仪、微量注射泵、镇痛泵、升温仪等专科仪器设备） 6. 掌握专科常用麻醉药品的用法及注意事项，特别是麻醉诱导期间的用药 7. 掌握不同麻醉方式的用物准备 8. 掌握麻醉科各类药品的药理作用及用药后的观察要点 9. 掌握气管插管的护理配合流程 10. 熟悉喉罩置入的护理配合 11. 掌握气管插管全身麻醉的护理配合、椎管内麻醉的护理配合、神经阻滞麻醉的护理配合 12. 熟悉麻醉相关信息系统使用，正确协助麻醉医生做好记录 13. 掌握麻醉中监测技术，包括患者生命体征监测、中心静脉压力监测、心排血量监测等 14. 掌握手术麻醉过程中出现的各种应急状况的处理，如大出血应急处理、呼吸心搏骤停的应急处理、过敏性休克的应急处理等 15. 掌握手术结束转运的注意事项 16. 患者转至 PACU，掌握与 PACU 医生、护士交接内容

☆ ☆ ☆ ☆

续表

维度	目标内容
技能目标	1. 能根据不同麻醉方式准备用物 2. 能根据围麻醉期管理做好术前访视 3. 能根据三方核查的内涵做好麻醉前准备 4. 能在医生指导下完成麻醉仪器设备的使用如麻醉机、麻醉深度监测仪、脑氧监测仪、神经刺激仪、B 超机、血气分析仪等仪器设备，独立完成液体加温仪、微量注射泵、镇痛泵、升温仪的使用操作 5. 能够根据麻醉药品及镇痛镇静药品的用法及注意事项准确配制 6. 根据麻醉诱导后患者的情况判断气管导管时机并给予配合气管导管 7. 熟练掌握本科室所有的插管用物（普通喉镜、可视设备、纤维支气管镜等）的操作配合 8. 能正确使用手麻相关信息系统，协助麻醉医生正确做好记录 9. 能掌握喉罩构造并准确给予喉罩置入术的护理配合 10. 能正确配合麻醉医生实施的各种麻醉方式 11. 中心静脉穿刺、动脉穿刺的护理配合 12. 能独立完成麻醉监测项目，掌握麻醉监测的内容，包括患者生命体征监测、中心静脉压力监测、心排血量监测、动脉压力监测等 13. 能准确安全进行患者的术后转运 14. 能规范与 PACU 护士做好交班工作
情感目标	1. 运用适合的沟通技巧，建立良好的护患关系、医护关系、护护关系 2. 认同科室文化，融入科室团队，有良好的职业素养、团队合作及人际沟通能力 3. 具备自我学习的能力，积极参加科室活动，对科室的建设能提出自己的建议

（五）麻醉术前、术后访视实践大纲

通过参与术前、术后随访，了解手术麻醉工作的特殊性和重要性，熟悉不同麻醉方法及特点，掌握麻醉术后并发症、药品不良反应等，能够熟练应用综合能力，协助麻醉医生做好手术患者术后麻醉后访视工作，见表 3-6-5。

表 3-6-5 麻醉术前、术后访视实践大纲

维度	目标内容
知识目标	1. 掌握常见麻醉方式特点 2. 掌握麻醉术前及术后访视的相关内容 3. 掌握相关信息系统的使用，熟悉平板电脑及 PDA 的使用 4. 熟悉各手术科室患者专科护理要点 5. 掌握气管导管后的不良反应 6. 掌握麻醉药品及镇痛镇静药品的不良反应 7. 熟悉全身麻醉术后、椎管内麻醉术后、神经阻滞麻醉术后的注意事项 8. 掌握电子镇痛泵及机械镇痛泵的护理要点 9. 掌握硬脊膜外镇痛泵的护理要点 10. 掌握与患者的沟通技巧
技能目标	1. 具备总结分析常见几种麻醉方式及不同点的能力 2. 能根据麻醉后访视的内容要求与患者良好沟通，同时在访视过程中能做好麻醉后的相关宣教 3. 能够熟练应用相关信息系统进行统计分析，熟练使用平板电脑进行登记相关访视信息 4. 具备根据各手术科室患者的专科护理要点对患者进行麻醉后宣教 5. 能根据气管导管后的不良反应的表现进行针对性处理 6. 能针对麻醉药及镇痛镇静药出现的不良反应及时报告麻醉医生，同时遵医嘱给予相应处理 7. 能掌握全身麻醉术后、椎管内麻醉术后、神经阻滞麻醉术后的注意事项及护理要点 8. 能根据镇痛泵的使用情况及时与病房护士、患者、家属做好沟通，对于镇痛泵使用过程中出现问题能及时妥当处理 9. 能正确拔除硬脊膜外麻醉留置的导管，并掌握拔管时突发状况的处理 10. 能按患者自控镇痛泵使用管理流程处理镇痛泵
情感目标	1. 运用适合的沟通技巧，建立良好的护患关系、医护关系、护护关系 2. 认同科室文化，融入科室团队，有良好的职业素养、团队合作及人际沟通能力 3. 具备自我学习的能力，积极参加科室活动，对科室的建设能提出自己的建议

（六）麻醉护理管理实践大纲

通过实践，将医疗护理管理理论知识和实践相结合，结合手术麻醉专业的特点，了解麻醉科护理岗位的管理要求，熟悉不同护理岗位的工作性质及特点，掌握护理行政管理及教学培训方法，通过自身素质修养，在护士长及护理组长的指导下，能够基本熟悉专科护理管理及教学管理内容，见表 3-6-6。

表 3-6-6　麻醉护理管理实践大纲

维度	目标内容
知识目标	1. 掌握麻醉科护理岗位分类与各岗位职责，掌握不同护理岗位的工作内容 2. 掌握麻醉护理单元设置要求以及麻醉工作区域的护理工作管理 3. 掌握环境安全评估内容、方法及相关护理管理措施 4. 掌握麻醉专业护理核心能力培训内容 5. 掌握护士长、护理组长的工作职责、方法及护理工作质量标准 6. 掌握麻醉人员架构、麻醉护理人员架构 7. 掌握麻醉护理的各班工作职责 8. 掌握麻醉护理的排班原则 9. 掌握麻醉科护理人员的专业层次 10. 掌握 PACU 的设置要求 11. 熟悉麻醉科护理专业理论培训计划及安排 12. 熟悉麻醉科护理专业操作培训计划及安排 13. 熟悉护理人员绩效管理和护士绩效奖金的二次分配 14. 掌握麻醉科各种应急预案，掌握应急处理流程 15. 掌握麻醉科相关感染控制的管理方式及感染控制有效的指标 16. 掌握最新医保收费政策 17. 熟悉协调麻醉科与手术科室的关系 18. 掌握麻醉护理管理的年度计划与总结、年度护理目标
技能目标	1. 能根据特殊要求设立或取消麻醉科护理岗位职责 2. 能掌握不同护理岗位的工作内容 3. 能讲述麻醉科人员架构和麻醉护理人员架构 4. 能讲述麻醉护理的各班工作职责 5. 能讲述麻醉护理的排班原则 6. 能清楚麻醉科护理人员的专业层次，同时能针对性地实施层次核心能力培训内容 7. 能讲述 PACU 的设置管理要求 8. 能制订麻醉科护理专业理论培训计划及安排 9. 能制订麻醉科护理专业操作培训计划及安排 10. 能清楚制定麻醉科护理人员绩效管理制度，能够清楚护理人员绩效奖金的二次分配 11. 具备针对麻醉科相关应急预案进行动态化改进的能力 12. 能够根据麻醉科相关感染控制做好预防与控制措施的能力，熟练应用标准预防和手卫生知识，指导下级，执行感染控制有效的指标 13. 具备独立完成麻醉科护理管理年度计划与总结、护理目标 14. 具备评估环境安全，进行检查、监督、指导、提出改进建议并协助护士长整改的能力 15. 能熟悉最新医保收费政策 16. 能独立协调好麻醉科与手术科室的关系 17. 能够根据各岗位工作职责、护理质量评价标准及工作流程进行检查、监督、指导并提出整改意见的能力

续表

维度	目标内容
情感目标	1. 运用适合的沟通技巧，建立良好的护患关系、医护关系、科室与科室之间的关系 2. 认同科室文化，融入科室团队，有良好的职业素养、团队合作及人际沟通能力 3. 具备较强的护理管理能力

（七）麻醉护理质量控制实践大纲

通过实践，将护理管理质量控制指标的理论知识和实践相结合，结合麻醉专业的特点，了解麻醉科护理质量控制的管理，熟悉不同质量控制的各项标准，熟悉护理质量控制的方式及方法，不断提高麻醉护理质量管理水平，通过自身素质修养，在护士长及护理组长的指导下，能够基本熟悉专科护理质量控制管理内容，见表 3-6-7。

表 3-6-7　麻醉护理质量控制实践大纲

维度	目标内容
知识目标	1. 掌握本科室护理质量控制的内容：全院共性护理质量控制指标、麻醉护理专科质量控制指标 2. 熟悉护理部交叉检查本科室护理的质量控制标准 3. 熟悉本科室护士长夜查房护理质量控制标准 4. 熟悉本科室护理管理质量控制查检表的内容 5. 掌握三级质量控制的管理 6. 掌握护理持续质量改进登记本的填写与分析 7. 掌握每月分析麻醉护理专科质量控制指标数据 8. 掌握每月分析护理管理质量控制检查表数据
技能目标	1. 能按照本科室护理质量控制的内容：全院共性护理质量控制指标、麻醉护理专科质量控制指标，协助护士长进行护理质量控制管理 2. 能清楚护理部交叉检查本科室护理的质量控制标准，协助护士长进行管理 3. 能清楚本科室护士长夜查房护理质量控制标准，协助护士长进行管理 4. 能清楚本科室护理管理质量控制检查表的内容，协助护士长查检 5. 能讲述护理三级质量控制的执行内容 6. 能独立归类当月护理持续质量改进登记本和麻醉护理专科治疗指标内的数据，能组织主持质量控制分析会，做好问题的原因分析、针对问题提出整改内容 7. 能独立分析护理管理查检表数据，提取数据做出整改对比
情感目标	1. 具备较强的护理管理能力 2. 具备分析问题、解决问题能力 3. 有良好的职业素养、团队合作及人际沟通能力

（八）麻醉护理教学管理实践大纲

通过实践，将护理教学管理的理论知识和实践相结合，结合麻醉护理专业特点，了解麻醉科护理教学的管理，熟悉护理部和科室对各类学生不同教学与培训要点，不断提高自身的护理教学管理水平，通过自身素质修养，在护士长及教学组长的指导下，能够基本熟悉麻醉专科护理教学的管理内容，见表 3-6-8。

表 3-6-8　麻醉护理教学管理实践大纲

维度	目标内容
知识目标	1. 熟悉护理教学管理制度 2. 熟悉本科室见习生和实习生教学与培训要点 3. 熟悉本科室进修生教学与培训要点 4. 熟悉本科室专科护士教学与培训要点 5. 熟悉本科室麻醉护理研究生教学与培训要点 6. 掌握护理小讲课、护理查房、疑难病例和护理 MDT 查房的要点及讨论方法 7. 掌握麻醉护理专科的各类型学生的教学计划、教学课程和教学考核总结内容
技能目标	1. 能讲述护理教学管理制度 2. 能讲述本科室见习生和实习生教学与培训要点 3. 能讲述本科室进修生教学与培训要点 4. 能讲述本科室专科护士教学与培训要点 5. 能讲述本科室麻醉护理研究生教学与培训要点 6. 具备独立完成与组织护理查房、疑难病例讨论、护理小讲课的能力，参与 MDT 查房能力 7. 具备独立完成制订麻醉护理各类型学生教学计划、教学课程和教学考核总结的内容
情感目标	1. 具备自我学习的能力 2. 积极参加各类型专科学术活动，对教学建设能提出自己的建议 3. 认同科室文化，融入科室团队，有良好的职业素养、团队合作及人际沟通能力 4. 具有较强教学管理能力

三、培训评价

经过 1 个月培训基地实践学习，实践基地对护士学员进行出科考核及成绩评定。

（一）成立考核小组

1. 考核小组成员　护士长、教学组长、麻醉护理教学老师。

2. 考核时间　实践期结束前 1 周。

3. 考核地点　PACU 和教学培训中心。

4. 考核内容　提前 1 ～ 2d 选取作为考试个案病例，以进行护理综合能力考核、操作考核。

（二）考核评价要求

1. 个案考核　按护理程序要求书写（占 30%）。评估患者情况，分析判断该患者目前主要护理问题及依据，并给出相应的护理措施。接受评委的提问并作答。病例汇报分析时间约 20min。

2. 操作考核　按各专科护理技术操作考核标准要求（占 70%）。实施护理技术操作，做到用物准备齐全、流程科学合理、操作准确熟练、患者安全舒适。在考核过程中，注重人文关怀，根据患者实际需要，选择合适时机，进行有针对性宣教。操作 80 分以上为合格。

四、专科护士培训基地的管理

（一）目的要求

在专科护士的教育过程中，学员在培训基地的实践活动是实现教学大纲既定培养目标的关键阶段。这一阶段的核心宗旨在于通过深入临床实践，不仅达成各学科的教学标准，而且强化和拓展了专业理论知识。学员们将运用所学的人文科学、基础与临床护理、健康教育、护理管理以及循证护理等知识和技能，有效解决实际护理工作中遇到的各类问题。临床实践同时要求学员进一步熟练掌握各项临床技能，并锻炼其思维、分析和实操能力，旨在培育出具备优秀职业素养、德智体全面发展的资深护理专业人才。

（二）组织领导

1. 在医院护理部、教务处的管理下，科室成立专科护士学员培训工作小组，健全各项组织管理体制，负责培训工作的日常管理与监督，切实履行对专科护士学员的临床教学和管理职能，完成培训任务及考核。

2. 设置麻醉护理专科护士培训基地的负责人，一般由麻醉科护士长担任。设置专科护士教学组长，即教学总带教，在基地负责人的领导下，负责主持本科室专科护士学员的实践安排，按实习大纲要求制定具体的实践带教计划，组织教学查房、小讲课、考核、考勤等各项工作。在培训结束前，填写培训情况总表、培训手册等。

3. 专科护士培训机构，如省级护理学会麻醉护理专业委员会，应在专科护士学员实践培训期间，深入基地，了解学员的学习、生活、思想等状况，督导教学质量，以及积极协同基地做好学员管理工作。

（三）专科护士学员教学老师的要求及管理

麻醉科专科护士是麻醉护理学科建设与发展的重要基础，而师资是影响培训质量的关键，师资队伍的教学质量决定了麻醉专科护士培训质量，规范化的师资培养在专科护士培训中起着关键性作用。

1. 在专科护士培训机构的指导下，培训基地应严格履行的师资准入和审核机制。

2. 麻醉护理教学老师的师资要求：具有本科及以上学历，中级及以上专业技术职称，从事本专业临床工作 5 年以上，接受过省级以上麻醉护理专科护士培训或类似培训，有 3 年以上带教护理实习生、进修生的工作经验，能结合临床病例组织护理查房、专科授课。

（四）专科护士学员的科室管理

1. 落实临床教学计划　按实践大纲要求，各培训基地负责人及教学组长制订具体教学计划，在专科护士学员入科时进行入科教育，负责介绍科室情况，包括组织架构、规章制度、职责范围，指定老师并分配实践培训任务。科室的医护人员均是专科护士学员的老师，要关心学员的思想道德品质，临床工作态度，帮助提升专业知识面和分析解决临床问题的能力等。

2. 了解专科护士学员的动态　由于各培训基地专科护士学员来源医院、学历、工作经历及年限等方面存在差异，对教学的要求也不尽相同。为最大程度覆盖各期专科护士学员的教学需求，培训基地每期设立专科护士学员组长，建立基地与专科护士学员间的互动沟通渠道。培训基地每周对专科护士学员培训情况进行小结，了解学员动态、需求及教学意见，并在下一周的教学过程中加以改进。

3. 做好考勤管理　经常了解专科护士学员思想动态、学习态度、劳动纪律。培训期间表现优秀的专科护士学员，应给予表扬，推荐参加优秀专科护士学员评选。

4. 组织培训考核　组织培训考核，填写科室鉴定。麻醉护理教学老师经常检查专科护士学员培训情况和手册填写情况，了解学员的学习进展、服务态度及技能掌握情况，保证培训计划按期完成。详细记录考核情况，认真撰写评语。

5. 组织师生座谈会　培训基地教学组长在专科护士学员培训期间应多次组织座谈会，护理部专科护士管理负责人、基地负责人、教学组长、教学老师、专科护士学员等一并参加，分析实践过程中遇到的问题，分享培训过程中的难忘经历，反馈培训基地、培训方式的优缺点，提出意见、建议。座谈会收集的各项信息，应做好记录，并对缺点、意见、建议进行改进。

6. 教学档案的建立与管理　培训基地将专科护士学员的护理个案、操作考评、理论考核成绩等培训情况、记录做好整理归档工作，并按要求上传到护理部、专科护士培训机构进行备案。

（五）专科护士学员要求

专科护士学员在培训基地学习期间应严格遵守法律法规、医院和科室的各项规章制度，履行专科护士学员的各项职责。

1.严格遵守国家的法律法规、医院和科室的各项规章制度，服从安排，尊重医院全体人员，虚心向老师们学习，完成学习任务。专科护士学员之间及与院校实习生、进修生之间应团结友爱、互帮互助，共同提高。

2.确立"以患者为中心"的思想，关心、爱护、体贴患者，不得单纯为了自己学习而增添患者痛苦，对患者及其家属的馈赠应婉言谢绝，培养高尚医德医风。遵守保护性医疗制度，不得随便向外透露患者病情或预后情况。

3.在培训基地学习期间应维护职业形象，仪表整洁、端庄，讲礼貌，态度和蔼。不得在门诊及病房区域喧闹，护士服保持整洁，不穿拖鞋、高跟鞋及响底鞋进病房，着装干净得体，注意个人卫生。

4.努力钻研业务，工作上应严肃认真，遵守各项操作规程，杜绝差错和事故的发生。注意加强专科理论知识的学习，专科技能操作的训练，克服好高骛远的心态，扎扎实实学习。

5.对培训基地提供的宿舍，专科护士学员们应爱护公物，做好宿舍环境卫生。在培训结束离院时，学员组长须将宿舍有关设施、锁匙等物品清点，移交给相关管理人员。

6.遵守医院及科室的劳动纪律，不迟到、不早退，应提前到科室巡查患者，了解病情，做好交接班准备，不擅自离开工作岗位。事假、病假按规定办理请假手续。

7.积极参加护理部、护理片区和科室组织的各项学习活动，包括护理查房、护理专题讲座、专科小讲课、病例讨论和 MDT 查房等。

8.认真填写培训手册、自我鉴定和考核记录表等，并在考核完毕时由组长统一收齐后交教学组长进行考评记录。

9.培训期间应严守工作岗位，严格执行各种操作规程，避免差错事故的发生。如果发生差错事故或有违法乱纪行为，应及时向老师、教学组长、护士长汇报，尽可能采取应急措施及时挽回损失。

（六）培训基地的质量督导

在完善专科护理培训制度的同时，还要加强培训评估工作的开展和实施，保证培训的效果和质量。教学督导是对培训效果的检验，更是对培训方案的反馈，是培训体系中不可或缺的部分，在麻醉专科护士培训中，可改进培训工作，助力培养麻醉专科护理人才。

1.医院构建护理部—专科培训基地二级教务管理体系　护理部设立专科护士培训质量管理委员会，对培训基地进行统筹管理，制定相关管理规定、规范教学计划、审核带教老师资格。定期对培训基地的教学质量与管理工作进行督导，督促培训基地持续质量改进等。

2. 培训基地制订培训质量督导标准　根据培训计划，制订培训质量督导表，此表由培训计划、培训质量自评及培训后考评三个项目组成。根据培训安排、培训质量督导的内容制定专科护士学员满意度调查表，调查内容包括教案质量、讲解表达、操作演练、技巧与指导、课程规划、课程掌控、课程气氛、培训态度、培训内容、培训效果以及老师对专科护士学员情况掌握等方面，并安排教学质量督导人员进行定期教学督导。

3. 培训督导实施

（1）对培训质量的督查：查看培训计划落实情况，培训质量自评情况，通过跟班临床工作，参加教学查房、案例分析、小讲课等培训活动，深入了解培训效果，及时召开师生座谈会，反馈培训情况，帮助解决问题，交流经验，提出指导性建议等。

（2）对专科护士学员进行满意度调查：定期发放满意度调查表，并与学员进行交谈，了解临床教学过程中学习体验。调查结束后，将满意度结果及专科护士学员意见进行汇总与分析。

（3）总结反馈：督导的结果及时反馈给基地负责人和教学老师，研究解决护理教学过程中问题。定期召开教学讲评会，互相学习教学中成功的经验，推广应用，存在的问题互相借鉴，认真整改。

4. 基地教学质量监督

（1）长效反馈机制：培训基地应做好与主办机构的及时沟通，反馈专科护士学员培训期间的考核成绩、培训问题等，通过高效的培训，达到临床实践要求。

（2）培训期间督导：培训期间，主办机构应定期组织专科专家对各培训基地进行督导，督导内容包括：

● 组织管理：培训基地管理制度落实情况、教学老师资质情况、教学形式、组织专科护士学员活动情况、护理部督导教学情况等。

● 计划实施：教学实施计划是否合理、与计划相符，教学手册的填写是否完整等。

● 教学情况：包括师资培训、教学态度、教学规范、教学效果等。

● 专科护士学员反馈：与专科护士学员进行交流，听取学员对培训基地教学的意见、建议等。

（蔡锦华　许立倩　肖伦华　李颖芝）

第 4 章

麻醉科护士培训管理制度

在现代医院护理管理中，普遍采纳了基于能级的管理体系，其中培训的核心也倾向于以能力为本的分级培训模式。护士的核心能力是指不同专业领域、不同职位级别以及不同岗位的护士，在履行其专业性护理职责并扮演各种预期角色时，为确保高质量完成工作所需具备的综合知识、技能和职业态度。鉴于此，实施以核心能力提升为目标的进阶式培训，正好契合当前麻醉护理培训的需求。这种培训旨在针对麻醉专业的特殊要求和护理的独特性质，对麻醉护理专业技能进行系统性的强化训练；通过逐级深入的方式，逐步增强麻醉专业护士的核心能力和职业素质；并根据护士的核心能力水平，合理分配日常工作职责，从而有效提高麻醉护理的专业品质。

第一节　麻醉科护士分层级培训管理

能级管理体系是当前多数医院的护理管理模式，护理培训方式亦是以能力为基础的分层级培训。护士核心能力是指不同专业类别、不同职级、不同岗位的护士，在担当专业性护理工作中的各种预期角色时，为保证有质量地完成工作，所需具备的知识、技能和态度的总和。因此，采用核心能力进阶式培训，符合当前麻醉护理培训所需，旨在根据麻醉专业特殊性及护理特点，对麻醉护理专业能力进行系统性培训；通过进阶模式，逐步提升麻醉科护士的核心能力与职业素养；并根据核心能力的高低，进行日常工作的定岗、定责，提升麻醉护理专业品质。

一、护士各层级准入条件

麻醉科护士，与众多临床科室护士一样，在毕业后进入医院，完成为期 2 年的规范化轮转培训后，方可进入麻醉科。若为提早定出麻醉科方向的人员，在轮转培训中有条件选择科室，建议多选择与麻醉护理相近、相关的科室进行轮转，如外科重症监护室、急诊科、心电图室等。

☆　☆　☆　☆

麻醉护理的培训，由定位为麻醉科的护士开始，入科即开始核心能力进阶式层级培训（以下简称层级培训）。以麻醉护理专业能力及技术水平为主要指标，结合相应职称体系，并参考护龄、学历等因素把临床护理岗位分为 N0 ～ N5 六个技术层级。层级培训的模式，主旨为打破年资、职称、学历等束缚，改由护士本身的能力进行评估、培训、进阶。但是在初始的分级过程中，仍然会有年资、学历、工作经验的参考列项，以促进护士在学习能力、经验累积等多方面的整体发展。具体分级及准入方案如下。

（一）N0 级麻醉科护士分级及准入标准

1. 分级　N0 级麻醉科护士为初级护士。

2. 准入标准

（1）执业资格：取得护士执业证书及护士资格以上证书。

（2）学历：护理全日制大专及以上学历。

（3）工作经验：完成医院 2 年规范化轮转培训，或有 2 年以上临床护理工作经验，新入职麻醉科工作的人员。

（二）N1 级麻醉科护士分级和准入标准

1. 分级　N1 级麻醉科护士为责任护士。

2. 准入标准

（1）执业资格：取得护士执业证书及护士资格以上证书。

（2）学历：护理全日制大专及以上学历。

（3）工作经验：具有 1 年以上麻醉护理工作经验，并完成 N0 级培训任务且考核合格。

（三）N2 级麻醉科护士分级和准入标准

1. 分级　N2 级麻醉科护士为高级责任护士。

2. 准入标准

（1）执业资格：取得护士执业证书及护师资格以上证书。

（2）学历：护理本科及以上学历。

（3）工作经验：3 年以上麻醉护理工作经验，并完成麻醉科护士 N0、N1 级培训任务，且考核合格。

（四）N3 级麻醉科护士分级和准入标准

1. 分级　N3 级麻醉专业护士为责任组长。

2. 准入标准

（1）执业资格：取得护士执业证书及护师资格以上证书。

（2）学历：护理本科或以上学历。

（3）工作经验：4 年以上麻醉护理工作经验，并完成麻醉科护士 N0、N1、N2 级培训任务，且考核合格。

（五）N4 级麻醉科护士分级和准入标准

1. 分级　N4 级麻醉科护士为专科护士。

2. 准入标准

（1）执业资格：取得护士执业证书及主管护师以上资格证书。

（2）学历：护理本科或以上学历。

（3）工作经验：5 年以上麻醉护理工作经验，并完成麻醉科护士 N0、N1、N2、N3 级培训任务，且考核合格。

（六）N5 级麻醉科护士分级和准入标准

1. 分级　N5 级麻醉科护士为高级实践护士。

2. 准入标准

（1）执业资格：取得护士执业证书及副主任护师以上资格证书。

（2）学历：护理本科或以上学历。

（3）工作经验：10 年以上麻醉护理工作经验，并完成麻醉科护士 N1、N2、N3、N4 级培训任务，且考核合格。

二、护士分层级培训制度

（一）护士分级核心能力的设置

对于护士的职业生涯而言，专业培训是一个动态的、不断成熟与成长的概念。从初入科至成为骨干，其职业技能将经历"知晓－实践－运用－教学－协调－质控－革新－指引"等步骤的递增，由初级护士逐级提升至在临床、教学、科研、管理等方面具备革新和指引能力的高级实践护士。因此，基于职业技能的递增与工作岗位所处层级的关系，在各项核心能力上进行比例设置，形成核心能力模块设置的规则。包括 6 个层级及 6 个核心能力模块，6 个核心能力模块包括科室设置与管理的能力，专业基础知识与技能的能力，专科技术能力，安全管理能力，应急与协调能力，教学、质控与科研的能力。具体内容见表 4-1-1，横向 6 级，表述护士职级（层级与岗位）的递进关系；纵向 8 项，包含第 1 项能力运用的递增步骤，第 2 项的核心能力在工作中的主要体现，即能完成工作的程度，第 3～8 项为核心能力各项模块的详细表述。

表 4-1-1　麻醉科护士核心能力模块

职级	N0 级	N1 级	N2 级	N3 级	N4 级	N5 级
	初级护士	责任护士	高级责任护士	责任组长	专科护士	高级实践护士
能力运用	知晓、实践	知晓、运用	运用、教学	教学、协调	质控、革新	革新、指导
核心能力的主要体现	能在教学老师的指导或督导下完成护理工作	能独立完成各项护理工作	能指导低层级护士完成各项护理工作	能处理护理技术难题；能进行当日班次人员的总体指挥、协调、应急；能协助质量控制、查房等	能主导质量监控的工作，进行流程改进、规章制度的修订；能组织护理/科研项目的立题与实施	能指导专科护士。能开展新业务和新技术；胜任疑难复杂病例的讨论，查房，会诊；承担国家级继续教育项目，院级以上授课，以及护理科研指引和评审
科室设置与管理的能力	1. 能明确麻醉科手术室环境、区域划分、布局及功能 2. 掌握 PACU 的概念、功能、布局，掌握麻醉药物的放置 3. 掌握医院相关护理核心制度、消毒隔离制度及麻醉专科护理规章制度，履行相应的岗位职责 4. 能配合完成麻醉物资管理工作	1. 参与麻醉物资、设备环境及 PACU 环境的管理 2. 掌握护理核心制度、消毒隔离制度、麻醉专科护理规章制度，运用护理工作及操作流程，履行相应岗位职责	1. 具备对麻醉急救药品、物品、设备环境进行管理的能力，并能为下级护士讲解麻醉科环境、区域设置及要求、人员设置及要求 2. 能对物资环境、PACU 工作环境进行管理并能提出改进意见 3. 能参与制定核心制度及岗位职责，对工作流程提出改进意见	1. 具备评估环境安全，并进行检查、监督、指导及参与整改的能力 2. 具备正确评估班组内各岗位护士工作能力、合理调配人力资源 3. 具备检查、监督、指导岗位职责、质量评价标准及工作流程，并提出改进意见的能力	1. 了解科室建设与管理的新进展，为改善麻醉工作环境，提出前瞻性建议或组织整改 2. 熟悉环境与工作流程的最佳适配度，提出建议，并协助护士长进行整改 3. 能评价并完善麻醉专科护理核心制度及岗位职责，工作流程及护理质量评价标准	1. 掌握科室建设与管理的新进展，能为改善麻醉环境更有利于工作，组织整改 2. 掌握环境与工作流程的最佳适配度，组织或协助护士长进行整改 3. 能制定麻醉护理工作制度、工作流程，指引和标准及修订 4. 开展循证护理

续表

职级	N0级 初级护士	N1级 责任护士	N2级 高级责任护士	N3级 责任组长	N4级 专科护士	N5级 高级实践护士
专业基础知识与技能的能力	1. 熟悉并逐步掌握麻醉物资管理规范及无菌物品消毒规范及流程 2. 熟悉并逐步掌握麻醉常用药、急救药名称、规格 3. 熟悉并逐步掌握麻醉物品的名称、型号，并了解其用途 4. 熟悉设置监护仪、麻醉机、呼吸机、血气分析仪、推注泵、靶控泵的基本使用 5. 了解麻醉常用监测技术相关知识（心电图、心率、脉搏、脉搏氧饱和度、无创血压、有创动脉压、中心静脉压、呼气末二氧化碳、血气分析） 6. 在教学老师的指导下完成麻醉物资的管理、收发、补充、消毒工作 7. 在教学老师的指导下完成镇痛泵的管理、维护工作	1. 掌握麻醉常用药品、急救药品的使用方法 2. 掌握常用麻醉物品的用途和使用方法 3. 掌握监护仪、麻醉机、呼吸机、除颤仪、靶控泵、镇痛泵、血气分析仪的使用及日常维护 4. 掌握麻醉常用监测技术 5. 掌握麻醉信息系统的基本使用及维护	1. 熟悉并逐步掌握麻醉科各类药物的药理作用 2. 掌握常用麻醉物品的用途并能对下级进行培训 3. 具备麻醉物资管理的能力 4. 掌握麻醉科内所有麻醉仪器设备的使用、管理、维护，并能对下级进行培训	1. 具备对麻醉药品、物品相关理论知识重点进行提炼，并对下级护士进行指导的能力 2. 能监督、检查、指导物资管理工作，并对物资管理工作进行质量监控，针对质量问题提出改进意见 3. 能监督、检查和指导仪器设备、对仪器管理工作进行质量监控并针对质量问题提出意见	1. 具备应对麻醉物品种类更新、功能上的变化与调整，调整相应管理流程与措施的能力 2. 具备对麻醉科护理记录文书的书写与质量监控的能力 3. 具备根据物资管理、仪器监控能力，并对工作中出现的缺陷进行整改	1. 具备开展麻醉新技术，对新物品、新仪器设备的使用以及新监测技术进行管理流程指导、制定管理流程 2. 组织修订物资管理流程、标准及质控指标

续表

职级	N0 级 初级护士	N1 级 责任护士	N2 级 高级责任护士	N3 级 责任组长	N4 级 专科护士	N5 级 高级实践护士
专科技术能力	1. 在教学老师的指导下完成麻醉苏醒期患者护理：患者身份识别、病情观察、安全给药，皮肤护理，出入量的记录，保温及安全护理 2. 在教学老师的指导下完成麻醉专业护理操作：吸痰、气管插管（喉罩、面罩）拔除及鼻腔吸氧 3. 在教学老师的指导下完成患者静脉通路、中心静脉置管、动脉置管、引流管护理 4. 在教学老师的指导下正确使用麻醉信息系统或使用书写麻醉相关文书 5. 在教学老师的指导下镇痛泵的配置及疼痛随访工作 6. 在教学老师的指导下配合临床麻醉	1. 掌握麻醉苏醒期患者的常规护理 2. 掌握完成患者：气管插管、动/静脉置管、引流管护理 3. 掌握分析患者术后躁动、谵妄、疼痛实施护理措施 4. 掌握分析患者舌后坠及喉痉挛发生的原因，并能进行处理及护理 5. 正确使用麻醉信息系统，完成患者的麻醉相关文书	1. 掌握麻醉苏醒期患者常规护理工作并具备指导下级护士工作的能力 2. 具备独立完成危重症患者护理、病情发生变化时具备综合应急的能力 3. 掌握正确观察麻醉药、镇痛药及抗凝药使用前后的效果 4. 掌握患者麻醉、手术并发症护理及处理原则，具备指导下级的能力 5. 具备评估疼痛级别的能力并能实施相应护理的护理 6. 具备根据患者麻醉后常见心理反应给予心理护理的能力	1. 具备处理护理技术难题的能力 2. 具备对麻醉苏醒期患者的护理工作进行检查、监督，指导的能力 3. 在麻醉护理工作中起到中心指挥和协调作用 4. 具备患者静脉通路、动脉置管、中心静脉置管、引流管等存在的风险并提出干预措施的能力 5. 具备评估患者的病情并提出正确的护理措施，指导下级护士完成护理的能力 6. 具备对患者的心理反应做出评估，并针对性给予心理护理的能力 7. 协助医生完成危重症者麻醉 8. 具备对患者使用麻醉仪、呼吸机，监护相关设备及其他麻醉仪器设备进行检查，指导使用的能力	1. 具备对麻醉护理工作进行质量监控，对工作结果、根据结果，对工作中的不足进行完善和改进的能力，并制订培训计划、实施培训的能力 2. 具备根据科室实际情况，完善护理工作流程、提高护理质量的能力 3. 了解监测技术新进展，并对各级护士进行培训 4. 掌握各系统疾病特点和疾病术后病情变化特点并对各级护士进行培训 5. 熟悉各疾病术后患者病理、生理等医学知识，能全面了解患者的检查，进行分析，指导临床护理工作	1. 具备麻醉护理管理能力 2. 根据科室情况组织制定护理工作流程及开展新业务 3. 掌握各种疑难复杂病例的特点并针对性地进行护理指导，护理查房及护理会诊 4. 完成麻醉专科护理门诊出诊及专科答询服务

续表

职级	N0级 初级护士	N1级 责任护士	N2级 高级责任护士	N3级 责任组长	N4级 专科护士	N5级 高级实践护士
	7. 在教学老师的指导下了解各系统常见急危重症的病因、病理生理、临床表现、治疗及护理	6. 学习识别或调节麻醉机、呼吸机、监护仪、推注泵（靶控泵）等仪器的基本参数、报警界限、监测波形 7. 掌握各系统常见危重症的病因、病理生理、临床表现及护理 8. 掌握患者的疼痛评估 9. 具备手术同临床麻醉的护理配合和协助无痛诊疗的能力	7. 具备完成纤维支气管镜检查治疗、BIS监测、呼气末二氧化碳监测、心排血量监测等技术的配合能力 8. 具备分析麻醉机、呼吸机、监护仪、推注泵等常用模式、基本参数、报警界限、监测波形的能力	9. 具备对患者检查结果进行分析，并指导护士进行护理的能力		

续表

职级	N0 级 初级护士	N1 级 责任护士	N2 级 高级责任护士	N3 级 责任组长	N4 级 专科护士	N5 级 高级实践护士
安全管理能力	1. 熟悉并逐步掌握标准预防的概念及相关技术 2. 在教学老师的指导下处理麻醉后用物及护理患者时能做好自我防护 3. 在教学老师指导下按流程处理针刺伤等各类职业暴露事件 4. 在教学老师的指导下完成患者的身份识别 5. 在教学老师的指导下按流程完成给药、输液、输血等操作 6. 在教学老师指导下完成患者的皮肤护理 7. 在教学老师指导下完成压疮患者的预防及护理 8. 在教学老师指导下完成术后谵妄、躁动患者的安全护理及安全转运 9. 了解体温调节机制的相关知识及保温设备的种类、使用的方法及注意事项	1. 掌握正确使用职业安全防护用具 2. 具备按流程初步处理针刺伤等各类职业暴露事件的能力 3. 在教学老师指导下能对患者出现的压疮接受压疮部位进行评估，根据患者评估正确使用护工具，采取相应的保护措施的能力 4. 具备根据患者的年龄、手术部位及病情等，正确使用保温设备的能力 5. 具备完成患者稳定情况下安全接及转运的能力	1. 具备对患者有针对性地使用保护工具的能力 2. 具备完成急、危、重患者的病情交接及安全转运的能力 3. 具备对手术麻醉后患者可能出现的各种风险情况进行评估，并采取相应防护措施的能力 4. 具备指导下级护士完成职业安全防护工作的能力	1. 具备评估护理工作中安全隐患并提出防范措施的能力 2. 具备分析患者转运过程中的存在或潜在的安全隐患，并采取预见性的护理措施，防止意外发生的能力 3. 在上级护士的指导下完成职业安全防护工作流程的制订 4. 具备对各级护理人员进行各种职业安全防护培训及组织安全防护演练的能力	1. 能分析职业安全防护工作流程中存在的问题，提出改进意见，并不断完善职业安全暴露防护工作流程 2. 具备预见并及时消除麻醉专业护理工作中各种安全隐患，参与制定各种应急预案的能力 3. 具备对安全防护培训及安全防护演练进行效果评价并对不足提出改进意见的能力	1. 组织参与制定安全防护及护理相关应急预案指引、流程及标准 2. 对预见可能出现的安全隐患进行分析、处理并组织制定与改进相关护理流程及质控标准 3. 对发生隐患后出现的问题进行处理，并制定与改进相关护理流程及护理质控标准 4. 指导及评价安全防护应急预案演练，并对不足组织整改

续表

职级	N0级 初级护士	N1级 责任护士	N2级 高级责任护士	N3级 责任组长	N4级 专科护士	N5级 高级实践护士
应急与协调能力	1. 熟悉麻醉科常用急救药物名称、剂量及使用方法 2. 熟悉急救物品的放置位置及使用方法 3. 掌握心肺复苏理论知识 4. 在教学老师的指导下可完成胸外心脏按压技术，正确使用除颤仪、简易呼吸气囊等急救设备，吸氧、吸痰等急救技术 5. 能配合完成麻醉护理工作中常见差错事故的预防 6. 了解PACU各项应急预案流程并参与应急演练 7. 能配合完成PACU各项应急事件的处理	1. 掌握麻醉科常用急救药物的名称、剂量及使用方法 2. 掌握急救物品的使用方法 3. 具备对患者实施基础生命支持急救技术（徒手心肺复苏术、简易呼吸气囊使用、吸氧、吸痰、快速建立外周静脉通路及外周动脉置管）的能力 4. 具备完成基本监测技术（生命体征、心电图、脉搏血氧饱和度、呼气末二氧化碳、血气分析、微量血糖）的能力	1. 具备观察、评估危重患者病情紧急情况（窒息、心律失常、大出血、休克等），并提出实施护理措施的能力 2. 具备协助麻醉医生进行手术室内、手术室外急救的能力 3. 具备分析血气分析、电解质检测结果的能力 4. 能根据各项急救技术及急救流程，配合完成麻醉及术中各种意外情况的处理 5. 具备正确、有效地做好麻醉护理工作中各种差错事故预防的能力	1. 具备处理PACU各种应急情况，并指导下级护士处理各种应急情况及完成各项急救技术，并对效果进行评估的能力 2. 具备检查、指导、组织护士对危重患者病情变化进行处理与护理的能力 3. 具有组织、协调、指挥护士对危急、重症患者抢救的能力 4. 能根据患者情况合理调配人力资源及急救物资的能力 5. 具备对各级护士使用急救设备及药物等进行检查与指导的能力 6. 具备对各级护士各项急救技术及监测技术进行培训的能力 7. 具备及时发现和防范麻醉护理工作中存在的安全隐患的能力	1. 具备指导培训心肺复苏技术的能力 2. 具备对各级护士进行各项急救技术、监测技术新进展培训进行指导能力 3. 制定PACU突发事件处理的工作流程及应急预案，实施效果，对护士进行培训 4. 具备急救的管理能力，并起到核心作用 5. 具备分析引起投诉或纠纷的原因，制定防范措施及指引的能力 6. 具备指导制定应急预案及应急预案流程并对演练结果进行评价的能力	1. 指导与开展新急救新技术 2. 制定麻醉护理突发事件处理流程，应急预案及护理质控标准，检查实施效果并评价 3. 指导现场急救 4. 分析发生或可能发生投诉或纠纷原因，组织制定防范及对应措施，指引，完善对应的工作流程及护理质控标准 5. 指导与评价对应应急演练

续表

职级	N0级 初级护士	N1级 责任护士	N2级 高级责任护士	N3级 责任组长	N4级 专科护士	N5级 高级实践护士
		5. 具备配合医生完成外周动脉、中心静脉、人工气道建立（气管插管、气管切开）、除颤、有创动脉血压和中心静脉压监测等急救技术的能力		8. 具备评估 PACU 可能出现的意外情况，及时提供有效的反馈信息并采取相应护理措施的能力		
		6. 具备对危重病紧急情况（窒息、心搏骤停、心律失常、大出血、休克）进行观察的能力		9. 参与麻醉护理应急预案的制定		
		7. 在教学老师指导下能独立完成各项差错事故的防范工作		10. 具备对各级护士进行应急预案培训和组织应急预案演练的能力		

☆☆　☆☆

续表

职级	N0级 初级护士	N1级 责任护士	N2级 高级责任护士	N3级 责任组长	N4级 专科护士	N5级 高级实践护士
		8. 配合完成PACU各种应急情况的处理：①停电的处理；②停气的处理；③休克患者的急救；④心搏、呼吸骤停的急救；⑤输血、输液反应及敏反应及药物过敏反应的处理 9. 遇到投诉或纠纷时，能及时寻求帮助				
教学、质控与科研的能力	1. 参加院内及科室的业务学习，熟悉及掌握其相关内容并对学习进行归纳总结 2. 参加护理业务学习及教学查房，了解其相关内容并对学习进行归纳总结	1. 参加护理业务学习、护理业务查房及教学查房，掌握其相关内容，对学习内容进行归纳总结并完成学习笔记	1. 在教学老师指导下完成护理业务查房、教学查房 2. 参加院级、市级麻醉护理相关的继续教育培训，并能对学习内容归纳总结，在科室进行学习交流和知识分享	1. 具备组织科内的护理业务学习及护理教学查房的能力 2. 参加省级、国家级麻醉专业继续教育培训，掌握其内容，能对学到的知识进行分析、归纳、总结，并对各级人员进行知识分享	1. 具备组织危重症、特殊病例的病例讨论或护理查房的能力 2. 具备组织开展新技术、新业务护理查房的能力	1. 组织疑难复杂病例讨论、查房 2. 承担国家级继续教育项目及参加院级以上学习班授课 3. 开展麻醉护理质量指标监测、分析和持续改进

☆ ☆ ☆ ☆

续表

职级	N0级 初级护士	N1级 责任护士	N2级 高级责任护士	N3级 责任组长	N4级 专科护士	N5级 高级实践护士
	3. 在教学老师指导下，能按麻醉护理工作指引、流程及质量标准进行工作	2. 能按要求完成继续教育培训 3. 熟悉护理工作方法、形成初步的临床教学概念、步骤 4. 熟悉护理查房程序及疑难病例讨论程序 5. 具备为实习生、见习生进行麻醉护理基础技能操作示范的能力	3. 具备对下级护士进行技术示范的能力 4. 承担新护士、护理进修化培训生及实习、见习生的教学，参与教学计划的制订，具有一定的授课能力 5. 熟悉护理科研的相关知识及撰写论文的方法 6. 掌握护理质量管理相关概念及麻醉护理质量管理原则	3. 参与护士培训计划的制订，负责实施，反馈实施效果 4. 承担新护士、护理进修生、规范化培训生、见习生的临床护理教学，制订教学计划，具有一定的授课能力 5. 承担各层级护士培训工作，并评价培训效果 6. 具备撰写专业论文能力 7. 参与麻醉护理质量监控小组工作，能对下级护士工作质量进行评价，反馈和指导 8. 协助完成麻醉护理工作中的质量监控	3. 参加省级、国家级麻醉专科护理的继续教育培训，并对各级人员进行培训 4. 具备发掘护理人员个人特质及护理强弱点，做出针对性培训方案的能力 5. 具备撰写较高水平的论文，并在公开刊物上发表的能力 6. 具备组织下级进行专科护理科研的能力 7. 具备指导麻醉护理质量监控工作，定期检查落实情况并评价实施效果的能力	4. 制定专科护理工作流程、指引、标准，并编写专著，指导及开展专科护理科研 5. 专科护理研究生培养

（二）护士核心能力培训方案

麻醉科护士核心能力培训方案根据麻醉科护士各层级核心能力制定，围绕培训目标和培训重点制定出具体培训内容。该培训方案主要针对 N0～N5 级的专业核心能力培训，旨在通过规范化培训为麻醉专业护理打下良好基础。

麻醉科护士核心能力模块打破了按年资（核心能力培训模块中指出的年限只作为培训时间的参考，不作为能力评价的条件）、职称、学历评价和使用护士的模式，通过核心能力逐级递增来培训专业能力，科室可通过评价、考核来检测方案的完成情况，同时为麻醉科护士的定级与定岗提供依据。

1. 培训对象 从事麻醉护理工作的 N0 级～N5 级护理人员。

2. 培训目标

（1）总目标：经过麻醉科护士专业核心能力的进阶培训，使麻醉科护士能循序渐进地掌握麻醉专业基础理论及护理技能，达到各层级准入标准要求。随着专业成熟度和岗位能力递增，不断改进和完善专业工作内涵，为成为专科护士而发展。为围麻醉期患者提供系统、专业、安全的麻醉护理服务，以达到解决相关临床护理问题，提高麻醉护理队伍整体水平的目的。

（2）培训目标

● N0 级麻醉科初级护士：培训时间为 1 年。经过培训，熟悉麻醉科护理的规章制度及工作流程，熟悉 PACU 的管理制度及工作流程；熟悉麻醉科常用药品、急救药品及麻醉药品的名称及规格；熟悉各种麻醉耗材的名称及用途；掌握初级护士的岗位职责和工作内容，能完成初级护士的工作；初步了解 N1 级责任护士的岗位职责和工作内容，在麻醉护理教学老师的指导下实践 N1 级责任护士的工作。为了使新入职的 N0 级初级护士能更快地胜任其岗位工作，该层级人员除了完成核心能力培训外，另安排了根据麻醉护理重要岗位工作设置的序贯式培训，使 N0 级初级护士最终能够独立、规范地为围麻醉期患者实施舒适、安全的服务。

● N1 级麻醉科责任护士：培训时间 1～3 年，经过培训，能较系统地掌握麻醉护理的基础知识、基本知识、基本技能及相关知识。能在麻醉护理教学老师指导下，系统地完成 ASA 分级 Ⅰ～Ⅱ 级手术患者术后麻醉苏醒期的整体护理，对各种麻醉方式及专业技术操作有一定掌握。

● N2 级麻醉专业高级责任护士：培训时间为 1～3 年。经过培训，具有先进的护理理念、较高的专业护理水平和良好的综合素质；掌握麻醉专业相关理论及专业护理技能；能独立完成 ASA Ⅱ～Ⅲ 级手术患者麻醉苏醒期的整体护理，并能指导下级护士。初步具备临床护理教学能力、组织与协调能力、护理管理能力，以及参与护理科研的能力。

● N3 级麻醉科责任组长：培训时间为 1～3 年。经过培训，具备优质的护

☆　☆　☆　☆　☆

理理念、高水平的专业素质及良好的综合素养；熟练运用麻醉专业相关理论知识及专业护理技能。能独立完成及指导下级护士完成 ASA Ⅲ～Ⅳ级手术患者的麻醉苏醒期整体护理；掌握各种麻醉方式、麻醉技术的配合；能组织危重患者抢救和突发应急事件的处理；掌握急慢性疼痛的治疗与护理；能承担临床教学、培训、专业护理指导、护理管理、科研等任务。

●N4 级麻醉科专科护士：培训时间为 1～3 年。经过培训，具备超前、优质的护理理念、丰富的专科护理内涵和较高的综合素质；了解国内外麻醉专业护理前沿理论及技能，具备创新意识与能力。能独立完成及指导下级护士完成 ASA 分级Ⅳ～Ⅴ级手术患者的麻醉苏醒期整体护理；协助麻醉医生完成疑难患者的麻醉；主持护理业务查房及疑难病例讨论；承担护理管理、临床教学、专业培训与指引、护理科研等工作；能发现工作流程及专科护理中的缺陷与不足，并组织完成相应的护理管理项目及科研项目。

●N5 级麻醉护理高级实践护士：培训时间为 2～4 年。经过培训，胜任对 N4 级护士的指导工作；具有丰富的专科护理内涵和较高的综合素质，掌握国内外专业护理前沿及发展动态；在护理部、科主任指导下开展新业务和新技术；胜任疑难复杂病例的讨论、查房、会诊；承担国家级继续教育项目及院级以上授课、护理科研的指导和评审；承担护理研究生培养。

3. 培训方法　每一层级的培训均遵循"评估→培训→考核→评价"的步骤进行。

(1) 评估：由培训组长对培训人员在麻醉护理能力方面进行评估。

●首次全体评估（适用于分层级培训方案启动时）：可根据医院的护士技术等级划分标准或本章第一节的分级与准入标准初步划分出层级，进行对应层级的培训前评估。已达到低一层级培训完成的评价标准者，进入对应层级进行培训；不通过者，进入低一层级培训。如划分层级在 N2 级者，使用 N1 级培训完成评价标准对其进行评估，通过者，进入 N2 级培训，不通过者，进入 N1 级培训。

●培训前评估（适用于培训层级进阶时）：按照"培训完成评价标准"进行对应层级的能力评定，是指已达到对应层级培训完成后的评价标准，可以进入高一层级培训，此为进阶，如学员完成 N1 级培训，以"N1 级培训完成评价标准"评定能力，通过后进入 N2 级培训。

●新入科人员评估（适用于所有新入科人员）

①经过医院的规范化轮转培训后进入麻醉科，成为 N0 级麻醉科初级护士，进行"重症护理－麻醉物资管理－临床麻醉配合－PACU 护理"序贯式培训。因科室原因造成序贯式培训延误的，可以在进入 N1 级后完成。

☆☆☆☆

②除完成医院规范化轮转培训外，有 2 年其他科室临床护理工作经历的人员：入科后为 N0 级麻醉专业初级护士，也需从 N0 级培训开始，完成逐级培训。培训的同时培训组长根据其护理工作经验的专业、年资及当前护理能力，进行再次评估，确定序贯式培训的项目和时长。如有危重症护理经验者，可不进行重症护理培训。有麻醉护理经验者，可相应缩短麻醉物资管理、PACU 护理培训时间。

（2）培训

● 按照对应层级核心能力培训的内容，安排对应的培训内容与教学方法，进行培训，记录并签名。培训方法包括自学、讲授、示教、实践。

● 培训组长负责自学、讲授、示教的课程安排，以及麻醉护理教学老师的选定。实践部分由教学老师督促学员完成。

● 培训形式

①麻醉护理教学老师对学员进行一对一带教、指导。

②麻醉医师参与临床培训指导。

③科室培训方法：科室业务学习、护理小讲课、护理业务查房、护理教学查房、疑难病例讨论、应急演练、情景课堂、视频教学、线上教学等。

（三）护士各层级核心能力培训内容

护士分层级核心能力的培训内容包含两个目标，即知识目标与技能目标。知识目标包括记忆事实性知识、理解概念性知识两个方面，即理论知识。技能目标为应用程序性知识，一般定义为经过学习和练习而获得某种任务的动作方式和心智活动方式，主要为做事的方法和步骤，即动手操作能力。培训方法有自学、讲授、示教及实践个案（实践个案进行举例说明）。自学，表示需要各层级人员自主学习；讲授，表示科室安排的临床教学讲课；示教，是指由护理教学老师进行实物或实操教学；实践个案，则为各层级在培训过程中对应核心能力需要完成的个案累计例数。

1. N0 级核心能力培训内容　见表 4-1-2。

☆ ☆ ☆ ☆

表 4-1-2　N0 级核心能力培训内容

核心能力	培训内容						
	知识目标	技能目标	培训方法			
			自学	讲授	示教	实践个案
科室设置与管理的能力	1. 环境管理能力 (1) 熟悉医院环境 (2) 熟悉麻醉科手术室环境、区域划分、布局及功能 (3) 掌握麻醉科麻醉物资放置布局	1. 环境管理能力 (1) 能迅速到达医院各科室部门完成工作 (2) 熟悉麻醉科各个区域划分、布局及功能 (3) 掌握麻醉物资摆放，能协助医生进行麻醉物资的取放		✓	✓	
	2. 规章制度学习的能力 (1) 熟悉护理核心制度及麻醉护理规章制度 (2) 熟悉麻醉护理各岗位工作职责、工作流程、指引及考核标准	2. 遵守护理规章制度，履行相应的岗位职责。在教学老师的指导下正确按照工作职责、工作流程、指引完成岗位工作	✓	✓		
	3. 熟悉麻醉护理工作流程及了解麻醉护理各岗位工作职责 (1) 麻醉药品的发放、补充、回收、清点、请领流程 (2) 麻醉物品的收发、补充、清点、请领、清洁、消毒灭菌流程 (3) 镇痛泵的配制及镇痛回访流程 (4) 术后患者转入 PACU 的入室流程 (5) 术后患者转出 PACU 的出室流程 (6) 麻醉物资管理五常法	3. 教学老师的指导下按照工作流程及各岗位职责完成工作 (1) 麻醉药品的发放、补充、回收、清点、请领流程 (2) 麻醉物品的收发、补充、清点、请领、清洁、消毒灭菌流程 (3) 镇痛泵的配制及镇痛回访流程 (4) 术后患者转入 PACU 的入室流程 (5) 术后患者转出 PACU 的出室流程 (6) 麻醉物资五常法管理	✓	✓		

☆★☆☆

续表

核心能力	培训内容		培训方法			
	知识目标	技能目标	自学	讲授	示教	实践个案
专业基础知识与技能的能力	1.掌握麻醉物资管理规范	1.在教学老师指导下按照规范进行物资管理	✓		✓	在教学老师指导下完成： 1.物资管理>30d 2.物资消毒>30例 3.镇痛泵管理>30例 4.生命体征基础监测>180例 5.麻醉机使用>60例 6.呼吸机使用>20例(重症监护病房完成) 7.消毒机使用>50例 8.麻醉信息系统使用>60例
	2.掌握麻醉无菌物品消毒规范及流程	2.在教学老师指导下按照消毒规范及流程对麻醉物品进行清洁、消毒灭菌		✓	✓	
	3.掌握麻醉常用药、急救药的名称、规格	3.能正确说出麻醉常用药、急救药的名称、剂量	✓			
	4.掌握常用麻醉物品的名称、型号	4.能说出常用麻醉物品的名称、型号	✓		✓	
	5.熟悉监护仪、麻醉机的常用模式及基本参数设置	5.在教学老师指导下正确使用监护仪、麻醉机、呼吸机、血气分析仪、推注泵、靶控泵	✓		✓	
	6.学习麻醉相关监测技术相关知识（心电图、心率、脉搏、脉搏氧饱和度、无创血压、有创动脉压、中心静脉压、呼气末二氧化碳、血气分析）	6.在教学老师指导下实施麻醉相关监测技术（心电图、心率、脉搏、脉搏氧饱和度、无创血压、有创动脉压、中心静脉压、呼气末二氧化碳、血气分析）	✓	✓	✓	
	7.熟悉麻醉信息系统或熟悉填写麻醉记录文书	7.能正确使用麻醉信息系统或正确填写麻醉记录文书			✓	
	8.在教学老师指导下学习以下工作流程 （1）麻醉物资的管理 （2）完成镇痛泵的管理	8.在教学老师指导下完成以下工作 （1）物资收发、补充、清点及请领等工作 （2）镇痛泵的收发、清点、记录及维护等工作			✓	

☆ ☆ ☆ ☆

续表

核心能力	培训内容						
	知识目标	技能目标	培训方法			
			自学	讲授	示教	实践个案
专科技术能力	1. 在教学老师指导下了解并熟悉以下护理流程 (1) 患者入PACU交接、生命体征监测及病情观察 (2) 专科护理操作：吸痰、拔除气管导管、面罩及鼻导管吸氧 (3) 管道护理：人工气道、外周静脉通路、动脉/中心静脉置管、引流管的护理流程及方法 (4) 患者出入量统计与记录的内容 (5) 正确执行医嘱的制度与流程 (6) 患者的保温及保护患者隐私护理方法及要点 (7) 患者术后镇痛泵的配置及疼痛随访内及流程	1. 在教学老师指导下根据流程完成以下工作 (1) 患者入PACU的交接、生命体征监测及病情观察 (2) 专科护理技术操作：吸痰、拔除气管导管、开放气道、面罩及鼻导管吸氧、辅助通气等 (3) 管道护理：人工气道、外周静脉通路、动脉/中心静脉置管、引流管等护理 (4) 患者出入量统计与记录 (5) 正确执行医嘱 (6) 为患者实施患者保温及患者隐私保护措施 (7) 患者术后镇痛泵的配置及疼痛随访工作			✓ ✓ ✓	✓ ✓ ✓ ✓ ✓ ✓	在教学老师指导下完成： 1. 患者交接＞180例 2. 病情观察＞180例 3. 吸痰＞180例 4. 拔除气管导管＞60例 5. 面罩或鼻导管吸氧各＞180例 6. 出入量统计＞100例 7. 镇痛泵配置及镇痛回访各＞100例 8. 急危重症患者的护理＞30例(在重症监护病房完成) 9. 临床麻醉配合＞180例
	2. 重症监护病房教学老师指导下熟悉各系统常见急危重症的病因、病理生理、临床表现、治疗及护理知识要点	2. 熟悉各系统常见急危重症的病因、病理生理、临床表现、治疗，并在外科重症监护病房教学老师的指导下完成危重症患者的护理工作	✓	✓	✓	
	3. 熟悉临床麻醉配合流程及要点	3. 在麻醉医生指导下完成临床麻醉配合	✓	✓	✓	

☆☆☆☆

续表

核心能力	培训内容		培训方法			
	知识目标	技能目标	自学	讲授	示教	实践个案
安全管理能力	1. 掌握标准预防的概念及技术	1. 在教学老师指导下在工作中实施标准预防技术	✓	✓	✓	在教学老师指导下完成： 1. 职业暴露事件的处理>1例 2. 患者的身份识别>30例 3. 安全给药>20例 4. 患者皮肤保护>30例 5. 谵妄、躁动的护理>5例 6. 保暖设备的使用>5例 7. 安全转运患者>20例
	2. 熟悉自我防护的方法及流程	2. 在教学老师指导下能在处理麻醉后用物和护理传染病患者时能做好自我防护			✓	
	3. 熟悉针刺伤等各类职业暴露事件处理流程	3. 在教学老师指导下能按流程处理针刺伤等各类职业暴露事件		✓	✓	
	4. 掌握 PACU 患者的身份识别制度及识别方法	4. 能使用正确方法对 PACU 患者进行身份识别			✓	
	5. 掌握安全给药、输液、输血的操作规则及流程	5. 在教学老师指导下按规则及流程完成安全给药、输液、输血等技术操作		✓	✓	
	6. 掌握患者皮肤保护、压疮的预防及护理知识	6. 能配合做好患者皮肤保护、压疮的预防及护理	✓	✓	✓	
	7. 掌握患者谵妄、躁动的原因、病情观察及安全护理的内容方法及护理要点，熟悉患者安全防护用具的使用方法	7. 能配合完成谵妄、躁动患者安全护理：上防护栏、约束、镇静（安抚患者情绪）	✓	✓	✓	
	8. 了解麻醉科保温设备的使用方法及使用注意事项	8. 在教学老师指导下对患者正确使用保温设备	✓	✓	✓	
	9. 在教学老师指导下学习患者的安全转运流程	9. 协助完成患者的安全转运			✓	

☆ ☆ ☆ ☆

续表

核心能力	培训内容					
	知识目标	技能目标	培训方法			
			自学	讲授	示教	实践个案
应急与协调能力	1. 熟悉麻醉科常用急救药物名称、剂量及使用方法	1. 能陈述麻醉科常用急救药物名称、剂量及用法	✓			在教学老师指导下完成： 1. 简易呼吸囊的使用 > 30 例 2. 参与意外应急处理 > 2 例 3. 参与应急预案演练 > 5 例
	2. 熟悉急救物品的放置及物品的使用方法	2. 能陈述急救物品的放置位置及使用方法	✓		✓	
	3. 掌握心肺复苏理论知识	3. 学习心肺复苏技术并通过考核	✓	✓	✓	
	4. 熟悉胸外心脏按压技术流程；熟悉除颤仪、简易呼吸气囊等急救设备使用方法	4. 在教学老师指导下可配合完成胸外心脏按压技术，正确使用除颤仪、简易呼吸气囊等急救设备			✓	
	5. 熟悉麻醉护理工作中常见差错事故的知识及预防措施	5. 在教学老师指导下参与麻醉护理工作中常见差错事故的预防措施的实施			✓	
	6. 熟悉并掌握坠床、脱管、拔管等意外的应急预案	6. 配合做好坠床、脱管、意外拔管及气源、电源、仪器设备故障等意外的应急处理	✓	✓		
	7. 熟悉各种麻醉相关气源、电源、仪器设备故障等的应急预案	7. 参与各项应急预案演练	✓	✓		
教学、质控与科研的能力	1. 参加院内、科室业务学习，熟悉并掌握其相关内容	1. 能参加院内、科室业务学习，掌握相关内容并对学习内容进行归纳总结及完成学习笔记				1. 参加院内、科室业务学习 > 30 次 2. 参与麻醉专业护理培训及护理查房 > 10 次 3. 完成学习笔记 > 30 篇
	2. 了解护理业务学习、护理业务查房、教学查房及相关内容	2. 参加护理业务学习、护理业务查房及教学查房，能对学习内容进行归纳、总结，并完成学习笔记				
	3. 在教学老师指导下，熟悉麻醉护理工作指引、流程及质量标准进行工作	3. 在教学老师指导下，按麻醉护理工作指引、流程及质量标准进行工作				

续表

核心能力	培训内容					
	知识目标	技能目标	培训方法			
			自学	讲授	示教	实践个案
推荐自学书籍	1. 掌握《三基护理》 2. 学习《临床麻醉护理学》《临床麻醉学》《临床专科护理技术操作规程》《临床护理技术服务规范及标准》《医院感染防控手册》	1. 将理论知识应用到实际工作中 2. 建立临床麻醉专科护理的概念，熟悉护理范畴及内容	✓ ✓			

2. N1 级核心能力培训内容 见表 4-1-3。

表 4-1-3 N1 级核心能力培训内容

核心能力	培训内容					
	知识目标	技能目标	培训方法			
			自学	讲授	示教	实践个案
科室设置与管理的能力	1. 环境管理能力 (1) 掌握 PACU 的概念、功能、布局 (2) 掌握麻醉设备、物资环境和 PACU 环境的管理	1. 学习环境管理能力 (1) 能陈述 PACU 的概念、功能及布局 (2) 参与麻醉设备、物资环境和 PACU 环境的管理	✓		✓	
	2. 规章制度学习的能力 (1) 掌握护理核心制度 (2) 掌握麻醉护理规章制度	2. 自觉、正确遵守和执行规章制度，履行相应的岗位职责	✓	✓		
	3. 掌握麻醉护理工作流程，熟悉麻醉护理各岗位工作职责、工作流程、指引及考核标准	3. 正确地按各岗位工作职责、工作流程、指引完成护理工作	✓			

续表

核心能力	培训内容					
	知识目标	技能目标	培训方法			
			自学	讲授	示教	实践个案
专业基础知识与技能的能力	1.掌握麻醉常用药、急救药的用药方法、药物的作用、副作用、配伍禁忌及用药观察要点	1.能遵医嘱正确安全使用麻醉常用药品、急救药并能进行用药后药效观察	✓	✓	✓	1.监护仪使用＞200例 2.麻醉机使用＞200例，推注泵的使用＞20例 3.呼吸机使用＞30例 4.推注泵的使用＞20例 5.血气分析仪的使用＞20例 6.BIS监护仪的使用＞5例 7.麻醉信息系统使用＞100例
	2.掌握常用麻醉物品的用途、不良反应及禁忌证	2.能配合完成常用麻醉物品的使用，并对使用后的效果进行观察	✓		✓	
	3.掌握监护仪、麻醉机、呼吸机、除颤仪、推注泵、镇痛泵及其他麻醉相关仪器设备的使用及基础维护	3.独立完成麻醉科各种仪器设备的使用及基础维护	✓		✓	
	4.掌握麻醉常用监测技术	4.能配合麻醉医生完成科室常用监测技术		✓	✓	
	5.熟悉调节麻醉机、呼吸机、监护仪、推注泵、靶控泵等仪器的常用模式、基本参数，识别报警原因、监测波形	5.具备调节麻醉机、监护仪、推注泵、靶控泵等仪器的常用模式、基本参数，识别报警原因、监测波形的能力			✓	
	6.掌握麻醉科保温设备的使用方法、注意事项	6.对患者正确的使用保温设备和实施正确的保温护理		✓	✓	
	7.掌握麻醉信息系统使用，完成麻醉文书及相关文书的填写	7.正确使用麻醉信息系统，完成麻醉文书及相关文书的填写		✓	✓	
	8.掌握麻醉信息系统的基本维护	8.参与麻醉信息系统的维护			✓	
	9.掌握麻醉科药品、耗材的管理	9.参与麻醉科药品、耗材的管理工作			✓	

核心能力	培训内容		培训方法			
	知识目标	技能目标	自学	讲授	示教	实践个案
专科技术能力	1. 掌握麻醉 PACU 和 AICU 患者的入室病情交接、观察病情、皮肤护理、吸痰、拔除气管导管、辅助通气、面罩 / 鼻导管吸氧等专科护理	1. 独立完成患者入 PACU 和 AICU 的病情交接、病情观察、皮肤护理、吸痰、拔除气管导管、辅助通气、面罩 / 鼻导管吸氧等专科护理技术	✓	✓	✓	1. 患者交接、常规护理及病情观察各 > 200 例
	2. 掌握管道护理流程与方法：人工气道、外周静脉通路、动脉 / 中心静脉置管、引流管的护理	2. 独立完成管道护理：人工气道、外周静脉通路、动脉 / 中心静脉置管及引流管的护理	✓	✓	✓	2. 吸痰、面罩 / 鼻导管吸氧各 > 200 例
	3. 掌握 PACU、AICU 患者机体出入量的统计与记录的内容及方法	3. 正确的统计并记录 PACU、AICU 患者机体出入量	✓		✓	3. 拔除气管导管 > 100 例
	4. 熟悉机体对水和电解质的需求、分布、调节及液体管理原则	4. 配合完成 PACU、AICU 患者的液体管理、输液顺序安排、速度的调节及输液量的记录	✓	✓		4. 患者出入量及液体管理 > 100 例
	5. 熟悉麻醉并发症的护理及处理原则	5. 独立完成麻醉并发症的护理及处理	✓	✓	✓	5. 配合舌后坠患者处理 > 5 例
	6. 熟悉各手术专科的术后护理特点及手术并发症的观察及护理要点	6. 独立完成各专科手术后患者的护理及手术并发症的护理	✓	✓	✓	6. 配合喉痉挛患者处理 > 2 例
	7. 熟悉疼痛的概念、疼痛的原因及疼痛的护理措施	7. 配合麻醉医生完成患者疼痛的护理	✓	✓	✓	7. 配合手术并发症患者的处理 > 1 例
	8. 掌握体温调节机制的相关知识	8. 能根据患者年龄、手术部位及病情等，正确选择保温方法及保温设备	✓	✓	✓	8. 疼痛患者护理 > 10 例
	9. 熟悉围麻醉期患者常见的心理特点及引起患者不良心理反应的原因	9. 能根据患者心理实施相应的心理护理	✓			9. 保温护理 > 10 例 10. 患者心理护理 > 5 例 11. 急危重症患者的护理 > 30 例（重症监护病房完成） 12. 临床麻醉配合 > 100 例

☆ ☆ ✦ ✧

续表

核心能力	培训内容		培训方法			
	知识目标	技能目标	自学	讲授	示教	实践个案
	10. 掌握正确执行医嘱流程	10. 具备正确执行及完成医嘱的能力			✓	13. 术后疼痛随访与镇痛宣教 > 200 例 14. 无痛分娩配合 > 10 例 15. 门诊无痛诊疗配合 > 100 例
	11. 在外科重症监护教学老师指导下熟悉各系统常见急危重症的病因、病理生理、临床表现、治疗及护理等理论知识	11. 在外科重症监护教学老师的指导下完成危重症患者病情观察、护理	✓	✓	✓	
	12. 掌握临床麻醉配合内容及要点的内容及流程	12. 能配合麻醉医生完成临床麻醉	✓		✓	
	13. 掌握患者术后镇痛泵的配置、疼痛随访以及熟悉术后镇痛护理健康宣教要点	13. 完成患者术后镇痛泵的配置、疼痛随访，在教学老师的指导下完成健康宣教				
	14. 掌握分娩镇痛的护理配合内容及要点	14. 配合麻醉医生完成分娩镇痛的物品准备、护理配合以及硬膜外导管拔除技术				
	15. 熟悉门诊无痛诊疗工作内容及要点	15. 协助门诊医生完成无痛诊疗工作		✓	✓	
安全管理能力	1. 掌握职业安全防护用具的使用方法	1. 正确使用职业安全防护用具			✓	1. 防护用具的使用 > 20 例 2. 职业暴露事件的处理 > 1 例 3. 皮肤压伤的护理 > 2 例 4. 患者安全转运 > 30 例 5. 谵妄患者护理 > 2 例
	2. 熟悉针刺伤及各类职业暴露事件处理流程	2. 能按流程初步处理针刺伤及各类职业暴露事件		✓	✓	
	3. 熟悉压疮的评估及护理措施，掌握预防压疮的保护性措施及保护工具使用	3. 在教学老师指导下能对围麻醉期患者可能出现的压疮进行评估，并根据受压部位使用正确的保护工具，实施相应的保护性措施		✓	✓	
	4. 掌握病情稳定患者的病情交接、护理评估及安全转运流程	4. 完成病情稳定患者的病情交接、护理评估及安全转运			✓	
	5. 掌握患者谵妄、躁动的原因，病情观察及安全护理措施，掌握安全保护用具的使用	5. 能完成谵妄、躁动患者安全护理	✓	✓	✓	

☆☆☆☆

续表

核心能力	培训内容					
	知识目标	技能目标	培训方法			
			自学	讲授	示教	实践个案
应急与协调能力	1.掌握麻醉科常用急救药物名称、剂量、用法、药物的作用和副作用及配伍禁忌，熟悉用药后的观察要点	1.能遵医嘱正确、安全使用常用、急救药物并观察效果	✓	✓		1.用药后的病情观察>100例
	2.在教学老师的指导下掌握急救物品的使用方法	2.能正确配合麻醉医生完成急救物品的使用操作技术及效果观察	✓		✓	2.快速建立静脉通路>2例 3.动脉穿刺及行血气分析>20例
	3.在教学老师指导下掌握基础生命支持急救技术（徒手心肺复苏、简易呼吸囊使用、吸痰、吸氧、快速建立外周静脉通路及外周动脉置管等）	3.在教学老师指导下具备徒手心肺复苏、简易呼吸气囊使用、吸痰、吸氧及快速建立外周静脉通路等操作技能	✓	✓	✓	4.配合完成动脉、中心静脉置管及CVP、有创动脉压监测各>10例
	4.掌握麻醉常用监测相关知识及操作步骤	4.具备心电图、心率、脉搏、脉搏氧饱和度、无创血压、有创血压、中心静脉压呼气末二氧化碳、血气分析、微量血糖等麻醉常用监测技能	✓	✓	✓	5.配合完成气管插管>20例 6.患者发生紧急情况的处理>1例 7.不良事件上报>1例
	5.在教学老师指导下熟悉危重症患者紧急情况（窒息、心搏骤停、心律失常、大出血、休克等）的观察要点	5.在教学老师指导下具备危重症患者紧急情况（窒息、心搏骤停、心律失常、大出血、休克等）观察的能力	✓	✓	✓	8.PACU各种应急情况处理>3例
	6.在教学老师指导下熟悉动脉及中心静脉置管、人工气道建立（气管插管、气管切开）、除颤、有创动脉压及中心静脉压监测等急救技术操作流程	6.能配合麻醉医生完成动脉及中心静脉置管、人工气道建立、除颤、有创动脉压及中心静脉压监测等急救技术	✓		✓	

☆ ☆ ☆ ☆

续表

核心能力	培训内容					
	知识目标	技能目标	培训方法			
			自学	讲授	示教	实践个案
	7. 熟悉各项差错事故的防范流程	7. 在教学老师指导下完成各项差错事故的防范措施		✓	✓	
	8. 熟悉 PACU、AICU 各种应急情况的处理流程 (1) 气源、电源、抢救仪器故障的处理 (2) 脱管或意外拔管的处理 (3) 患者出现休克的处理 (4) 心搏、呼吸骤停的急救处理 (5) 输血、输液反应及药物过敏反应的处理	8. 在教学老师指导下参与 PACU 各种应急情况的处理 (1) 气源、电源、抢救仪器故障的处理 (2) 脱管或意外拔管的处理 (3) 患者出现休克的处理 (4) 心搏、呼吸骤停的急救的处理 (5) 输血、输液反应及药物过敏反应的处理	✓	✓	✓	
	9. 了解遇到投诉或纠纷时的处理流程	9. 遇到投诉或纠纷时，能及时按流程寻求帮助			✓	
教学、质控与科研的能力	1. 参加院内、科室的业务学习，熟悉并掌握其相关内容	1. 参加院内、科室业务学习，熟悉并掌握其相关内容，能通过考核。对学习内容进行分析、归纳、总结，对学习内容进行知识分享与交流				1. 参加院内、科室业务学习＞30 次 2. 参与麻醉护理专业培训及护理查房＞10 次 3. 完成护理查房及技术示范≥各 1 次
	2. 参加护理业务学习、护理业务查房及教学查房，掌握其相关内容并熟悉护理查房程序及疑难病例讨论程序	2. 掌握护理业务学习、护理查房及教学查房的知识内容并能对学习内容进行分析、归纳、总结及完成学习笔记				
	3. 完成继续教育培训	3. 能按要求完成继续教育培训及考核并对学习内容进行归纳、总结及完成学习笔记				
	4. 了解并熟悉带教概念、程序	4. 观摩临床带教，形成初步的带教概念、程序和方法				

☆☆☆☆

续表

核心能力	培训内容					
	知识目标	技能目标	培训方法			
			自学	讲授	示教	实践个案
	5. 掌握正确的麻醉护理基础技能操作示范	5. 能为实习护士、见习护士进行正确麻醉护理基础技能操作示范				
	6. 熟悉并掌握麻醉护理工作指引、流程及质量标准进行工作	6. 在教学老师指导下，能按麻醉护理工作指引、流程及质量标准进行工作				
推荐自学书籍	学习及掌握《临床麻醉护理学》《急危重症护理学》《麻醉药理学》《麻醉设备学》《临床麻醉学》《临床专科护理技术操作规程》《医院感染防控手册》	1. 将理论知识应用到实际工作中 2. 建立临床麻醉专科护理的概念，熟悉护理范畴及内容	✓ ✓			

3. N2 级核心能力培训内容　见表 4-1-4。

表 4-1-4　N2 级核心能力培训内容

核心能力	培训内容					
	知识目标	技能目标	培训方法			
			自学	讲授	示教	实践个案
科室设置与管理的能力	1. 掌握麻醉科物资、设备环境管理、PACU 设置及要求、人员设置，以及要求和设备的相关知识	1. 具备管理麻醉科物资、设备、环境的能力 (1) 为护士讲解麻醉科环境、布局、设置及要求、人员设置及要求的能力 (2) 对麻醉物资环境、PACU 工作环境优化提出建设性意见的能力	✓		✓	1. 完成环境介绍＞1 例 2. 对科室的规章制度、班次职责、工作流程、指引、考核标准提出改进性建议＞2 次
	2. 掌握并运用麻醉护理工作制度及岗位职责	2. 参与制定和完善麻醉护理制度及岗位职责，提出改进建议	✓		✓	

核心能力	培训内容					
	知识目标	技能目标	培训方法			
			自学	讲授	示教	实践个案
	3. 掌握麻醉护理各岗位工作职责、工作流程、指引及考核标准	3. 参与制定和完善麻醉护理各岗位工作职责、工作流程、指引及考核标准，并能提出改进建议	✓		✓	
专业基础知识与技能的能力	1. 熟悉并逐步掌握麻醉各类药物的药理知识	1. 正确安全使用麻醉科各类药物及药效观察，并能给护士讲解药物的作用及用法	✓		✓	1. 对护士进行麻醉物品用途及使用方法培训＞2次
	2. 掌握常用麻醉物品的作用原理	2. 正确配合使用常用麻醉物品，并能针对物品的用途及作用原理对护士进行培训	✓		✓	2. 麻醉仪器设备的使用、维护对护士进行培训＞1次
	3. 熟悉麻醉物资的管理（出、入库）流程	3. 具备指导护士管理麻醉物资的能力			✓	3. 协助麻醉医生完成专科技术操作及监测技术＞各10例
	4. 掌握科内所有麻醉仪器的使用、管理、维护方法及内容	4. 具备对科内所有麻醉仪器的使用、管理、维护的能力并能对护士进行培训			✓	
	5. 掌握麻醉机、监护仪、推注泵、靶控泵、镇痛泵等仪器常用模式、基本参数、报警界限、监测波形的相关知识	5. 具备正确分析及处理麻醉机、监护仪、推注泵、靶控泵、镇痛泵等仪器报警，以及识别异常监测波形的能力	✓	✓	✓	
	6. 掌握纤维支气管镜使用及BIS、呼气末二氧化碳、心排血量等的监测技术	6. 协助麻醉医生完成纤维支气管镜检查治疗技术及BIS、呼气末二氧化碳、心排血量等的监测技术		✓	✓	

续表

核心能力	培训内容					
	知识目标	技能目标	培训方法			
			自学	讲授	示教	实践个案
专科技术能力	1. 掌握麻醉护理工作内容及流程	1. 独立完成麻醉护理工作及指导护士工作的能力	✓	✓		1.PACU 患者护理＞100 例 2. 动脉穿刺置管及血气分析＞20 例 3. 危重症患者护理＞2 例 4. 评估患者疼痛级别并实施护理＞5 次 5. 评估患者心理反应，并给予针对性的护理＞10 例 6. 舌后坠患者的护理＞5 例 7. 喉痉挛患者的护理＞2 例 8. 其他麻醉并发症的护理＞5 例 9. 术后镇痛的评估与宣教＞50 例 10. 术后镇痛护理的培训 2 次
	2. 掌握心电图、心率、脉搏、血压、脉搏氧饱和度、血气分析、微量血糖、有创动脉压监测、中心静脉压监测、心排血量监测、除颤等监测、急救技术，以及动脉置管、中心静脉置管、人工气道建立(气管插管、喉罩置入) 相关知识	2. 独立完成心电图、心率、脉搏、血压、脉搏氧饱和度、血气分析、微量血糖、有创动脉压、中心静脉压、心排血量、除颤等监测及急救技术，能配合完成动脉置管、中心静脉置管、人工气道建立 (气管插管、喉罩置入) 等专科技能	✓	✓	✓	
	3. 掌握麻醉危重症患者麻醉苏醒期的护理	3. 独立完成或指导完成危重症患者麻醉苏醒期护理工作	✓	✓	✓	
	4. 熟悉疼痛的评估方法及相关知识	4. 正确评估疼痛级别并提出相应护理的能力	✓	✓		
	5. 熟悉引起麻醉苏醒期患者不良心理反应的原因及个体特点的相关知识	5. 具备对麻醉苏醒期患者不良心理反应做出评估，并给予针对性的心理护理的能力	✓			
	6. 掌握患者皮肤的护理，预防压疮的发生	6. 指导下级完成皮肤的护理，实施预防压疮发生的护理措施	✓		✓	
	7. 掌握麻醉苏醒期麻醉、手术并发症的护理及处理	7. 具备患者麻醉苏醒期麻醉、手术并发症的观察及护理的能力				
	8. 掌握患者术后镇痛护理及宣教内容 (包括镇痛泵的配置、硬膜外置管的拔除、疼痛随访、镇痛效果评估及健康宣教)	8. 完成患者术后镇痛护理及宣教，并能对下级护士进行培训	✓	✓	✓	

☆ ☆ ☆ ☆

续表

核心能力	培训内容					
	知识目标	技能目标	培训方法			
			自学	讲授	示教	实践个案
安全管理能力	1. 掌握各种保护用具的使用方法	1. 具备根据患者性别、年龄、手术部位、麻醉方式等有针对性地使用保护用具的能力	✓		✓	1. 能对患者有针对性地使用保护用具＞5 例
	2. 掌握急、危、重患者的病情交接和安全转运流程	2. 完成并指导护士完成急、危、重患者的病情交接及协助安全转运		✓	✓	2. 急、危、重患者的病情交接及转运＞1 例
	3. 掌握基础护理的评估方法及可能出现的安全风险的相关知识	3. 评估麻醉苏醒期患者护理工作中存在的安全隐患，并进行有效的预防及处理的能力	✓			
	4. 掌握 PACU、AICU 管道护理的临床风险及相应护理措施的相关知识	4. 具备评估管道护理存在的风险并提出预见性干预措施的能力	✓	✓		
应急与协调能力	1. 掌握观察并评估危重患者病情紧急情况(窒息、心搏骤停、心律失常、大出血、休克等)，提出护理问题	1. 具备观察并评估危重患者病情紧急情况，提出护理问题并实施护理措施的能力	✓	✓	✓	参与科室急救或患者出现紧急情况的配合＞2 例
	2. 掌握血气分析、微量血糖、电解质危急值	2. 具备评估血气分析、微量血糖、电解质危急值，并能协助处理的能力	✓	✓		
	3. 掌握各项急救技术及急救流程	3. 具备根据各项急救技术及急救流程，配合完成麻醉及手术各种意外情况处理的能力	✓		✓	
	4. 掌握麻醉护理工作中各种差错事故的防范措施	4. 正确评估麻醉护理工作中差错事故的隐患，实施防范措施	✓			

☆★☆☆

续表

核心能力	培训内容					
	知识目标	技能目标	培训方法			
			自学	讲授	示教	实践个案
教学、质控与科研的能力	1. 了解并熟悉护理业务查房、教学查房的内容及流程	1. 在教学老师指导下能完成护理业务查房、教学查房			✓	1. 完成护理查房及技术示范≥各1次 2. 科内培训授课≥2次 3. 组织护理应急演练≥1次 4. 完成带教≥2人次 5. 完成论文≥1篇
	2. 了解并熟悉科室应急演练内容及流程	2. 在教学老师指导下能组织应急演练、编写应急演练内容及流程				
	3. 参加院内、室内麻醉护理专业及相关的继续教育培训	3. 参加院内、室内麻醉专业护理及相关的继续教育培训并获取证书，并对学习内容进行分析、重点提炼、总结及学习汇报、交流的能力				
	4. 熟悉临床带教的目的，掌握带教的方法、内容及侧重点	4. 具备对下一级护士进行技术示范和完成麻醉护理临床实习带教和技术示范的能力	✓		✓	
	5. 掌握护理科研的相关知识及撰写论文的方法	5. 参与科内科研项目及论文编写	✓			
	6. 掌握护理质控管理的概念及麻醉专业护理质量管理原则	6. 参与麻醉专业护理质控管理，能提出建议性意见	✓			
推荐自学书籍	学习并掌握《临床麻醉护理学》《急危重症护理学》《麻醉药理学》《麻醉设备学》《临床麻醉学》《临床专科护理技术操作规程》《医院感染防控手册》	1. 将理论知识应用到实际工作 2. 建立临床麻醉专科护理的概念，熟悉护理范畴及内容	✓ ✓			

4. N3 级核心能力培训内容　见表 4-1-5。

表 4-1-5　N3 级核心能力培训内容

核心能力	培训内容					
	知识目标	技能目标	培训方法			
			自学	讲授	示教	实践个案
科室设置与管理的能力	1. 掌握环境安全风险的评估内容、方法及相关护理管理措施	1. 具备评估环境安全,进行检查、监督、指导,提出改进建议并协助护士长整改的能力		✓	✓	1. 评估环境安全并进行检查、监督、指导≥5次 2. 制定与完善核心制度、工作流程、岗位职责≥5次
	2. 掌握麻醉护理核心能力内容	2. 针对麻醉护理核心制度提出改进性意见并具备完善及修订的能力		✓		
	3. 掌握护理组长工作职责、方法及护理工作质量标准	3. 具备对岗位职责、护理质量评价标准及工作流程进行检查、监督、指导并提出整改意见的能力	✓			
专业基础知识与技能的能力	1. 熟悉并掌握麻醉物资理论知识的重点	1. 具备把握物资理论知识的重点,并能给予下级指导能力	✓	✓		1. 护理工作质量监控并提出改进建议≥10次 2. 指导评估及完成患者疼痛的护理>5例 3. 对患者进行心理测评并针对性实施心理护理>5例
	2. 掌握麻醉护理质控管理的相关知识	2. 具备安排并指导麻醉护理工作,并进行质量监控的能力		✓		
	3. 熟悉护理文书书写、管理规范、常见问题及处理原则	3. 具备检查、指导、质控、改进麻醉护理文书的能力		✓		
	4. 掌握疼痛的评估方法及相关知识	4. 具备对患者疼痛进行评估,指导护士实施护理措施,并对护理效果评价的能力	✓	✓	✓	
	5. 掌握麻醉科急救药、新药、特殊专科药物作用、副作用及用药后的观察要点	5. 具备正确指导护士使用各类药物的能力	✓		✓	
	6. 熟悉心理量表的使用方法及分析标准,熟悉心理干预的相关知识	6. 能正确运用心理量表对患者进行测评,并针对性实施心理护理	✓		✓	

☆ ★ ☆ ☆

续表

核心能力	培训内容					
	知识目标	技能目标	培训方法			
			自学	讲授	示教	实践个案
专科技术能力	1.掌握特殊疑难病例护理或护理技术难题处理的程序及方法	1.具备独立完成特殊、疑难、复杂病例的护理及护理技术难题的能力	✓		✓	1.完成特殊、疑难、复杂病例的护理>2例 2.处理护理技术难题>5例 3.指导完成管道护理风险评估及处理>各5次 4.检查指导护士使用麻醉机、监护仪、推注泵>10例 5.检查、督促、指导护士对患者病情变化观察要点及处理>10例 6.检查、指导护士对患者检查结果进行分析，并实施护理>10例 7.协助危重病患者麻醉>5例
	2.熟悉麻醉护理工作的质控制度及流程	2.具备协助完成麻醉护理质控管理的能力	✓			
	3.掌握沟通、指挥和协调的相关知识	3.能在麻醉护理工作中起到中心指挥和协调作用	✓			
	4.掌握管道护理质量标准的相关知识	4.具备评估管道护理存在的风险并提出预见性干预措施的能力	✓		✓	
	5.掌握检查、监督、指导护士对患者病情变化进行处理与护理的流程和方法	5.具备检查、监督、指导护士对患者病情变化进行处理与护理的能力	✓			
	6.熟练掌握监测技术的相关知识（生命体征、脉搏氧饱和度、血气分析、微量血糖）以及动脉置管、中心静脉置管、人工气道建立、呼吸机准备、床旁心电图、有创动脉压监测、中心静脉压监测、心排血量监测、除颤	6.具备完成监测技术（生命体征、脉搏氧饱和度、血气分析、微量血糖）以及动脉置管、中心静脉置管、人工气道建立、呼吸机准备、床旁心电图、有创动脉压监测、中心静脉压监测、心排血量监测、电除颤的配合能力，并能指导护士完成	✓	✓	✓	
	7.掌握危重症患者麻醉的配合流程	7.具备配合麻醉医生完成危重症患者麻醉的能力		✓	✓	
	8.掌握麻醉科各种仪器的使用、维护、报警、故障的处理等相关知识	8.具备检查、指导护士使用麻醉科仪器的能力			✓	
	9.掌握患者检查的相关知识	9.具备检查、指导护士对患者检查结果进行分析并实施相关护理的能力	✓	✓		

☆ ☆ ✦ ✦

续表

核心能力	培训内容					
	知识目标	技能目标	培训方法			
			自学	讲授	示教	实践个案
安全管理能力	1. 掌握分析患者转运过程中的存在或潜在的安全隐患	1. 具备分析患者转运过程中存在或潜在的安全隐患，并指导护士采取预见性护理措施，防止意外发生的能力		✓	✓	指导护士对患者进行安全隐患的评估及做好安全防护工作≥5例
	2. 熟悉麻醉护理安全质量管理相关知识	2. 具备检查、指导、督促落实安全护理措施的能力	✓			
	3. 掌握职业安全防护工作流程	3. 具备参与职业安全防护工作流程制定的能力	✓	✓		
应急与协调能力	1. 掌握麻醉护理工作中可能出现的意外情况	1. 具备评估麻醉护理工作中可能出现的意外情况，及时提供有效的信息并采取相应的处理措施的能力	✓			1. 检查、指导、组织下级护士对危重患者病情变化进行处理与护理＞2次 2. 组织、协调、指挥下级护士对危急、重症患者抢救＞2例 3. 协助麻醉医师进行急救＞2例 4. 对护士使用急救设备、物品等进行检查与指导＞2例 5. 对护士进行各项急救技术、检测技术新进展的培训＞2例
	2. 掌握麻醉科各项急救技术	2. 能处理PACU各种紧急情况，并具备指导护士处理各种应急情况及完成各项急救技术，以及对效果进行评估的能力	✓	✓	✓	
	3. 熟练掌握危重患者病情变化观察及处理相关知识	3. 具备检查、指导、组织护士对危重患者病情变化进行处理与护理能力	✓	✓		
	4. 掌握对危急、重症患者抢救的流程	4. 具备组织、协调、指挥护士对危急、重症患者抢救的能力			✓	
	5. 掌握手术室内、手术室外急救的技术与流程	5. 具备协助麻醉医生进行手术室内、手术室外急救的能力	✓			
	6. 熟悉麻醉护理应急预案、抢救时护理人力及急救物质调配方案	6. 具备根据患者情况合理调配人力资源及急救物品的能力	✓			
	7. 掌握急救设备及物品使用方法	7. 对各级护士使用急救设备及物品进行检查与指导	✓			

☆★☆☆

续表

核心能力	培训内容					
	知识目标	技能目标	培训方法			
			自学	讲授	示教	实践个案
	8. 熟练掌握急救技术及相关知识（徒手心肺复苏术、简易呼吸囊使用及快速建立静脉通路等）	8. 具备检查、指导、监督急救技术(徒手心肺复苏术、简易呼吸囊使用及快速建立静脉通路等）执行情况的能力		✓	✓	
	9. 掌握各项急救技术及麻醉监测技术新进展	9. 具备对护士进行各项急救技术及麻醉监测技术新进展进行培训的能力	✓	✓	✓	
	10. 参与麻醉护理应急预案的制定	10. 参与麻醉护理应急预案的制定	✓			
教学、质控与科研的能力	1. 掌握护理业务学习及护理查房流程及要求	1. 具备组织科室内的护理业务学习及护理查房的能力		✓		1. 组织病例讨论 >1次 2. 组织护理业务学习 >2次 3. 组织教学查房 >1次 4. 组织应急预案演练 5. 科内培训授课 >2次 6. 带教 >2人次 7. 见习生带教 >2次 8. 完成论文 >2篇
	2. 掌握应急院演练的要求及流程	2. 组织科室应急院演练以及演练脚本的编写				
	3. 参加省级、国家级麻醉专业的继续教育培训	3. 能参加省级、国家级麻醉继续教育培训，能掌握其内容。能对学习内容进行分析、重点提炼并能进行科内授课		✓		
	4. 熟悉教学目的，掌握教学技巧与方法	4. 具备参与教学、培训计划的制订及实施计划并反馈实施效果的能力，具备一定的授课能力	✓			
	5. 掌握临床带教知识和方法	5. 具备承担护士、护理进修生、轮科人员、实习及见习护士临床教学计划的制订,完成临床教学的组织、协调、带教工作	✓			
	6. 熟悉撰写专业论文的相关知识	6. 能撰写一定水平的专业论文	✓			
	7. 熟悉并掌握麻醉护理质控工作内容及流程	7. 参与麻醉护理质量监控小组工作，能对护士的护理工作质量进行评价、反馈和指导	✓			

核心能力	培训内容					
	知识目标	技能目标	培训方法			
			自学	讲授	示教	实践个案
推荐自学书籍	《临床麻醉护理学》《重症监护与治疗护理》《现代麻醉学》	将理论知识与实际工作相结合并具备给下级讲授的能力	✓			

5. N4 级核心能力培训内容　见表 4-1-6。

表 4-1-6　N4 级核心能力培训内容

核心能力	培训内容					
	知识目标	技能目标	培训方法			
			自学	讲授	示教	实践个案
科室设置与管理的能力	1. 环境管理能力 (1) 了解科室建设与管理的新进展，能为改善麻醉环境、更有利于工作而提出前瞻性建议及措施 (2) 掌握评估环境与工作流程适配度相关知识	1. 环境管理能力 (1) 具备为改善麻醉环境、更有利于工作而提出前瞻性建议及措施，并参与或协助整改的能力 (2) 能评估环境与工作流程的最佳适配度，提出建设性建议并进行整改	✓		✓	1. 参与环境评估与整改并提出改进建议 > 2 次 2. 评价并完善麻醉护理核心制度及岗位职责、工作流程及护理质量评价标准 > 2 次
	2. 熟练掌握麻醉护理核心制度、岗位职责、质量评价标准及工作流程	2. 具备评价和完善麻醉护理核心制度、岗位职责、工作流程及护理质量评价标准的能力	✓		✓	
专业基础知识与技能的能力	1. 掌握麻醉物资品种、功能上的变化与更新的相关内容	1. 具备应对物资品种、功能上的变化与更新，提出调整相应的管理流程与措施的能力	✓		✓	
	2. 掌握科室仪器设备的管理流程及要求	2. 能根据科室发展特点和需求，进行仪器设备的调配或提出仪器、设备的订购建议	✓			
	3. 掌握护理记录文书书写的质量要求	3. 具备对麻醉护理记录文书的书写进行持续质量控制	✓	✓	✓	

☆☆☆☆

续表

核心能力	培训内容						
	知识目标	技能目标	培训方法				
			自学	讲授	示教	实践个案	
专科技术能力	1. 掌握麻醉专科护理发展动态	1. 能完善、改进、落实麻醉科各项护理工作流程，定期检查落实情况并评价实施效果	✓			1. 对麻醉护理工作进行质量监控，根据检查结果，制订培训计划，进行培训＞2次 2. 对各级护士进行监测技术新进展培训＞1次 3. 对各系统疾病及疾病术后病情变化特点进行各级护士培训≥2次	
	2. 掌握科室实际情况及护理工作流程的适配度	2. 具备根据科室实际情况，能修订并完善技术内涵、技术流程，不断提高技术质量	✓				
	3. 掌握麻醉护理新技术、新业务	3. 能制定、完善麻醉护理新技术、新业务的实施流程及工作指引，并对各级护士进行培训	✓	✓	✓		
	4. 掌握监测技术新进展	4. 掌握监测技术新进展，并对各级护士进行培训	✓	✓	✓		
	5. 掌握各系统疾病特点及疾病术后病情变化特点	5. 具备针对各系统疾病特点及疾病术后病情变化特点，对各级护士进行培训的能力	✓				
	6. 熟悉各疾病术后患者病理、生理等医学知识	6. 具备各疾病术后患者病理、生理等医学知识。能全面了解患者的检查结果，并进行分析和指导护士实施护理的能力	✓	✓			
安全管理能力	1. 掌握职业安全防护工作流程及职业暴露安全工作流程	1. 能分析职业安全防护流程中存在的问题，提出改进意见，并完善职业暴露安全工作流程	✓	✓	✓	对各级人员进行各种职业安全防护流程、应急预案的培训及组织应急预案演练＞2次	
	2. 掌握PACU和AICU可能出现的安全隐患	2. 具备预见和及时消除PACU安全隐患，制定与落实相应的应急预案的能力	✓				
	3. 熟练掌握职业安全防护流程、应急预案	3. 具备指导护士进行职业安全防护、应急预案培训和组织、指导应急预案演练的能力		✓	✓		

☆ ☆ ☆ ☆

续表

核心能力	培训内容					
	知识目标	技能目标	培训方法			
			自学	讲授	示教	实践个案
应急与协调能力	1. 熟练掌握心肺复苏技术	1. 具备指导培训心肺复苏技术的能力	✓	✓	✓	对护士进行心肺复苏技能及各项急救技术、检测技术新进展进行的培训≥2次
	2. 掌握各项急救技术、监测技术新进展	2. 具备对护士进行各项急救技术、监测技术新进展培训进行指导的能力		✓	✓	
	3. 掌握麻醉护理相关突发事件处理的工作流程及应急预案	3. 具备制定麻醉护理相关突发事件处理的工作流程及应急预案，并评价实施效果，对护士进行相应培训的能力	✓			
	4. 熟悉护理管理知识	4. 具备护理管理能力，在护理工作中起核心作用	✓			
	5. 熟悉引起投诉或纠纷的原因及防范措施	5. 能分析引起投诉或纠纷的原因，并制定相应的防范措施及工作指引	✓			
教学、质控与科研的能力	1. 掌握危重患者、特殊病例的病例讨论及护理查房的流程及要点	1. 具备组织危重症患者、特殊病例的病例讨论及护理查房的能力	✓	✓	✓	1. 组织病例讨论≥3次 2. 组织护理业务学习≥3次 3. 组织、指导科内应急演练≥2次 4. 组织教学查房≥3次 5. 科内培训授课≥3次 6. 完成论文≥3篇
	2. 掌握新技术、新业务的护理业务查房及教学查房	2. 具备组织开展新技术、新业务的护理业务查房及教学查房能力	✓			
	3. 了解麻醉护理的继续教育培训并能掌握其内容	3. 参加省级、国家级麻醉护理继续教育培训，掌握其内容，并能对学习内容进行分析、归纳、重点提炼及将学习内容制成课件对护士进行讲授	✓			
	4. 掌握各层级护士培训的相关知识	4. 能承担各层级护士的培训工作，并能对培训效果进行评价	✓			

续表

核心能力	培训内容					
	知识目标	技能目标	培训方法			
			自学	讲授	示教	实践个案
	5. 掌握护理人员的个人特质及护理强弱点，及个性化培训方案的制订	5. 能发掘护理人员的个人特质及护理强弱点，制订个性化的培训方案	✓			
	6. 掌握撰写论文的方法，了解科研课题研究的相关知识	6. 能撰写较高水平的论文，并在公开刊物上发表，参与科研课题研究	✓	✓		
	7. 掌握麻醉护理工作的质控管理	7. 具备对麻醉护理工作进行质控管理，根据质控结果，制订相应培训计划，并对护士进行培训的能力	✓	✓		
	8. 掌握麻醉护理各项工作制度、流程、指引及麻醉护理质量标准	8. 能参与制定、完善麻醉护理各项工作制度、流程、指引及麻醉护理质量标准等，定期检查落实情况并评价实施效果	✓			
推荐自学书籍	《临床麻醉护理学》《重症监护与治疗护理》《现代麻醉学》《临床专科护理技术操作规程》《医院感染防控手册》	将理论知识与实际工作相结合并具备对各级护士进行讲授的能力	✓	✓		

6. N5 级核心能力培训内容 见表 4-1-7。

表 4-1-7 N5 级核心能力培训内容

核心能力	培训内容					
	知识目标	技能目标	培训方法			
			自学	讲授	示教	实践个案
科室设置与管理的能力	1. 掌握有关科室建设与管理的新进展	1. 掌握有关科室建设与管理的新进展, 能够改进科室环境及改进管理流程	✓			1. 组织及协助对科室环境及管理流程的整改 > 5 次 2. 组织或协助对工作环境及工作流程整改 > 5 次
	2. 掌握环境与工作流程的最佳适配度	2. 掌握环境与工作流程的最佳适配度, 组织或协助护士长进行整改	✓			
	3. 掌握麻醉护理工作制度、工作流程、指引和标准及修订护理质量评价标准	3. 能制定麻醉护理工作制度、工作流程、指引和标准及修订护理质量评价标准				
	4. 掌握护理管理的相关循证方法	4. 通过循证方法, 改进科室管理制度及流程				
专业基础知识与技能的能力	1. 了解国内外麻醉新技术, 对新物品、新仪器设备的使用以及新监测技术有所掌握, 熟悉相关管理流程	1. 具备开展麻醉新技术, 对新物品、新仪器设备的使用以及新监测技术进行指导, 制定管理制度与流程	✓			1. 开展新技术培训与指导 > 5 次 2. 组织物资管理流程、标准及质控指标 > 5 次
	2. 掌握物资管理流程、标准及质控指标	2. 组织修订、完善物资管理流程、标准及质控指标	✓			
专科技术能力	1. 掌握麻醉护理管理的内容及要点	1. 具备麻醉护理管理能力	✓			1. 对麻醉护理管理工作进行质量监控, 制定相关工作流程 > 2 次 2. 制定及修订护理工作流程 > 5 次 3. 对疑难病例特点对组织各级护士培训 ≥ 15 次 4. 完成专科护理出诊或会诊 2 次
	2. 掌握麻醉护理新动向、新技术、新知识	2. 根据掌握的新知识以及科室情况组织制定及修订护理工作流程及开展新业务	✓	✓		
	3. 掌握围麻醉期疑难复杂病例的诊断、治疗要点以及护理	3. 能根据围麻醉期疑难复杂病例的特点并针对性地进行护理指导、护理查房及护理会诊	✓	✓		
		4. 完成专科护理门诊出诊以及专科咨询服务	✓			

☆ ☆ ☆ ☆

续表

核心能力	培训内容		培训方法			
	知识目标	技能目标	自学	讲授	示教	实践个案
安全管理能力	1. 掌握安全防护、护理应急预案等相关指引及流程	1. 组织制定护理安全防护及相关应急预案指引、流程及标准	✓			1. 组织进行安全防护、应急预案流程的修订与制定＞2次 2. 制定护理相关安全隐患及应急预案的护理质控指标 3. 组织护理安全防护及应急预案的演练 4. 对安全防护预案演练进行评价分析及改进
	2. 掌握护理安全隐患的相关内容及知识	2. 对预见麻醉护理工作中可能出现的安全隐患进行分析、处理并组织制定与改进相关的护理流程及质控标准	✓			
	3. 掌握护理相关安全隐患的处理流程与质控指标	3. 对发生隐患后出现的问题进行处理，并制定与改进相关护理流程及质控标准				
	4. 掌握安全防护预案的内容及流程	4. 指导及评价安全防护预案演练，应对不足，组织整改				
应急与协调能力	1. 掌握护理急救新技术、新知识	1. 指导与开展急救新技术	✓			1. 对护士进行心肺复苏技能及各项急救、监测技术新进展的培训≥2次 2. 组织制定护理突发事件处理及急救预案流程、相关护理质控标准≥2次 3. 指导急救≥2次 4. 组织制定易发生投诉、纠纷等事件的防范及对应措施，完善对应工作流程及护理质控标准
	2. 掌握护理相关突发事件处理流程、急救应急预案流程及相关护理质控指标	2. 制定麻醉护理突发事件处理及急救应急预案流程、相关护理质控标准，检查实施与培训效果并评价				
	3. 掌握急救相关知识	3. 指导现场急救	✓			
	4. 掌握与患者投诉或发生纠纷的注意问题、相关法律法规以及与患者进行有效沟通的相关知识	4. 分析发生或可能发生投诉或纠纷原因，组织制定防范及对应措施、指引、完善对应的工作流程及护理质控标准	✓			
	5. 掌握科室应急预案内容及流程	5. 指导与评价麻醉护理相关应急演练	✓			

☆ ☆ ◇ ☆

续表

核心能力	培训内容					
	知识目标	技能目标	培训方法			
			自学	讲授	示教	实践个案
教学、质控与科研的能力	1. 掌握疑难复杂病例讨论、查房等相关知识、方法与流程	1. 组织疑难复杂病例讨论、查房	✓	✓	✓	1. 组织病例讨论 ≥10 次 2. 组织护理业务学习≥3 次 3. 组织、指导科内应急演练≥2 次 4. 组织教学查房 ≥10 次 5. 科内培训授课 ≥3 次 6. 完成论文≥3 篇 7. 主持市级以上项目≥1 项
	2. 掌握课件、教案制作及熟悉授课技巧	2. 承担国家级继续教育项目及参加院级以上学习班授课	✓			
	3. 掌握麻醉护理质量指标	3. 开展麻醉护理质量指标监测、分析和持续改进	✓			
	4. 熟悉麻醉护理工作流程、指引、标准	4. 制定麻醉护理工作流程、指引、标准，并编写专著。指引及开展专科护理科研	✓			
	5. 熟悉科研论文编写以及科研项目标书的书写	5. 具备一定科研能力，能进行专科研究生培养	✓			
推荐自学书籍	《临床麻醉护理学》《重症监护与治疗护理》《现代麻醉学》《临床专科护理技术操作规程》《医院感染防控手册》	将理论知识与实际工作相结合并具备对各级护士进行讲授的能力	✓	✓		

三、护士分层级考核、评价与督导制度

（一）考核

包括理论考核、技能考核、日常考核。理论考核与技能考核可根据培训进程定期安排，日常考核是对日常护理工作的完成情况与工作质量进行质控检查及评价。

（二）评价

对于护士的职业生涯而言，专业培训是一个动态的、不断成熟与成长的概念。从初入科至成为骨干，其核心能力将经历"知晓－实践－运用－教学－协调－质控－革新－指引"等步骤的递增，由初级护士逐级提升至具备高级实践

能力进行指导的高级实践护士。因此，基于核心能力的递增与工作岗位所处层级的关系，在各项核心能力上进行比例设置，形成层级核心能力模块设置的规则，同时也是培训中考核与评价的赋值标准（表4-1-8）。核心能力培训与评价赋值标准，根据核心能力培训对每一层级要求具备能力强弱及掌握方法的不同而制定，每一项比值表示该项目在整个层级核心能力培训、考核、评价中的占比，每层级核心能力的总分为100分。

1. 分层级进行考核内容，根据麻醉科护士"核心能力培训与评价赋值标准"（表4-1-8）的核心能力每一项目所占百分比值比例出题，进行考核评价。护士完成核心能力培训后，麻醉护理教学老师根据其掌握所在层级核心能力的情况进行评分，未达合格项需进行再培训，直到重新评价合格后，方可进入高一层级培训。

表 4-1-8　核心能力培训考核与评价赋值标准

项目 / 占比(%) / 分级	N0级初级护士	N1级责任护士	N2级高级责任护士	N3级责任组长	N4级专科护士	N5级高级实践护士
能力运用递增关系	知晓实践	知晓运用	运用教学	教学协调	质控革新	革新指引
科室设置与管理的能力	20	10	5	5	15	20
专业基础知识与技能的能力	25	15	10	5	15	20
专科技术能力	25	30	25	25	20	10
安全管理能力	20	20	20	20	10	5
应急与协调能力	5	15	25	25	15	5
教学、质控与科研的能力	5	10	15	20	25	40
总分	100	100	100	100	100	100

（注：左侧"核心能力"为"科室设置与管理的能力"至"教学、质控与科研的能力"六行的分类标题）

2. 每年度按照工作实践时间、培训时长、核心能力培训完成情况及继续教育学分等对应层级进行评价。按照下列各层级培训完成评价标准对护士个人的培训完成情况进行量化评价。由培训组长根据评价结果确定护士下一年度的培训层级。

（1）N0级培训完成评价标准，见表4-1-9。

表 4-1-9　N0 级培训完成评价标准

评价项目			评价标准	当年评价达标要求	评价部门
岗位工作实践时间			≥ 1 年	≥ 1 年	科室
培训时间			≥ 30h（每年）	≥ 30h（每年）	
核心能力	理论考核成绩		≥ 60 分为合格 ≥ 80 分为良 ≥ 90 分为优	≥ 80 分	科室医院
	临床护理实践	技能考核成绩	≥ 80 分为合格 ≥ 90 分为良 ≥ 95 分为优	≥ 90 分	科室
		临床护理工作例数累积	未完成累积例数为不合格 完成累积例数为合格	合格	
		护理病历	合格率 ≥ 85%	≥ 85%	科室
	日常工作完成		≥ 60 分为合格 ≥ 80 分为良 ≥ 90 分为优	≥ 80 分	科室
	参加教学培训		完成要求的培训为合格 完成培训并完成笔记为良 完成培训并在科内分享 ≥ 1 次为优	良	科室
	科研、论文		护理心得或个案 ≥ 1 篇为合格 护理心得或个案 ≥ 3 篇为良 护理心得或个案 ≥ 5 篇计优	良	科室
继续教育学分			≥ 5 分（专业学分）	≥ 5 分（专业学分）	科室医院
年终考评			优、良、合格、差	良以上	科室

（2）N1级护士培训完成评价标准，见表4-1-10。

表4-1-10 N1级护士培训完成评价标准

评价项目			评价标准	当年评价达标要求	评价部门
岗位工作实践时间			≥3年	≥1年	科室
培训时间			≥50h（每年）	≥50h（每年）	
核心能力	理论考核成绩		≥60分为合格 ≥80分为良 ≥90分为优	≥80分	科室医院
	临床护理实践	技能考核成绩	≥80分为合格 ≥90分为良 ≥95分为优	≥90分	科室
		临床护理工作例数累积	未完成累积例数为不合格 完成累积例数为合格	合格	
		护理病历	合格率≥85%	≥85%	科室
	日常工作完成		≥60分为合格 ≥80分为良 ≥90分为优	≥80分	科室
	参加教学培训		完成要求的培训为合格 完成培训并在科内分享≥1次为良 院内教学比赛获奖为优	良	科室
	科研、论文		护理心得或个案≥1篇为合格 新型专利≥1例为良 发表论文≥1篇为优	良	科室
继续教育学分			≥5分（专业学分）	≥5分（专业学分）	科室医院
年终考评			优、良、合格、差	良以上	科室

（3）N2 级培训完成评价标准，见表 4-1-11。

表 4-1-11　N2 级培训完成评价标准

评价项目			评价标准	当年评价达标要求	评价部门
岗位工作实践时间			≥ 2 年	≥ 1 年	科室
培训时间			≥ 40h（每年）	≥ 40h（每年）	
核心能力	理论考核成绩		≥ 60 分为合格 ≥ 80 分为良 ≥ 90 分为优	≥ 80 分	科室医院
	临床护理实践	技能考核成绩	≥ 80 分为合格 ≥ 90 分为良 ≥ 95 分为优	≥ 90 分	科室
		临床护理工作例数累积	未完成累积例数为不合格 完成累积例数为合格	合格	
		护理病历	合格率 ≥ 85%	≥ 85%	科室
	日常工作完成		≥ 60 分为合格 ≥ 80 分为良 ≥ 90 分为优	≥ 80 分	科室
	组织、协调能力		≥ 60 分为合格 ≥ 80 分为良 ≥ 90 分为优 ≤ 60 为不合格	≥ 80 分	科室
	参加教学培训		完成培训并在科内进行 PPT 分享 ≥ 1 次为合格 进行院内 PPT 授课 ≥ 1 次为良 省市级教学比赛获奖 ≥ 1 为优	合格	科室
	科研、论文		参加省市级科研项目 ≥ 1 项为合格 普通期刊发表论文 ≥ 1 篇为良 核心期刊发表论文 ≥ 1 篇为优	合格	科室
继续教育学分			≥ 5 分（专业学分）	≥ 5 分（专业学分）	科室医院
年终考评			优、良、合格、差	良以上	科室

☆ ☆ ☆ ☆

（4）N3 级培训完成评价标准，见表 4-1-12。

表 4-1-12　N3 级培训完成评价标准

评价项目			评价标准	当年评价达标要求	评价部门
岗位工作实践时间			≥2 年	≥1 年	科室
培训时间			≥30h（每年）	≥30h（每年）	
核心能力	理论考核成绩		≥60 分为合格 ≥80 分为良 ≥90 分为优	≥80 分	科室医院
	临床护理实践	技能考核成绩	≥80 分为合格 ≥90 分为良 ≥95 分为优	≥90 分	科室
		临床护理工作例数累积	未完成累积例数为不合格 完成累积例数为合格	合格	
		护理病历	合格率≥85%	≥85%	科室
	日常工作完成		≥60 分为合格 ≥80 分为良 ≥90 分为优	≥80 分	科室
	组织、协调能力		≥60 分为合格 ≥80 分为良 ≥90 分为优 ≤60 为不合格	≥80 分	科室
	参加教学培训		科内进行 PPT 授课≥1 次为合格 进行院内 PPT 授课≥1 次为良 省市级教学比赛获三等奖以上为优	合格	科室
	科研、论文		普通期刊发表论文≥1 篇为合格 核心期刊发表论文≥1 篇为良 主持院内、学会科研项目≥1 项为优	合格	科室
继续教育学分			≥5 分（专业学分）	≥5 分（专业学分）	科室医院
年终考评			优、良、合格、差	良以上	科室

（5）N4 级培训完成评价标准，见表 4-1-13。

表 4-1-13　N4 级培训完成评价标准

<table>
<tr><th colspan="3">评价项目</th><th>评价标准</th><th>当年评价
达标要求</th><th>评价
部门</th></tr>
<tr><td colspan="3">岗位工作实践时间</td><td>≥1 年</td><td>≥1 年</td><td rowspan="2">科室</td></tr>
<tr><td colspan="3">培训时间</td><td>≥30h（每年）</td><td>≥30h（每年）</td></tr>
<tr><td rowspan="11">核心能力</td><td colspan="2">理论考核成绩</td><td>≥60 分为合格
≥80 分为良
≥90 分为优</td><td>≥80 分</td><td>科室
医院</td></tr>
<tr><td rowspan="4">临床护理实践</td><td>技能考核成绩</td><td>≥80 分为合格
≥90 分为良
≥95 分为优</td><td>≥90 分</td><td rowspan="3">科室</td></tr>
<tr><td>临床护理工作例数累积</td><td>未完成累积例数为不合格
完成累积例数为合格</td><td>合格</td></tr>
<tr><td>护理病历</td><td>合格率≥85%</td><td>≥85%</td></tr>
<tr><td>护理病历</td><td></td><td></td><td>科室</td></tr>
<tr><td colspan="2">日常工作完成</td><td>≥60 分为合格
≥80 分为良
≥90 分为优</td><td>≥80 分</td><td>科室</td></tr>
<tr><td colspan="2">组织、协调能力</td><td>≥60 分为合格
≥80 分为良
≥90 分为优
≤60 为不合格</td><td>≥80 分</td><td>科室</td></tr>
<tr><td colspan="2">参加教学培训</td><td>科内进行 PPT 授课≥1 次为合格
院内进行 PPT 授课≥1 次为良
参加省市级教学比赛获三等奖以上为优</td><td>良</td><td>科室</td></tr>
<tr><td colspan="2">科研、论文</td><td>核心期刊发表论文≥1 篇为合格
主持院内、学会科研项目≥1 项为良
主持市级科研项目≥1 项为优</td><td>合格</td><td>科室</td></tr>
<tr><td colspan="3">继续教育学分</td><td>≥5 分（专业学分）</td><td>≥5 分（专业学分）</td><td>科室
医院</td></tr>
<tr><td colspan="3">年终考评</td><td>优、良、合格、差</td><td>良以上</td><td>科室</td></tr>
</table>

☆★☆☆

（6）N5 级培训完成评价标准，见表 4-1-14。

表 4-1-14　N5 级培训完成评价标准

评价项目			评价标准	当年评价达标要求	评价部门
岗位工作实践时间			≥1 年	≥1 年	科室
培训时间			≥30h（每年）	≥30h（每年）	
核心能力	理论考核成绩		≥60 分为合格 ≥80 分为良 ≥90 分为优	≥80 分	科室医院
	临床护理实践	技能考核成绩	≥80 分为合格 ≥90 分为良 ≥95 分为优	≥90 分	科室
		临床护理工作例数累积	未完成累积例数为不合格 完成累积例数为合格	合格	
		护理病历	合格率≥85%	≥85%	科室
	日常工作完成		≥60 分为合格 ≥80 分为良 ≥90 分为优	≥80 分	科室
	组织、协调能力		≥60 分为合格 ≥80 分为良 ≥90 分为优 ≤60 为不合格	≥80 分	科室
	参加教学培训		院内进行授课≥1 次为合格 省市级培训活动中授课≥1 次为良 到学校为学生授课≥1 次为优	良	科室
	科研、论文		核心期刊发表论文 2 篇为合格 主持省市级科研项目≥1 项为良 主持国家级科研项目≥1 项为优	合格	科室
继续教育学分			≥5 分（专业学分）	≥5 分（专业学分）	科室医院
年终考评			优、良、合格、差	良以上	科室

3. 日常考核合格必须满足核心能力培训要求外，还要求在培训期间无护理缺陷。

（三）培训质量的督导

1. 成立临床护理培训督导组　护士长担任培训总指导，包括做到培训有计划，过程有指导，结果有教与学的信息反馈，精选数名具有较强教学能力的骨干担任督导员定期进行临床督导检查。

2. 制订培训质量督导标准　根据培训计划，制订培训质量督导表，此表由培训计划、培训质量自评及培训后考评三个项目组成。根据培训安排、培训质量督导的内容制定学员满意度调查表，调查内容包括教案质量、讲解表达、操作演练、技巧与指导、课程规划、课程掌控、课程气氛、培训态度、内容、培训效果以及老师对学生情况掌握等方面。

3. 培训督导实施

（1）对培训质量的督查：查看培训计划落实情况，培训质量自评情况，通过跟班临床工作，参加教学查房、案例分析、小讲课等培训活动，深入了解培训效果，及时召开护理教学老师座谈会，反馈培训情况，帮助解决问题、交流经验，为临床教学老师提出指导性的建议。

（2）学生进行满意度调查：定期发放满意度调查表，并与学生进行交谈，了解带教过程中学生的体验。调查结束后，将满意度结果及学生意见进行汇总与分析。

（3）总结反馈：督导的结果及时反馈给护士长和护理教学老师研究解决护理教学过程中问题。定期召开麻醉护理教学老师讲评会，使教学中成功的经验互相学习，推广应用，存在的问题互相借鉴，认真整改。

四、护士晋级指导原则

（一）各层级护士申请晋级时需要同时满足以下两个资格条件

资格条件一：通过拟晋级层级的理论考试和操作考试。

资格条件二：全年出勤率≥ 90% 的护士方具有晋级资格。

（二）各层级护士晋级考核评价

从工作质量、患者安全、技术与能力、工作态度、劳动纪律、教学、科研进行多维度考核每个层级所占比例不同，体现数据的公平性。

1. 工作质量　用三级质控检查的方法获取评价基础护理、专科护理、仪容仪表与行为举止、岗位职责完成情况等进行工作质量的考核评价。

2. 患者安全　日常护理工作中获取用药 / 输血 / 标本错误等有责任的护理差错、压疮、药物外渗、脱管、皮肤损伤、牙齿脱落、跌倒 / 坠床、意外事件等有责任的并发症的客观数据进行评价。

3. 技术与能力　以患者评价、口头或书面表扬 / 批评 / 有效投诉、同行评议（护士长 / 护士 / 医生）、理论 / 操作考试成绩来评价专科护理技术和抢救配合等技能。

4. 工作态度　从患者满意度调查、口头或书面表扬／批评／有效投诉、同行评议（护士长／护士／医生）获取评价服务态度、主动性与责任心、团队协作等。

5. 劳动纪律　评价有无迟到、早退、脱岗等。

6. 其他　科研文章、课题、发明／专利、科技获奖等。

（三）同行评议

由护士长、全体护士以及科室医生从工作态度、工作责任心、工作完成质量、沟通能力、协作能力、解决问题能力、突发事件应急能力七个方面进行评议。每个方面进行 1～5 分评价，分值越高，表示评价越好。

五、初级护士的序贯式培训

为了加快新入职麻醉科护士的成长，借鉴其他科室护士培训经验并结合麻醉科特点，采用以"外科重症护理－麻醉物资管理－临床麻醉配合－PACU 护理"序贯的方法对麻醉专科 N0 级护士，即初级护士进行加强培训。此四个岗位序贯培训的目的，是对专业理念的逐步理解与加深：在外科或综合重症监护病房夯实重症护理基本理念，加强医嘱意识；在麻醉物资管理岗位掌握麻醉相关物资、设备、药品等基础知识；在手术间清晰临床麻醉的过程与配合要点；在 PACU 明确麻醉核心护理技能。

4 个岗位的序贯培训，时间各为 3 个月，总体 1 年。其培训内容与 N0 级核心能力培训内容对接，加强培训目的，节省重复时间。若在医院的通科培训期间已轮转重症监护病房，可直接进行该岗位的考核与评价，根据结果决定是否需要进行培训。

（一）培训计划

由麻醉科护理培训组长或护士长制订整体培训计划。采用"外科重症护理－麻醉物资管理－临床麻醉配合－PACU 护理"序贯法，该培训分外科重症护理、麻醉物资管理、临床麻醉配合、PACU 护理四个阶段，每个学习阶段为"一对一"带教模式，时间为 3 个月，总时长 1 年。每个阶段均设定培训内容和考核内容，该阶段考核及教学老师评定均合格后，方进入下一阶段的学习。

（二）培训对象

培训对象为麻醉科 N0 级护士。

（三）师资

所有阶段的带教均为一对一带教，培训期间非特殊情况不更换带教的护理教学老师。

1. 外科重症护理选择从事外科重症护理 5 年以上，综合素质强的护师担任教学老师。

2. 麻醉物资管理选择麻醉专科 N2 级或以上，对麻醉物资管理工作熟练，综合素质强的护士担任护理教学老师。

3. 临床麻醉配合选择从事临床麻醉 5 年以上、综合素质强的主治以上的麻醉医生担任带教。

4. PACU 护理选择麻醉科 N2 级或以上，对 PACU 护理熟练，综合素质强的护师担任带教。

（四）培训内容

结合麻醉专科特点，贴近核心能力的要求，制订出与麻醉专科知识相关的护理培训计划，包含每个阶段需掌握的内容和学时，并根据掌握内容的主次侧重带教学时，以及进行考核。各阶段的主要培训内容及学时见表 4-1-15。

表 4-1-15 各培训阶段的主要培训内容与学时

培训阶段	培训内容（主要）	学时		
		讲授	示教	实践
重症护理	1. 重症护理基础知识	2		
	2. 各系统常见急危重症的病因、病理生理、临床表现、治疗及护理	2	2	≥ 30 例
	3. 重症监护病房常用设备的操作：监护仪、呼吸机、血气分析仪等	1	2	各 ≥ 20 例
	4. 重症监护病房常见护理技术操作：中心静脉压测定、有创动脉压监测等	1	2	各 ≥ 20 例
麻醉物资管理	1. 手术室环境的相关知识：层流手术室、区域划分，无菌、消毒的概念	1	1	
	2. 麻醉常用药品的名称、分类、剂量、使用、存储方法及简单的药理知识	2		
	3. 麻醉常用耗材的名称、分类、型号、用途、使用方法等	2	2	各 ≥ 50 例
	4. 麻醉物资管理的流程：麻醉药品及精神药品的管理、急救药品的管理、麻醉耗材的管理	1	2	
	5. 感染控制：手卫生；麻醉物品、器械、设备消毒灭菌等	1	2	各 ≥ 30 例
临床麻醉配合	1. 各类麻醉方式的解剖、病理生理等基础知识和围手术期知识	2		
	2. 各类麻醉方式的具体步骤、流程	2	1	
	3. 各类麻醉物品、药品准备及麻醉体位摆放	1	2	≥ 120 例
	4. 麻醉中的监测观察、文书记录	1	1	≥ 120 例
	5. 麻醉常用设备的操作：麻醉机、呼吸机、监护仪、推注泵、靶控泵、脑电监测仪等	1	1	各 ≥ 60 例

续表

培训阶段	培训内容（主要）	学时		
		讲授	示教	实践
麻醉苏醒期护理	1. 麻醉苏醒期的概念及 PACU 各项转入、转出标准	1	1	
	2. 全身麻醉及硬膜外麻醉等各类麻醉的苏醒期护理	1	2	≥ 180 例
	3. 麻醉苏醒期常见并发症护理	1	2	≥ 70 例
	4. 麻醉苏醒期患者的管道护理、手术切口的观察及护理等	1	2	≥ 180 例
	5. 麻醉苏醒期护理专科技术：气道开放、吸痰、吸氧等	1	2	各≥ 100 例

（五）培训方法

1. **自学与讲授** 培训资料包括《医学临床"三基"训练护理分册》《危重病护理学》《临床麻醉护理学》，以及科室自行整理的常用药品及耗材明细、麻醉护理规章制度、麻醉护理细节问答等资料。根据培训计划的要求，教学老师讲授部分内容，其余部分按进度自行学习。

2. **"一对一"实践教学** 每个阶段的教学老师在实践带教过程中根据遇到的情况进行教学讲解和示教，同时提问，观察初级护士的学习状态和掌握程度。

3. **专题讲座** 由高年资麻醉医生就基础麻醉知识进行专题讲座，学习基础麻醉知识。

4. **沟通与个人总结** 麻醉科护士长每月组织一次与初级护士的面对面沟通，了解培训过程中遇到的问题、培训程度，及时向教学老师修正和补足下一步培训重点、内容。每阶段结束进行书面的自我评估、总结，教学老师批阅后麻醉护士长再批阅。

（六）培训考核

1. **理论考核** 各阶段培训结束后各进行 1 次理论考核，根据各阶段所需掌握的主要内容为考试内容，理论为百分制计算。

2. **技术操作考核** 各阶段培训结束后进行一次操作考核，操作为两项，一项必考，一项抽签选取。两项操作考核的平均成绩作为考核成绩。

（七）评价

1. 理论成绩和考核成绩均在 80 分以上为合格。

2. 每阶段考试合格者由教学老师给予综合能力评价，采用培训后临床综合能力评价表对初级护士进行护理操作能力（25 分）、临床思维能力（25 分）、沟通能力（25 分）、管理能力（25 分）四个方面进行评价，80 分以上为合格。

3. 理论考核、操作考核以及能力评价合格者方可进入下一阶段的培训，不合格者留在该阶段继续学习 1 个月，之后复考。

4.序贯式培训评价根据序贯式培训评价表（表 4-1-16）进行评价考核。

表 4-1-16　序贯式培训评价表

培训阶段	培训内容（主要）	分值	得分	老师评价	老师签名
重症护理	1. 重症护理基础知识 2. 各系统常见急危重症的病因、病理生理、临床表现、治疗及护理 3. 重症监护病房常用设备的操作：监护仪、呼吸机、血气分析仪等 4. 重症监护病房常见护理技术操作：中心静脉压测定、有创动脉压监测等	25 分			
麻醉物资管理	1. 手术室环境的相关知识：层流手术室、区域划分、无菌、消毒的概念等 2. 麻醉常用药品的名称、分类、剂量、使用、存储方法及简单的药理知识 3. 麻醉常用耗材的名称、分类、型号、用途、使用方法等 4. 麻醉物资管理的流程：麻醉药品及精神药品的管理、急救药品的管理、麻醉耗材的管理 5. 感染控制：手卫生；麻醉物品、器械、设备消毒灭菌等	25 分			
临床麻醉配合	1. 各类麻醉方式的解剖、病理生理等基础知识和围手术期知识 2. 各类麻醉方式的具体步骤、流程 3. 各类麻醉物品、药品准备及麻醉体位摆放 4. 麻醉中的监测观察、文书记录 5. 麻醉常用设备的操作：麻醉机、监护仪、推注泵、靶控泵、脑电监测仪等	25 分			
麻醉苏醒期护理	1. 麻醉苏醒期的概念及 PACU 患者转入、转出标准 2. 全身麻醉及硬膜外麻醉等各类麻醉的苏醒期护理 3. 麻醉苏醒期常见麻醉、手术并发症护理 4. 麻醉苏醒期患者的管道护理、手术切口的观察及护理等 5. 麻醉苏醒期护理专科技术：气道开放、吸痰、吸氧等	25 分			
总得分					

（肖伦华　丁　红　陈寒霏）

☆★☆☆

第二节　专科护士的选拔、培养及使用

我国专科护士是指在护理的某一领域有较高的理论水平和实践能力，专门从事该专业护理的临床护士。卫生部 2005 年 7 月发布《中国护理事业发展规划纲要》提倡专科护士培养，至今已在重症监护、急诊急救、静脉治疗、伤口造口、老年护理等 30 余个护理领域培养出大批的各专科护士。2017 年 12 月，国卫办医函〔2017〕1191 号发布，正式指出麻醉护理工作职责和麻醉科护士的相关要求，麻醉专科护士培养也应运而生。2019 年 8 月，中华护理学会、广东省护理学会、湖北省护理质控中心先后推出麻醉专科护士培训课程，为麻醉专科护理培养出一批专科护理人才。我国目前尚未形成全国统一的资格认证体制，麻醉专科护士培训主要采取非学历培训的方式，纳入继续教育项目管理，其准入、培养、考核、认证等流程与其他专业的专科护士大体相同，也因各省、地、市在某些要求上有所不同。

一、专科护士的选拔

（一）选拔条件

1. 具有大专及以上学历，获得护士执业资格证书。

2. 满足主办机构对学历、工作经历的要求，具备较强的临床工作能力、表达能力、沟通能力以及独立处理临床问题的能力，有一定的教学、科研能力。

3. 具有良好的人际关系，有爱心及奉献精神。

（二）选拔方式

1. 自愿报名　符合要求的护士可自愿上报科室及护理部。

2. 笔试　包括基础理论知识、专科理论知识等。

3. 面试　内容包括自我介绍及考官提问，主要考核面试人员人文素养、组织能力、协同能力。

4. 操作　护理基础操作及专科操作。

科室要协同护理部共同完成选拔事宜。外出学习选拔要求按照考核成绩排名按比例依次完成各期外派学习。

二、专科护士的培养

由主办机构组织专家，采用科学化手段，循证分析，建立本专业的专科培训大纲，涵盖对专科护士核心能力的培训目标、培训方式、考核与评价等方面，便于专科培训任务的具体实施。

（一）培养目标

1. 掌握麻醉护理学及相关学科的理论知识，熟练掌握专科护理操作技能，能解决本专科护理领域的难点与重点问题。

2. 具备专科教学能力，能够指导其他护理人员开展业务工作，提高医院的专科护理水平。

3. 具有科研能力，能结合专科临床护理实践，开展护理科研，撰写有价值的学术论文或综述，同时促进护理质量的不断改进。

（二）培养时间

目前国内常见的专科护士培养形式为集中式 2 ～ 4 个月培训，其中包含 1 ～ 2 个月理论学习，1 ～ 2 个月实践学习，学员通过各项考核后颁发证书。部分主办机构还要求专科培训学员返回临床岗位后进行 6 ～ 12 个月专科能力实践积累的培训经历。

（三）培养方式

专科护士培养以学会等机构认证培养为主，结合境内外相关认证培养及院内培养。选送符合条件的、优秀的护理人员外出进修；参加市级、国家级专科护士培训机构的学习，取得专科护士证书；参加专业学术会议等。

1. 学会等专科护士培训基地培养　根据医院发展总体需要及科室人力情况，经自愿报名、科室推荐、护理部审核，每年选派专科护理骨干参加中华护理学会、北京护理学会及各省市级护理学会等学术机构举办的专科护士培训班。

2. 境外培养　根据医院总体发展，每年可选派护理骨干赴境外进行专科护士培训，补充国内专科护士种类，推进不同专科发展。

（四）考核

方式可多样，包含理论、操作、授课能力、病例分析，情景式站点考核，个案护理汇报、项目改造汇报或结业论文等。考核方式多以个人考核为主，也有部分考核以小组形式完成，强调沟通、合作能力。

（五）认证

目前国内没有统一认证的机构，主办机构拟定出认证条件，通过评审后给予资格证书的颁发。部分主办机构会进行定期认证，以保证其专科性、持续性。以自 2019 年开始进行麻醉护理专科护士培训的广东省护理学会为例，其培训流程见表 4-2-1。

☆★☆☆

表4-2-1　广东省护理学会麻醉护理专科护士培训流程

项目	要求
准入	1. 持有护士执业证书，二级以上医院的在职注册护士 2. 热爱本职工作，有奉献精神，工作责任心强，刻苦钻研业务 3. 学历及年资要求：大专毕业从事本专科护理工作5年以上；本科毕业从事本专科工作3年以上；硕士毕业从事本专业工作2年以上，护师及以上职称 4. 报名表有医院的推荐意见与盖章 5. 顺利通过入学前专科理论考试及面试
培训	分为三个阶段：1个月的集中理论学习，2个月的临床实践，返回所在单位后9个月的岗位实践 1. 第一阶段理论培训　分现场讲授和自学 (1) 讲授：根据核心能力目标进行为期1个月（≥110学时）集中专科理论学习 (2) 自学：按麻醉护理专科护士核心能力内容要求完成专科理论知识（指定书籍）的学习（≥80学时） 2. 第二阶段基地实践 (1) 示教与实践：每个学员安排2～4个临床实践培训基地，每个基地进行2～4周（≥360学时）的临床实践。基地通过示教、观摩、授课等方式对学员进行临床实践培训 (2) 学习汇报：每个实践基地临床实践结束前一周，每小组以病例汇报或护理查房形式进行学习分享汇报。汇报成绩列入考核，占比20% 3. 第三阶段岗位实践　返回岗位后的实践累积和终期汇报 (1) 实践累积：学员回到所在单位后，在9个月内按大纲要求完成岗位工作的实践累积例数 (2) 终期汇报（汇报）：项目汇报、个案汇报、综述、论文等形式均可，任选其一。其成绩列入资格评审项目
考核与评价	1. 第一阶段理论培训　笔试考核和指导老师评价 (1) 笔试考核：集中理论授课阶段结束后进行。考核内容为70%理论授课内容+30%自学专科护理相关知识 (2) 指导老师评价：根据考勤、学习纪律、学习态度等进行等级评价 2. 第二阶段基地实践　专科护理技术考核、学习汇报和教学老师评价 (1) 专科护理技术考核：每个实践基地实践结束前，统一完成指定护理操作的考核，占比80% (2) 学习汇报：汇报成绩占比20% (3) 教学老师评价：根据考勤、学习情况等进行等级评价 3. 第三阶段岗位实践　单位领导评价和终期汇报考核 (1) 单位领导评价：进行等级评价 (2) 终期汇报考核：由组委会安排专家评审、评价

续表

项目	要求
认证	1. 首次认证：学员完成三个阶段的培训，各阶段的学时数、成绩及评价均分为优、良、合格、差 4 个档，在培训管理组委会组织评审后，其评价结果均≥合格，方为通过资格评审，完成首次认证。具体为：第一阶段理论培训，完成课时数≥95%，理论考核成绩≥80 分；第二阶段实践培训，完成课时数≥95%，实践考核成绩≥80 分；第三阶段岗位实践，完成累积例数≥90%，终期汇报评审在≥合格。以及各阶段的培训评价均在"合格"以上 2. 再次认证：每 4 年进行一次再认证

三、专科护士的使用与评价

专科护士为麻醉护理专业的复合型人才，应具备临床判断和推理能力、变通能力和终身学习能力。其工作内容应涵盖：高质量的围手术期护理服务、多人群的教育工作、及时有效的指导与咨询、专业性的沟通和协调、注重临床护理质量的管理工作、符合临床需求的研究工作等方面。与普通麻醉科护士相比，他们的专业知识技能更加扎实，能够指导和带领低年资护士更好地完成危重症患者、疑难病例的麻醉护理工作，更可承担科室的创新科研项目、流程改造项目、质控改进项目等项目实施。

（一）专科护士的使用

1. 专科护士完成本专科疑难重症患者护理，制订合理的护理计划和措施，实施有效的护理和宣教。

2. 定期对科室护理人员提供专科培训和专业指导，并对专科护理有关工作提出完善和改进的建议。

3. 完成院内护理会诊，提出会诊意见和可行方案，指导及协助相关人员进行专业的护理。

4. 培训和指导院内护士，实施专科护理，提供标准化、规范化的专科护理，同时提高护理组全体护士对患者的专科护理服务水平。

5. 专科护士总结各专科特殊病例可上传至专科疑难重症病历库。

6. 专科护士录制相关课程上传至院内网自主学习平台供全院护士学习浏览。

7. 根据不同的专科特点，开设专科护理门诊和专科护理线上咨询服务，为更多的患者提供专业服务，及时解决患者的问题。

8. 专科护士积极参与并承担院内专科护理小组工作。

9. 专科护士经过培训有一定的科研能力，在临床过程中通过发现问题不断解决问题，改进护理实践，提高护理质量。

（二）专科护士的评价

1. 护理部建立专科护士技术档案，记录参加培训情况。

2. 定期对专科护士的业务水平、教学科研水平及工作表现进行考评。

3. 评价结果与专科护士的绩效考核挂钩。

（丁　红　陈寒霏　胡婉贞　梁芳果）

下 篇

临床教学方法与内容

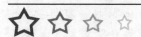

第5章

临床护理教学方法

护士临床实践能力是保证临床护理质量和患者安全的前提。评估、保持和发展护士的临床实践能力是临床质量安全的保障，必须围绕临床护理质量、患者安全、患者结果和体验开展系统的教育培训。系统的教育培训项目的设计、计划、组织实施和评价，有赖具有教学能力和循证能力的护理队伍参与和完成。根据《护理事业发展十三五规划纲要2016—2020年》，在国家卫健委推广大健康的新形势下，应用科学的教育理论，开展满足护士的系统化教育需求、提升护士临床实践能力、提高临床护理质量和患者体验、结局的护理教育势在必行。

第一节　临床教学的常用方法

随着教育改革的不断深入及信息技术的迅猛发展，要求护理人员不断地学习更新知识，掌握新的技能，与最新的前沿医学讯息保持同步。培养护理人员终身学习能力才能真正地立足于本职岗位。因此如何培养应用型护理人才，在护理教学中，哪种教学方法能激发学生的学习兴趣，使其积极参与、主动思维、全面提升其个人素质，是护理教育工作者面临的主要问题。

护理培训的方法和手段也向多样化、现代化、信息化方向发展。将给护士提供更多主动学习的机会，培养出具备自学能力、创新能力的新型护理人才。现代教学手段将逐渐在教学过程中发挥主导作用。培训方法是选择要从学习的任务要求、教学目标、教学内容的性质特点、学生的现状等方面去考虑，可多种方法结合运用。

一、问题式教学法

（一）定义与简介

1. 定义　问题式教学法是以问题为导向的教学方法（problem-based learning，PBL），是一种以学生为中心的教学模式，把学习置于复杂而有意义的问题情境中，以小组讨论的形式让学生通过合作解决真实问题，从而学习和掌握隐含于问题背后的医学科学知识，提高解决问题的技能，培养自主学习能力、创新能力。

2. 简介　PBL 教学法最早起源于 20 世纪 50 年代美国西余大学医学院的综合课程教育。

1969 年由美国的神经病学教授 Barrows 在加拿大的麦克马斯特大学首先将 PBL 引入了医学教育领域。

1983 年，Schmidt 详细论证了 PBL 教学方法的优点，倡议在医学教育中使用 PBL 作为传统教学的补充。

1991 年，美国 70% 的医学院已不同程度地采用 PBL 教学法；20 世纪 90 年代，欧洲部分医学院也开始进行 PBL 课程的验证；1994 年，英国曼彻斯特医学院在 1 ～ 4 年级的教学中全面采用了 PBL 模式。

1997 年，香港大学医学院正式开始实行此教学法，目前此教学法已占该校全部医学教育的 60%。

2001 年，据 WHO 报告全球目前约有 1700 余所医学院采用 PBL 模式，而这个数字还在不断增加。

我国最早是 1986 年由上海第二医科大学和西安医科大学引进 PBL 教学法的。20 世纪 90 年代以来，引进 PBL 的院校逐渐增多，如湖南医科大学、第四军医大学、暨南大学等。这些院校分别在基础课、临床课和实验课中部分试行了 PBL，取得了良好的效果。2015 年，除了医学类院校，我国其他高校也逐步开展以 PBL 教学理念为特色的教学尝试。目前已成为国际上较流行的一种教学方法。

（二）PBL 教学法优点

1. **顺应时代的发展要求**　PBL 教学法在教学过程中以学生为主体，学生通过查找资料和讨论来发现解决问题，锻炼了学生的自学能力、解决问题的能力，并有效的开发了学生的潜力和创造力，这适应了当代社会对创新型人才的需求。

2. **调动学生的主动性和积极性**　PBL 教学中学生由被动学习转变为主动学习，学生通过自主学习以及组内讨论来发现解决问题，成为课堂的主体，这提高了学生的学习兴趣，调动了学习的积极性。

3. **提高学生的综合素质**　PBL 教学法形式多样，既有课下的自主学习，又有课上的小组讨论，这不但提高了学生的自学能力和解决问题的能力，也提高了学生的团队协作能力和沟通能力，这有利于学生的个人发展，也适应了当代社会对综合性素质人才的需要。

4. **提高学生对知识的运用能力**　PBL 教学法是从培养临床护士的角度进行实用性学习，授课采用真实临床病例，结合基础学科和临床学科的知识点，打

☆ ★ ☆ ☆

破了学科的界限，锻炼了学生以病例的诊治为中心的发散思维和横向思维，这大大提高了学生对所学知识的运用能力。

（三）PBL 教学法局限性

1. 课程容量限制 PBL 教学法有别于传统式教学法，是以临床实际问题为先导来展开基础理论的教学。由于 PBL 课程设计中的内容量通常较少于传统课程，学生往往将焦点集中在解决具体问题上，有时可能会忽视对各个知识点的深入理解，导致所学知识可能缺乏全面性和逻辑连贯性。

2. 学生主动性的挑战 PBL 教学法的实施成功，极大程度上依赖于学生的积极参与。从搜集资料开始，学生们需要针对具体病例查阅大量文献，以得出最优解决方案。这意味着相较于常规课堂学习，PBL 的前期准备可能需要约 1 周的时间。在当前我国学生普遍面临较重课业压力的背景下，长时间的额外学习需求可能会占据学生的个人时间，从而引发抵触情绪，这可能对教学效果产生不利影响。

3. 现行评价体系的局限 PBL 教学法将教学过程与成果融合为一体，强调在学习过程中的积极参与和持续进步。然而，目前对学生的评估体系往往偏重于期末考试成绩，忽略了对学生学习过程的跟踪和评估。这种偏重结果而非过程的评价方式，未能充分体现 PBL 教学法的精髓，可能导致对学生的学习进展和理解深度的忽视。

（四）PBL 教学模式的实施

1. PBL 教学的典型模式 提出问题、建立假设、收集资料、论证假设、总结。

（1）提出问题，建立假设：老师设置病例，设计问题，课前给出病例。

（2）收集资料，论证假设：自学备课，学生课下查阅相关的资料、文献。

（3）讨论：小组讨论，解决疑难问题（讨论）。

（4）总结：汇报总结、评估，遗留问题给下次课讨论。

2. 案例选取的准则优化

（1）真实性准则：确保案例反映真实的临床情境，以具体化教学内容。

（2）跨学科性准则：根据教学需求选择案例，实现知识的跨领域整合。

（3）启发性准则：与学习进度同步，设计案例时预留讨论和思考的空间，激发学生的思维。

（4）可操作性准则：可展示案例的部分视角，并可设计多种可能的结果，增加实操性和多样性。

3. PBL 与病例讨论的区别 见表 5-1-1。

☆ ☆ ☆ ☆

表 5-1-1　PBL 与病例讨论的区别

不同点	病例讨论	PBL
发放资料	课前发放病例资料	讨论分段逐页发放病例资料
目的	是解决病例本身的问题，重点在明确诊断，找到治疗方法	病例是"触发器"，通过提出假设和解决问题来学习、应用更加广泛的医学知识
主导者	老师提出问题	学生自己提出问题、自行寻找答案
老师及作用	老师为本学科领域专家，有丰富经验，善于把握病例中的重点和难点，能及时给予评价、总结和指点	引导了谁不一定要学术方面的专家，整个学习过程强调学生知识体系的自我建构

（五）结合经典案例 PBL 授课方式

PBL 教学法实例－理论结合实际，对病症有系统的认识，学会动态观察，从而进行正确的评估。

PBL 教学案例

患者男性，45 岁，因心前区压榨性闷痛 4h，ECG $V_1 \sim V_3$ ST 段抬高，频发室性期前收缩，以急性前壁心肌梗死伴心律失常收入 CCU。经溶栓补液治疗效果明显，主诉心前区疼痛缓解，要求在走廊散步，行走 10min 后，突然患者摔倒在地，你应采取哪些措施抢救患者？

讨论

1. 思路

（1）什么是心搏骤停？

（2）是不是心搏骤停？

（3）是什么性质和类型？

（4）是什么原因引起的？

2. 处理措施

（1）如何抢救治疗？

（2）如何护理？

（3）护理结局？

3. 应该这样做

（1）依据病历，用循证手段列出支持各项诊断的依据：既往史＋临床表现和（或）主要症状体征＋辅助检查结果（化验结果、影像学诊断），以上依据均列举与主要诊断相关内容。

（2）依据客观信息判断出此患者主要疾病的种属及严重程度。

（3）造成此患者主要疾病的发病机制？此次患者发病的诱发行为与活动？

（4）相对应的具体治疗和护理措施，护理重点：患者及病情的观察、用药后不良反应的观察、治疗效果的观察、专科（专业性角度、特殊病种）护理、基础（一般）护理。

☆★☆☆

二、讲授式教学

（一）定义

讲授式教学（lecture-based learning，LBL）就是传统的教学法，是以教师为主体，以教师教授为核心，学生听课为主要形式，采取大班全程灌输式教学。是目前仍为应用最广泛的一种教学法。

（二）LBL 教学法的优点

1. 节省教学资源　LBL 教学法采取大班教学，一名教师可以同时教授多名学生有效地节省了教学人力资源。

2. 传授知识具有准确性、系统性和连贯性　LBL 教学法有利于发挥老师的主导地位，充分利用老师的专业知识，既能准确、快速地把知识传授给学生，又能保证传授知识的系统性和连贯性。

3. 对学生基本能力要求低　LBL 教学法以老师为主体，教师可以根据学生接受能力调整教学内容的深度，使教学更加易于接受和理解。

4. 现代技术丰富了 LBL 教学　多数院校采用多媒体教学，提高了讲课效率的同时，丰富了教学内容，不但有利于学生的理解，还激发了学生的学习兴趣。

（三）LBL 教学法的局限性

1. 不利于调动学生的学习积极性　LBL 教学法以老师为主体，学生处于被动接受知识状态，不利于调动学生学习的积极性，容易产生倦怠心理。

2. 不利于培养学生的独立思考能力　LBL 教学法学生是被动学习，老师直接给出问题答案或解决方法，缺乏对学生独立思考和解决问题能力的培养。

3. 学生对知识的运用能力较差　LBL 教学法注重知识点的讲解，使得学生的应试能力较强但对知识的实际应用能力较差，见表 5-1-2。

表 5-1-2　LBL 教学法与 PBL 教学法比较

	LBL 教学法	PBL 教学法
主体	以老师为主体	以学生为主体
中心	基于教材，以讲课为中心	基于临床实际，以问题为中心
教学形式	全程灌输教学	根据病例主动确定学习主题，收集、分享资料
评估方法	课程结束后进行统一笔试	根据每次讨论会学生发言的次数、质量及资料复习、书面报告进行综合评估，在一个学习模块结束后，进行问卷评估；课程结束笔试
能力培养	课程基础知识	临床知识、临床推理思维、批判性思维；资料收集及归纳能力；团队精神、沟通技巧和人际交流能力

☆ ☆ ☆ ✦

（四）LBL 教学模式的实施

1. LBL 教学法实施步骤　激发学习动机 - 感知理解教材（复习和新授）- 巩固运用 - 检查评价。

2. 具体操作

（1）组织上课：是根据新课的内容，设置一定情境和引入活动，激发学生的学习兴趣。

（2）检查复习：是为了强化记忆、加深理解、加强知识之间的相互联系和知识进行系统整理。

（3）讲授新教材：讲授新课是教学的核心，过程中以老师的讲授和指导为主，要求学生遵守纪律，跟随老师的教学节奏，完成学习任务。

（4）巩固新教材：是学生在课堂上对新学的知识进行运用和练习解决问题的过程。

（5）布置课外作业：是为了促进学生课外对教材内容的掌握。

（五）结合经典案例 LBL 授课方式

LBL 教学方案
1. 查房内容　老年患者腰椎融合术后的麻醉护理。 　2. 查房目的　以老年患者腰椎手术为例，了解手术方式，熟悉术后注意事项，掌握其麻醉护理方法。 　3. 查房流程 　（1）病例汇报：患者，女，73 岁，身高 160cm，体重 60kg，BMI=23.4；主诉拉伤后腰痛 2 月余入院，行腰椎 X 线检查示 $L_{4\sim5}$、$L_5\sim S_1$ 腰椎间盘膨出，急诊以"腰椎间盘突出"收住院。 　● 既往史：10 年前晕厥 1 次，诊断为脑梗死，无后遗症。 　● 术前：从营养、压疮等方面进行了详细评估，同时对该患者实施 ERAS 方案，即术前 6h 禁食，2h 禁水，术前 2h 饮用功能饮料。 　● 术中：患者于全身麻醉下行腰椎融合术（后路法），术中输液 3200ml，输血浆 200ml，红细胞 2U；术中出血 600ml，尿量 1500ml，手术时长：279min。 　● 术后：拔管后生命体征平稳，进入 PACU 行心电监护，10min 后患者血压下降，由入室时 130/80mmHg 下降至 90/49mmHg，25min 后血压降至 79/49mmHg，在此期间遵医嘱给予补液、扩容、血管活性药泵注等护理措施，在 PACU 停留 108min 后，生命体征平稳，安返病房。 　（2）老师就腰椎手术相关问题进行引导性提问，结合此病例特点"老年、脑梗死"，以及在 PACU 停留期间出现的血压下降，进行讨论并提出针对性护理措施。

☆★☆☆

4. 学生分组讨论

（1）腰椎融合术后的患者常见的 3 个护理问题。

（2）如何预防这些问题的发生。

（3）腰椎融合创伤较大，老年患者各系统功能较弱，且常合并多种疾病，因而病情变化快而重，提出针对性护理措施。

讨论时间：10min。

小组代表发言及互相评价：10min。

老师归纳护理措施：20min。

5. 授课重点和难点

（1）重点：预防血容量不足的护理措施；术后出血的判断及护理措施；预防疼痛的护理措施。

（2）难点：腰椎融合术后容易发生的并发症及其预防手段。

三、案例教学法

（一）定义

案例教学法（case study based learning，CBL）是以病例为先导，以问题为基础，以学生为主体，以老师为主导的小组讨论式教学。其打破学科界限，围绕问题编制综合课程，以提高学生学习的主动性，培养创新能力，提高学生获取新知识、有效运用知识解决新问题的能力为教学目标。在护理教学中，临床案例教学是指在临床老师的指导下，就某一主题运用涵盖该主题知识点的典型临床案例，组织学生学习和讨论的一种教学方法。

（二）CBL 教学法的优点

经典案例是源于临床的真实案例，通过灵活调整、合理归纳和总结，使其达到优化教学目的。

1. 真实性和针对性　具有较高的分析价值，可针对性解决实际问题。

2. 典型性和启发性　能探索同类事件内在规律，具有很强的标准性和联系性。

（三）CBL 教学模式的实施

1. 确定案例：收集临床工作中典型、有针对性案例，合理调整、归纳和总结，使其达到经典案例与优化教学内容的目的。

2. 确定汇报案例后的分工

（1）收集并整理与病例相关的所有资料：患者基本情况、护理记录、专科评估单、医生诊疗记录、检验检查结果、患者转归结果等。

（2）查阅相关疾病的病因、病理生理、临床表现、实验室与辅助检查、药物、仪器设备、并发症、与案例相关的 SOP 流程等。

☆ ☆ ☆ ☆

（3）循证：相关文献、指南，国内外新进展。

（4）审核上交的资料，集中核心人员讨论，确定材料后制作 PPT。

3. PPT 制作后交护士长、教育护士审核。

4. 由指定人员运用多种教学方法汇报。

（四）结合经典案例 CBL 授课方式

CBL 教学方案
步骤一：选择案例（如 ICU 一例体外膜肺氧合 ECMO 治疗急性重症心肌炎的护理管理）
步骤二： 　教学人群：ICU、CCU、SICU 护士，全院各区重症组联络员。 　教学目标：通过此次案例 1. 能正确识别 ECMO 治疗急性重症心肌炎常见护理问题。 2. 能正确处理及预防 ECMO 治疗急性重症心肌炎出血及栓塞等常见并发症。 　步骤三：课前准备　提前将自学包和经典案例发给学生 1. 急性重症心肌炎相关概念及知识。 2. ECMO 的工作原理及工作模式。 3. 体外膜肺氧合（ECMO）护理指引及相关知识链接。 　步骤四：授课过程中设计问题，刺激学生思考，强化重点

四、团队教学法

（一）定义

团队教学法（team-based learning，TBL）是在以问题为基础的学习（problem-based learning，PBL）教学模式上形成的一种新型成人教学模式。TBL 以学生为中心，以团队合作为基础，培养学生自主学习及团队协作能力，以将学生培养成终身学习者为目标的新型教学模式。

（二）TBL 教学法的优点

首先，TBL 教学过程通过不同形式，实现了学生主动学习、讨论式学习和互学互教的拓展性学习，既注重学生临床技能的培养，又注重了基础知识的学习，真正做到基础理论与临床技能培养并重；其次，TBL 教学法以团队协作为基础，提高了学生分析问题、解决问题能力，以及团队合作和人际交往等综合能力。

（三）TBL 教学法的局限性

TBL 教学法的缺点与 PBL 较为类似，包括学生耗时多、对学生的素质和能力的要求较高，以及师资和教学条件的要求等。TBL 与 PBL 都是对传统的以讲

☆★☆☆

授方式为主的教学模式的改革，有着共同的目的，即改变传统教学模式以老师为主体的方式，将学生作为教学的主体，增加学习的趣味性。两者在实施的过程中存在较多的差别（表 5-1-3）。

表 5-1-3　PBL 教学法与 TBL 教学法的区别

	PBL 教学法	TBL 教学法
内容	以病例为中心倾向于临床应用	团队式教学，基础与临床并重
实施难度	跨学科程度高，对学生要求高	跨学科程度低，对学生要求较低
适用对象	适用于有一定理论基础，临床阶段的医学生	适用于任何阶段的医学生
核心教学思想	教学以学生为中心，学习是由于解决问题的知识缺陷带动的。强调学生导向的学习，并应用知识解决实际问题。学生的收获来自教学老师领导的小组解决实际问题	教学兼顾学生为中心和老师为引导，先由学生学习，然后通过评估，最后应用于实际问题的解决。强调应用老师的专业知识来解决实际问题，学生的收获来围绕实际问题的讨论以及老师就该组讨论的及时反馈
基本教学方法	教学中，老师逐步揭晓事先准备的案例。学生分析案例并发现解决问题的知识缺陷，并学习缺如的知识以参加老师引导的讨论	教学中，老师指定学生的学习内容，学生通过自主学习参加准备度测试并应用所学的知识在团队讨论中选择指定问题的解决方案
学习者的目的	教学中，学生的学习动力在于参与讨论并课外学习其感兴趣的案例并分享自己的见解。而考试常常很简单	教学中，学生学习的动力在于自己和所在团队在准备度测试中的良好表现及参加团队讨论
老师的作用	教学中，老师组织案例来激发学生的学习，促进小组讨论，必要时给予引导，更多地像一个顾问，帮助学生完成独立学习	教学中，老师需要制定教学目标，选择教学内容，准备测试题目，提出学生要解决的问题，组织团队讨论。老师是一个指导者，指导学生学习相关内容应用于实际问题的解决
学生的作用	教学中，学生自己确定学习内容，并独立完成课堂外学习，参与小组讨论	教学中，学生也是独立完成课堂外学习，参与团队讨论，并将团队讨论意见提交给全班讨论
支持条件	教学要求的教学资源更多，师生比例更小	教学可允许较大的师生比例

（四）TBL 教学模式的实施

1. 设定教学目标，提出问题

（1）确定老师队伍：在团队教学中，老师的作用为组织、促进及引导，因此要求核心老师具备较高的职业素养及专业能力。明确核心授课老师，由核心授课老师负责协调整个讨论过程，通过设计讨论来实现讨论内容，同时，核心老师担任讲解、课堂活动协调者的角色，甚至参与到讨论组中一起讨论。

（2）授课对象分组：团队教学法的核心组织形式为授课对象的小组讨论，因此，需要将授课对象分成 2 人以上、人数相同的小组，常见组成形式为每组 4 ～ 6 人，可由若干个这样的小组组成几十人甚至上百人的学习团队。小组分组原则应遵循组员差异互补原则，尽可能平衡各组实力，以便小组成员间互帮互助。此外，小组成员应责任明确，强化小组成员责任感。

（3）确定教学目标：授课老师应根据整体教学计划，设定每章节的具体教学目标、教学内容、教学要点，将每章节的重、难点内容，以问题方式提出，课堂时间可进行测试、练习、反馈、评价等。

（4）资料准备：授课老师应在课程开始前一周，为学生准备关于预习目的与要求的提纲和提供参考资料，以便学生阅读、提前查阅相关资料。同时，授课老师还需精心准备各单元的预习确认测验试题和在课堂教学中进行讨论的应用练习题，题目应遵循难易适中、紧扣教学目标的原则。

（5）课前讨论：课前讨论的目的为熟悉课程要点、流程，可以是组内进行讨论，也可以是组间进行讨论。

2. 课堂学习，深入讨论问题

（1）课程开始的 10 ～ 15min 内，可先进行一轮练习题测试，最先进行的是评价学生个人预习情况的预习确认测验，测验的内容主要由侧重于概念的单选题组成，此阶段要求题目尽量简单，以考查学生对课前预习的效果。

（2）分组讨论：课堂分组讨论期间，可使用应用练习试题，此阶段试题难度较大，需由小组讨论完成，持续时间约为 30min。试题完成后，可由每组的代表对讨论结果进行汇报，授课老师及其他组成员在此期间可进行提问及质疑，此阶段重点为对问题进行深入讨论分析。

（3）老师的作用：在课堂学习阶段，授课老师的核心作用为组织及引导，即随着讨论的展开，授课老师应将本章节重点掌握及理解的教学内容贯穿其中，帮助学生进行知识点或技能的掌握。同时，还可将课前准备的测验试题进行检测，以确定课堂讨论效果，查漏补缺。

3. 分析总结

（1）学生自身总结：课程结束后，授课老师应鼓励每位学生进行自我总结，包括课程参与、知识点掌握、沟通交流、团队合作，甚至自我感受等，同时，也应鼓励组内及组间成员对其进行分析，使学生获得全面自我认知，以便后续课程更加顺利进行。

（2）老师指导：在总结及分析环节，老师的主要作用为指导。首先，应对学生自我总结进行有针对性指导，包括技能方面、知识点掌握方面、心理建设等方面存在的具体问题。其次，老师还应对学生的他评进行评价，以使学生获得更加客观的自我认知。

4. 评价

（1）学生对教学效果的评价：课程结束后，老师应组织学生围绕教学目标进行教学效果评价，此过程可采用填写问卷、技能考核、知识点考核等形式。

（2）师生评价：除学生之间进行互评、老师对每位学生进行评价外，学生也应对老师进行评价，以达到互相学习、互相鼓励、互相成长的目的。

（五）TBL 教学法实施的注意事项

1. 老师应具备的素质

（1）具备与时俱进的观念：长久以来，教学模式均为老师讲授，学生被动接受。因此，新的教学模式的出现，首先要求老师具备摒弃陈旧观念、接受新的教学方法的意识与能力。

（2）强烈的责任心：老师在整个教学过程中的时间付出并不多，但是，老师在 TBL 教学中起着引领、指导的作用，即整个课程的核心应是老师在课前投入大量的时间和精力精心设计和安排的，因此，要求老师应有充分的责任感，通过研究教学大纲和学生的能力，设计一套适合学生的学习教案。

2. 学生充分的课前准备　TBL 教学法的主体是学生。充分的课前准备是保证课堂有效讨论的基础，因此要求学生也应更新观念，适应时代发展，接受新的学习方式。课前应按照老师的要求，进行充分的资料学习，及时发现、分析、解决问题，进行拓展性学习。

3. 丰富的学习资源　TBL 教学有赖于丰富的教学资源，如文献查阅是否方便、图书馆及网络等资源是否能充分满足老师及学生的需求等。如果不能提供充分的资源，势必会影响最终的学习效果。

4. 善于总结　TBL 教学法是适应教学发展需求而出现的一种全新的教学方式，因此，在使用 TBL 教学法进行教学的过程中，相关主管部门应做好评价及总结工作，在使用过程中，不断完善老师编写的教案，使 TBL 教学法的优势得到最大化体现。

（六）团队教学法在护理教学中的应用

1. 应用对象　护理教学中的应用主要对象为护理专业的学生，包括学生在校教育及学生临床实习。

2. 应用范围

（1）护理课程教学：目前，全球多地多所学校采用了 TBL 教学模式，并在多门医学课程中采用 TBL 教学模式，且取得了成功。

（2）护理临床教学：TBL 在护理临床教学中应用非常多，其中以急救技能培训、口腔、外科等需要实践操作能力较强的学科应用最为广泛。

五、主题式教学法

（一）定义

主题式教学法是以主题为基础的教学方法（subject-based learning，SBL），是以培养学生综合学习能力为目的，将教学内容主题化，按照主题组织教学活动的模式。

（二）SBL 教学法的分类

1. 基于丰富资源的教学设计　主题式教学设计应通过有效问题展示教学主题，以此扩充教学信息量，扩充学习领域。为此，课堂教学设置的主题应当能确保教学内容的广度和深度。淡化教学形式，注重教学实质是这一基本理念的宗旨。

2. 基于项目研究学习的教学设计　教学主题不是由老师单方面设置的特定知识体系的载体，它应当是老师与学生双方面在探索与发现中形成的，它需要共同选择、组织材料信息，并从研究中共同得到发展。教学主题应当是具有拓展性与研究性的课题，也是能引发师生共同关注的话题。

3. 基于师生对话学习的教学设计　主题式教学设计强调师生围绕教学主题而互动，主张教学方式应由传统讲授法中老师"讲话"、学生"听话"的教学方式转换成师生或生生平等"对话"的教学方式。

4. 基于真实情景的教学设计　主题式教学设计强调理论知识与现实生活或真实世界的联系，关注抽象性与人类生存社会发展密切相关的重大问题，使间接经验的学习由直接经验作支撑具体地说，创设有效问题情境是遵从这一基本理念的具体体现。

5. 基于缄默知识学习的教学设计　教学既要关注可以言传的明显知识的学习，更要关注只能意会的缄默知识的学习，前者的容量远远少于后者，后者隐含于教学情境之中，教学的功用在于感染与浸润。这一基本理念是主题式教学设计思想的特殊性表现，它能引发学生"思维场"情境的生成，促成学生由"学会"向"乐学""会学"转化。

（三）SBL 教学法的实施过程

1. 主题的确立　包括主题内容、主题目标、主题形式、主题方法、主题评价、主题行为。

（1）主题内容：源于课程内容又高于课程内容，是对教学内容的高度凝练。是老师以既定的课程内容为原型，结合学生的最近发展和老师本人的教学经验进行课程再开发的结果。课前，老师可把教学主题告知学生，以便学生进行课前资

☆☆☆☆

料检索、查询、讨论等。课程开始后，主题内容的引入方式可为多种，如图片视频、案例介绍、广告新闻等，引入方式要求最大程度激发学生的兴趣为宜。

（2）主题目标：源于课程目标且高于课程目标，是反映性的一般教学目标与特定教学对象（学生）的学习需要相整合的结果。

（3）主题形式：是学习特定主题内容达成主题目标的教学组织形式，根据每一主题教学的需要灵活决定、它可以是班级授课式、小组合作式或个别辅导式几种教学组织形式的组合。

（4）主题方法：是完成特定主题内容的学习所选取的教学方法，这也要求根据每一主题的教学需要（特别是老师的教学风格与学生的学习风格）来灵活决定，它可以是讲授法或自学法，或是几种教学方法的联合应用。

（5）主题评价：是围绕主题内容的基本特点及主题目标开发评价体系，具体运用哪一种评价手段、评价形式或评价方法均要随当前主题的内容及目标而定。

（6）主题行为：包括老师的教学行为和学生的学习行为。从纵向时间序列形态（即教学过程）来看，一个教学主题的完成包括 6 个有序环节，即课程内容主题化、主题内容问题化，问题焦点互动解决化、知识预演结构化、能力迁移与知识活化。

2.课堂活动　活动阶段主要是学生讨论、交流信息，对主题进行思考并发表看法和感受的过程，此阶段强调师生的互动性，老师应鼓励学生进行深入的讨论活动，层层深入、挖掘主题背后的知识，从而实现理论与实际的结合。根据主题内容不同，活动方式的选择也多种多样。除了简单的口头回答互动外，课堂上经常使用的形式有：小组讨论并派代表口头陈述或使用 PPT 演示、进行角色扮演、全体同学参与（一人一句话回答某个问题）等形式。还可以组织主题辩论赛，这个活动方式难度比较大，需要提前告知辩论题目让学生有所准备，可根据实际情况进行。

3.反馈及评价　针对课前准备情况、对主题的认识、搜集处理和运用信息的能力，以及独立思考、分析判断能力、活动参与度等方方面面，应按照统一评分标准客观公正地评价打分，汇报者所得分数作为本组成员的形成性评价成绩，最后由任课老师点评总结。此阶段重要的是体现客观、公正。

（四）SBL 教学法在护理领域的应用

1.应用对象　在护理教学中主要集中在护理课程教学及护理临床教学。

2.应用范围

（1）护理课程教学：目前主要应用于对实践性较强的理论课程的有效开展，探索了一种新的方法。

（2）护理临床教学

● 新护士培训：使用 SBL 教学法对新护士进行岗位培训，能够显著提升护士的理论及操作成绩。

● 实习生培训：主题教学法能够以点带面、极大激发学生自主学习兴趣及能力，充分挖掘学生的自我探究能力，可进行理论知识、操作技能、人文知识等全方面训练。

六、模拟人教学法

（一）定义

医学教学模型是指充分行使医学模拟技术而创设出仿真临床模拟场景和模拟患者，代替真实患者进行临床教学和实践的教育方法。医学教学模拟人（医学教学模型）包括五个阶段或类型：基础人体解剖模型、人体局部功能性模型、计算机辅助模型、假造培训系统模型和心理驱动性模型（或全方位模拟系统模型）。

（二）模拟人分类

1.局部功能模型　可以降低医学生掌握人体器官功能的难度，学生可以在没有任何外界压力的情况下，全神贯注地针对局部模型反复进行技能练习。局部功能性模型中，一部分用来模仿演示人体结构，还有一部分通过力学和其他方式来介绍人体生物学观念。

2.物理假人　由仿生材料制成，最大的优点是可以解决临床医学教学中反复的体格检查及有创操作对患者带来的伤害。

3.电子仿真假人　电子仿真人体模型也不断地更新换代，力图尽量真实模拟人体在各种情况下的反应。电子仿真模型人能够实时自动模拟出真实人体的各种症状、体征和对各种操作的反应，创造了一个全功能的临床模拟教学环境，提供给学生全新的实践体验。

（三）模拟教学的实施

模拟教学的实施见表 5-1-4。

表 5-1-4　模拟教学项目、内容和参与人员

项目	内容	参与人员
成立教学小组	确定教学团队	老师、实验员、技术员
教学设计	分析模型特点、明确教学资料、设计教学案例、撰写故事脚本	教研团队
构建教学场景	硬件实施准备、护理操作用物、教室设施、软件程序制订、依据教案编写的电脑程序	实验员、技术员
模拟教学演练	教学团队反复排练教学过程、阅读教学案例	老师、实验员、技术员
熟悉教学案例	预测疾病进程	学生

（四）模拟人在护理领域中的应用

1. 目前，我国模拟人教学应用广泛，开展范围按照教学对象可以分为本科生、高职学生教学和在职护士培训等。

2. 应用范围：按照教学内容可以分为内科、外科、妇产科、儿科、基础护理、急救护理、灾害护理等多个学科。在各大院校及护理临床实践中，均有较多应用，但侧重方向多为护理实验性教学。

（五）模拟人教学的优点

1. 显著提升学生的专业知识及专业技能　模拟人教学可以让护理专业学生置身于真实或仿真的情境中，来获得更直观、更真实的实践技能。模拟人的特性使得学生能够获得和临床一致的病例资料，同时又可以避免学生面对临床患者学习过程中产生的恐惧、焦虑，以及避免患者不配合、临床操作机会少等情况的发生。模拟人打破了伦理束缚，出于人道主义考虑，许多侵入性操作，如吸痰、鼻饲、输液等，学生可针对一种操作进行反复练习、实践，因此，从根本上提高了护理专业学生理论知识及实践技能。

2. 有效提升护理综合技能　模拟人在教学中的应用可以使学生获得更直观、更真实的实践技能，缩短临床适应期，有助于学生整体护理观念的形成，促进了基础教育和临床实习教育的相互渗透。经临床教学实践证实，模拟人教学对提高护士的临床思维能力成效显著经过模拟人培训的护士能够及时、准确地观察到患者细微的病情变化，并能够用恰当的医学语言进行描述和记录；当面对患者时能够相对自信镇定，能够针对患者的具体情况将所学的知识灵活地运用到患者的护理过程中。这是学生综合能力提升的主要体现。

3. 有利于提升学习的积极性、主动性　模拟人模拟的是临床患者真实场景，因此，没有统一的护理操作流程及专业知识框架，学生需要科学地运用护理程序并利用已有的知识，调动自身的积极性，主动地、创造性地为"患者"提供护理服务，充分体现了以学生为主体的教学理念。此外，在技术人员的配合下，仿真模拟人表现出一些"生理反应"：如疼痛时的喊叫回答学生提出的问题时心率加快等，真实再现了临床情景，大大地提高了学生的学习兴趣成功抢救"患者"的经历可以为学生带来成就感和自信心，并为将来的临床工作做好准备。

（六）模拟人教学的局限性

1. 人文性不足　模拟人，可以在很大程度上模拟患者异常生命体征、疼痛等，但对患者的心理层面却不能触及。因此，模拟人虽具有很多优势，但不能取代临床教学。

2. 条件要求高　模拟人，价格昂贵，且在使用过程中需要专业人员进行设备调试，平时也需要对模拟人进行维护；此外，因目前并无现成的案例可供参考，所以需要老师进行创新，需要老师付出大量的时间和精力，这对老师提出了非常高的要求。

3. 评价手段欠缺 针对模拟人在护理教学中的应用效果，国内目前更多采用的是量性研究，常用的是问卷调查法，但大多数问卷为老师自行设计，仅有部分问卷进行过信效度检测及专家函询，因此使用质量无法评估。相对于国内，国外有部分量表已被广泛应用，发展相对成熟，可供国内翻译并使用。

七、标准化病人教学法

（一）定义

标准化病人（standardized patients，简称 SP）又称为模拟病人（simulate patients）指经过标准化、系统化培训后，能恒定、真实地复制临床情景的正常人或患者。

（二）标准化病人实施条件

1. 医学知识储备

（1）医学基础知识培训：包括解剖学、诊断学和生理学。

（2）专业术语和口语的区分：建议 SP 不要使用专业术语，应尽量接近口语。

（3）常见体征的表述：比如发热（体温高）、腹痛（肚子疼）、腹泻（拉肚子）。

（4）常见体征的模拟：如腹痛——捂肚子（注意不同的部位及姿势）；咳嗽——咳嗽时借用手、手纸、手绢的配合。

2. 表演

（1）表演能力的训练：包括语言、动作、道具、表情和情绪的表达。

（2）实现"演员"到"患者"的转变：应该牢记脚本、考点，反复练习、细心揣摩，做到神形兼备。

3. 评估内容和技巧

（1）从患者的角度进行评估。

（2）以评论者身份进行点评。

（3）不要对医疗问题进行评估。

（4）预设关键点。

（5）使用"三明治"的评估技巧。

（6）准备评语库。

（三）标准化病人在护理领域中的应用

1. 应用对象 目前 SP 在护理学教学中的应用对象主要为在校护士和不同层次护士的护理教学和考核。

2. 应用范围

（1）护理课程教学：包括基础护理学、内科护理学、急救护理学、精神科护理学等课程，应用于课程中的一些专业技能培训。

（2）护理临床教学

●岗前培训。

●在职培训，在职培训中，采用 SP 的形式对护士集中辅导，提高了护士对护理评估的重视程度，同时，促进评估质量的持续提高，包括护理查房、技能培训。

●护理考核。

●与其他教学法结合应用于临床教学中将临床护理情景模拟案例教学及标准化病人护理教学相结合。

八、临床多站式考试

（一）定义

临床多站式考试（multiple-station clinical examination）又称客观结构化临床考试（objective structured clinical examination，OSCE），是一种以客观的方式评估医学生和住院医生临床能力的考核方法，即在模拟临床场景下，使用模型、标准化病人，甚至真实患者来测试医学生的临床能力。

（二）临床多站式考试与护理

在护理相关的培训与考核中，站点数量为 4～13 个，考核内容包括护理问诊、护理问题评估、体格检查、护理记录、健康教育和基础护理操作，在针对不同专科的护士进行考核时，还应加入专科性内容的站点。

（三）临床多站式考试等级评分要素

1. 资料收集 用于评估被考核者向患者收集资料的能力，包括门诊的问题类型、组织安排、资料的引证核实和小结。

2. 沟通交流 用于评估被考核者向患者提供信息的能力，包括问诊进度、提供信息清楚、举止友善、赞扬与鼓励、避免医学术语。

3. 医患关系 用于评估被考核者建立良好医患关系的能力，仪表、举止端庄，尊重患者，具有同情心和建立良好医患关系的能力。如耐心倾听、相互提问、赞扬关心、举止友善、尊重患者。

4. 查体 重点评估体格检查时的综合表现。

第二节 临床教学的授课与沟通技巧

在临床护理教学活动中，老师的教学过程是老师与学生在教学环境中发生的信息传递、交流和理解的过程。临床实习是学生接受护理教育的一个重要阶段，是促进护理基础知识和临床实践有机结合的重要时期，对学生以后的学习和工作有着深远的影响。师生沟通是提高实习效果和完成临床教育任务的重要保证。

一、构建和谐轻松的教学环境

（一）调控好课堂气氛，激发学生创新意识

心理学研究表明，教学环境与学生学习有着必然的联络，良好的课堂气氛能使学生学习的思维处于最佳的状态，而紧张的课堂气氛难以调动起学生学习的积极性。在课堂教学中，只有在愉悦、和谐的课堂气氛下学生的学习热情才会高涨，课堂参与积极性高。

1. 创设和谐愉悦的课堂环境，使学生敢于创新　老师在教学中的主导作用就是营造一种师生之间和谐、平等、民主交往的良好教学课堂氛围，促使学生愉快地学习，激发学生对教学问题肯想、敢想的情感，为学生的创新能力起到积极的推动作用。

2. 提供自主学习、活动的时间和空间，使学生有机会创新　在教学中，应当让学生占有足够的自学时间，享有广阔的联想空间。课堂上学生质疑问难，创新意识的芽苞得到保护，将逐步形成会问、善问的思维品质。

（二）引导探索学习，诱发创新灵感

在教学中，要让学生独立思考，放手大胆地让学生尝试探求新知。学生自己能发现的知识，老师决不暗示，学生自己能通过自学课本掌握的，老师决不代替讲解。让学生在独立思考中学会，促进其思维的发展。

（三）培养思维能力，唤起创新欲望

1. 让学生获得成功的快慰，促进积极思维　保护学生内在的学习积极性，给他们满足的机会，进而产生学习成功感，引发积极探索的兴趣和动机。

2. 设计问题的深度和广度应在学生的最近发展区内　学生充分体验成功的喜悦，提高学习效率。

二、教学中的沟通技巧

（一）概念

临床沟通能力（communication and communication skills）是通过临床沟通活动达到预期目标或者满足沟通者需要的一种心理特质，是决定患者满意度、依从性及康复的关键因素。培养护士与患者进行有效沟通、构建和谐护患关系的能力，是提高护士临床学习效果和医疗服务质量的根本保证，也是全面培养新型医学人才的一个重要方面。

（二）沟通与交流在临床教学中的运用

1. 构建和谐轻松的教学环境　临床教学过程应该是临床教学老师和学生或临床护士两个主体构成的，和谐的关系是一切教学的前提。尤其是学生，刚刚步入临床，随着角色的切换、陌生的环境和不熟悉的人际关系及未知的社会环

境都会让学生不知所措。临床老师应该以热情真诚的态度对待学生并帮助其顺利完成角色的转换。

2. 语言交流　临床教学老师应熟记每一位学生的名字，以"某某同学"相称，充分体现对学生的尊重，日常交流宜用鼓励性、表扬性和商量性语言。

3. 非语言交流　包括手势、肢体语言、面部表情、眼神、身体接触等形式，临床教学老师应重视非语言交流，以自身的真诚和热情带动和感染，以增加学生的亲切感和信任感。

4. 树立良好的专业形象　临床教学老师的性格直接影响学生的行为和态度，优秀的老师，必定会对学生有着积极的影响，所以提高临床教学老师的素质非常重要。可将传统单项考核模式，老师考核学生的模式改变为互动考核模式，即老师考学生，学生考老师。

第三节　教学目标及教学计划的制定

在临床教学过程中，制定完善的教学目标及教学计划选择是保证整个教学活动成功的重要环节。教学目标及教学计划的制定是教学工作的重要组成部分，科学系统安排教学工作、顺利完成教学任务不可缺少的计划文件，也是老师进行教学的主要依据。

一、教学目标的制定

（一）临床护理教学目标制定的 SMART 原则

1. S=Specific（明确性）　根据 S（Specific）原则，即具体性原则，对临床护理教学中所要达到的相应教学目标阐述清楚。

2. M=Measurable（可衡量性）　教学目标是否能够达成，必须有个可以衡量的标准。量化有利于跟踪检测一节课活动的成效。

3. A=Attainable（可达成性）　新课程中关注和尊重不同学生的发展需要，为他们提供适合于自己发展的临床教学课程，是课标重视个体差异的体现。应根据学生实际情况制定不同的教学目标以满足不同能力层次学生的需求。而不同的教学目标都必须满足 A（Attainable）原则，即可实现原则，就是说要让学生"跳一跳，能够到"。

4. R=Relevant（相关性）　首先，利用相关性原则为依据制定临床教学目标，不仅有利于前后目标的相互关联、逐渐递进，而且能有效地提高学生的临床应变能力。其次，老师设计教学目标时要充分考虑与学生现实生活的相关性，使学生学以致用。

5. T=Time-bound（时限性）　要在有限的课时、较短的时间内达到教学目标，必须提高临床护理教学目标的时限性。根据 T（Time-bound）原则，即时限性原则，设置的教学目标必须在一定时间内完成，这样加强了学生的时间观念。

（二）教学目标制定应具备的特点

1. 具体化　对于不同层次的学生和护理人员采取分层次、分项目及分阶段的教学管理。

2. 标准化　为充分体现麻醉护士的专业特点，培养具备临床岗位胜任力的护士，在基本理论、临床操作技能等方面对不同层次、不同岗位的护士应设统一的要求和考核标准。

3. 规范化　成立临床教学指导小组，主要是由临床教学经验丰富的临床教学老师组成，根据麻醉护理专业特点，进行临床教学目标的制定、审核、落实、考核及评价。

4. 科学化　针对不同层次的学生和护士教学要求，建立医院和科室不同层面的临床教学管理体系，科学整合、利用医院资源，充分提高护理教学质量与内容；针对学生及护士采取灵活多样的教学活动及组织形式。同时将教学目标细化、量化，以实现临床对不同阶段、层次学生及护理人学习过程的全程指导。

二、教学计划的制定

（一）定义

教学计划是教育程序的重要组成部分，教育程序包括评估、计划、实施、评价。教学计划是根据教育评估的结果，以及由此形成的教学目的和培养目标，制定教学和教育工作的指导文件。教学计划决定着教学内容总的方向和总的结构，并对有关教学、教育活动的内容、形式和方法等做出全面安排，具体规定学科设置、各门学科的教学顺序、教学时数及各种活动等。教学计划、教学大纲和教科书互相联系，共同反映教学内容。制定并落实好教学计划是完成教学工作的基本保证。

（二）教学计划组织实施的基本原则

1. 计划严肃性与实施灵活性相结合

（1）教学计划是根据教学目标，在教学需求评估的基础上进行预测分析后制定出来的。它包括教学目标、教学对象、教学内容、教学时间和教学方法等。

（2）坚持计划的严肃性，通过精心地组织和实施，以保证效果。

（3）掌握实施的灵活性，在实施过程中难免会遇到一些随机性的具体问题，需要对总体计划进行变动或微调，目的是保证教学效果。

2. 以提高护士能力为本，学以致用

（1）在组织实施教学计划中，坚持以护士为中心的原则，临床护士教学背景不同、知识结构不同、岗位层次不同、工作经历经验和能力也各有差异，要

☆☆☆☆

因层级因人施教。

（2）教学是为了提高人的工作能力，要为学员提供更多的实践机会，使他们通过实践，理解所学知识，提高工作能力，学以致用。

3. 以人为本，遵循整体性原则。

4. 培养护士具有系统性的临床思维

（1）始终把思维对象当作多方面联系、多要素构成的动态整体来研究，进而对思维对象之间及其与内外环境之间的作用与联系进行全面的把握和综合的分析。

（2）从碎片化护理到系统化整体护理。

5. 立足临床，围绕提升护理质量而展开。

（1）以患者需求和临床需求为中心。

（2）根据临床护理质量存在问题以及护理质量监测结果，组织实施护理教学项目。

（3）教学的终极目标是保障患者安全、改善患者结局、提升就医体验。

6. 循证护理，依据科学证据进行临床护理教学和实践。循证护理的4项基本要素：最佳证据、护理人员的专业判断、患者的需求、应用证据的临床情境。

7. 反思、反馈与评价教学效果

（1）反思是引发有目的的探究行为和解决情境问题的有效手段。

（2）反馈的作用在于巩固所学知识和技能，及时纠正错误和偏差，反馈得越及时、准确，教学效果越好。

（3）评价教学效果和教学项目效果。

（三）教学计划的制定

1. 制定分层次教学计划：为使不同层次的学生及护士更好地进入临床学习，制定分层次临床学习计划，完善多层次护理临床实践，可更好地促进临床工作进展及护理质量的提高。

2. 根据麻醉护理临床专科特点及培养专科人才的需求，需制定符合麻醉护理专科特点、适应麻醉临床需求的临床教学计划。在临床教学中，也应根据不同层次的学生及护士的薄弱环节制定因人而异的个体带教计划，这样利于发掘个体的潜能、弥补不足，增强其自信。

3. 制定细化、量化、循序渐进的教学计划：制定教学计划时应该将教学进度以每日为单位，每个项目均有详细的要求，并制定相应的考核标准，以促进教学目标的高效完成。

（叶　丽　谢婷婷）

第 6 章

信息化教学

随着现代信息化技术的不断发展，越来越多的信息化教学工具与方法被用于护理教学工作中，信息化教学以多种教学资源，实现了优质化教学，为临床护理教学提供了更多的教学资源和学习资源，使得老师的教学质量及教学效果得到提高，同时也提高了学生的学习兴趣和学习自主性。

第一节 信息化教学概述

护理教学中采用信息化是护理教学形式和学习方法的重大变革，促进护理教学的改革，对传统的护理教学思想、理念、模式产生了巨大的冲击。对于更新教育思想和观念，深化教育改革，提高护理教学质量，培养创新人才具有深远意义。

一、概念

信息化教学，是指老师以先进的教学理念为指导，将先进的信息技术手段应用到所有的教学环节，灵活运用各种先进的教学方法，从而提高教学的质量和效率。因此，信息化教学是现代教育思想理论与现代信息技术相结合的产物，是一种与传统教学有很大差别的全新的教学模式。主张教育要以学生为中心，"以人为本"，以学生主体发展为中心，反对以老师为中心的灌输式教育。注重学生学习能力的培养，老师作为学习的促进者，引导、监控和评价学生的学习过程。强调"协助学习"，这种协作学习不仅指学生之间、师生之间的协作，也包括老师之间的协作，如实施跨年级和跨学科的基于资源的学习等。

二、信息化教学发展史

教育信息化的发展经历了三个阶段。第一阶段，是硬件与网络建设，基础设施建设阶段；第二阶段，是互联网化，即在线化与连接，因为连接而分布扩大，去孤岛化和内容资源加速均衡化；第三阶段，是数智化，技术减负加速和有质量的个性化精准教育得到更好满足，排除拔苗助长，因材施教，各得舒展。根据国家网信办《数字中国发展报告（2022年）》披露，截至2022年，超过3/4的学校实现无线网络覆盖，这意味着教育信息化1.0已经完成。2018年，教育部印发了《教育信息化2.0行动计划》通知，正式提出"教育信息化2.0"的概念。教育信息化2.0时代，在新的信息基础设施上，连接无所不在，内容不断扩大其规模，正在迎来成熟期。但随着C30在全国大面积的推广应用，特别是最近一批学校对C30的深度应用，实现了教学质量"质"的提高，体现出"教育信息化2.0"所描绘的蓝图已无法满足未来信息化教育学的应用与发展。既然有"教育信息化2.0"就必然有"教育信息化3.0"。相对于"教育信息化1.0""教育信息化2.0"的核心逻辑是信息技术与教育教学的深度融合，以实现教学模式及组织流程的创新，其核心建设内容是"三全两高一大"。基于此，"教育信息化3.0"正在构建一个全新的未来，技术方向包括动画与AR/VR、数字与智能化、元宇宙在教育行业场景应用的逐渐成熟。

三、信息化教学在护理教学中应用的必要性

信息化教学在护理专业的改革与发展是现代科技知识进步的重要体现，也是社会发展对现代化科技教育的要求，因此，必须将信息化教学作为提高教学质量的重要突破口，提高信息化教学理念必须以现代教育为指导思想，合理运用信息技术与网络传播，才能实际达到教学效果，提高护理专业的水平与能力。护理专业的学习内容应与临床实际经验相结合，提供网络教学视频，建造学习平台，提高专业护理人员的思维转换模式，采用数码互动教学系统、易创数字人等教学模式提高护理人员的动手能力。课堂教育必然是老师与学生互动最为频繁的平台，老师可以利用学校的网络技术平台，为学生提供最真实、可靠的护理教学案例进行分析，有重点有突出环节，强化学生的学习掌握能力，而学生由原来的被动学习转换为主动向老师请教，主动参与到讨论学习小组中，并将发现的问题通过网络平台进行解决，随后与老师进行沟通。

四、信息化教学在护理教学中应注意的问题

将信息化技术引进护理专业的教学中，只有不断地探索研究，才能更好地推进科学技术的应用发展，才能实现信息化教学在护理专业的实际作用。

（一）整合信息化资源

随着多媒体技术的应用，新型课堂活动层出不穷：试讲PPT、简易视频、flash动画、影像播放等。利用现代网络技术可以整合学校资源和社会资源，在一个有机整体的环境下，引进优秀的课程资源与老师资质力量，培养护理专业人才在学习型教学组织的主观能动性，为学生提供接受知识的专业平台，实现

信息化环境在校园网络、多媒体教学组织等的资源共享，利用现代科技力量支撑起一个完整的信息资源化空间。

（二）传统教学模式与信息化教学有机结合

现代化教学中的主要信息来源不仅限于课堂和老师，自进入 21 世纪以来，信息化水平迅速提高，资源整合能力也不断提升，多媒体进入课堂，学生获取的信息量不断增大，同时也开阔了学生的视野与认知。在护理专业课堂上，应该着重学生的自主学习能力与动手能力，利用教学多媒体丰富课堂文化，利用计算机网络将课堂内容形象具体化，老师在课堂上由原来的角色扮演变为引导学生自主学习、研究、发现问题，并提高解决问题的能力，巩固对护理专业知识的记忆。

（三）掌握信息化教学的核心思想

信息化教学实行自主课堂，学生的主观能动性被重视起来，护理学习型教学组织以信息技术为载体，贯穿于任务驱动、解决问题两条主线，设定具体情境提高学生的知识培养技能，即尊重学生的"主体"地位，利用信息网络调动学生接受新知识的能动性，老师则帮助引导学生的思维模式，适当地约束和评价相关信息。尤其对于护理专业的学生来说，空泛的课堂知识远远不能满足于学生的求知欲望，只有合理优化信息化教学模式，才能在课堂上体现以人为本的教学理念，才能把握最新的教学动态，实现较为理想化的专业教育。

五、信息化护理教学目的、意义及挑战

（一）信息化护理教学的目的

护理专业课程具有较强的实践性、应用性，为提高学生的学习兴趣和重视程度，老师需要采用多样化的教学方式，能够将信息技术和日常教学有机融合，充分利用信息化教学优势，不断改革基础护理学实验教学，提高教学效率，开创在线网络课程、引入信息化平台，最终提高学生的自主学习能力，提高教学效果，促进护理专业知识的共享。

（二）信息化护理教学的意义

1. 改变传统教学中老师主导、照本宣科、学生被动学习的教学方式，实施有效的信息化教学后，学生不再是被动的知识接受者，是信息加工主体。以现代信息技术构建的开放式网络平台实现受教育者的学习不受时间、空间限制，为实现终身学习提供保障，使教学互助互动，培养协作式学习。

2. 解决传统教学中纸质教学资料繁多、杂乱难以携带和保存的问题　构建以工作过程为导向、岗位需求为目标的模块化课程体系，形成系统、大量、便于携带调用的网络教学资源。

3. 避免护理实训中学生机械练习的问题，信息化教学的应用使学生实训高度情境化、模拟化，更贴近临床真实情境。

（三）信息化护理教学所带来的挑战

信息化教学是以信息技术应用为显著特征的新兴教学形态。在信息化教学中，为促进信息技术与教学深度融合，老师需要具有良好的信息素养，具有应用信息技术创新教育教学的意识、态度、方法与技能，给护理教学带来了新的机遇与挑战。老师作为知识、信息的传授者，在现代教学中，提高适应现代教育的信息素养，是顺应信息社会发展和自身发展需求的必然趋势。

六、信息化教学资源

（一）信息教学资源的概念

信息化教学资源主要是指信息技术环节下，能够在教与学过程中使用的人力、物力、财力等各种物质要素的总和，包括各种数字化媒体、课件、数字化教学资料、网络课程和各种知识。

（二）信息化教学资源的分类

我国明确建设教育资源主要分为九大类：媒体素材、试题、试卷、课件、案例、文献资料、网络课件、常见问题解答、资源目录索引。这些教育资源经过信息化处理后，就可以成为信息化教学资源。

（三）信息化教学资源的意义

1. 信息化教学资源在教学过程中的意义主要表现在学生接受教学信息更为一致，教学信息传递更快捷和标准，教学活动更加生动有趣。

2. 信息化教学资源的应用能够有效提高教学效率和学习质量，有利于个别化教学、问题驱动教学和探究式教学，有利于任务驱动教学和小组讨论式教学，有利于远程教学和构建终身教育体系。

（四）信息化教学资源的作用

信息化教学资源，其技术基础是网络与多媒体技术相结合的超媒体技术，在信息化教学中信息化教学资源已成为不可或缺的资源。

1. 文本资源的作用　文本资源可以向学习者提供一定的教育教学信息，也可获取其他有帮助的已知信息。文本资源可以在信息提供者和接收者之间双向流动，加强了学习过程的反馈速度和程度。

2. 图像资源的作用　图像资源可以给学习者提供较为直观的感性认识，也可以提供现实中无法见到的图像。主要作用包括提供感性材料、揭示变化特性、创设教学情境、美化教学环境等。

3. 音频资料的作用　音频资料不仅可吸引学习者的注意力，还可以补充视觉信息。对于护理教育者来说，如心脏杂音、肺部啰音等可以通过音频资源进行很好的体现。

4. 视频资源的资源　视频资源有利于描述事物运动、作用机制、发生原理及变化过程等，可以传递给学习者难以想象的情景。

（五）信息化教学资源的选择

在教学设计中，教学资源选择主要是教学内容表现形式、呈现方式的选择。从教学设计的过程可以看出，教学内容、学习者特征、学习目标、教学策略等都是教学资源选择的依据。

第二节　信息化教学模式

一、概念

信息化教学模式是指充分利用信息技术手段辅助教学活动开展，如通过使用多媒体信息资源、网络通信技术、虚拟现实技术和大数据等辅助教学，根据信息传递方式和学生加工知识信息的心理过程，为学生创建一个匹配教学内容的学习环境。老师作为教学活动的引导者和组织者，激发学生学习热情，使学生能够真正成为知识信息的主动建构者，提高学生的学习动机，达到良好的教学效果。虽然目前关于信息化教学模式的概念界定没有公认解释，但不同解释之间仍有共同本质特征，即信息化教学模式是指通过运用信息技术工具，结合现代教育教学理念，对实际教学进行多元化、针对性设计，实现以在线为主、离线为辅的一种兼容性教学方式。

信息化教学模式具有有利于培养学生自主学习能力、创造有效的教学"情境"、利用互助协作活动提高学生参与知识学习的积极性、综合各类信息资源优势组织符合学习者学习特征的教学形式、有效促进学生的"意义建构"和有效全面评价学生取得的学习成果等优势。

二、类型

信息化教学模式的主要类型包括多媒体课件教学模式、网络远程教学模式以及虚拟仿真实验教学模式。它们各自在数字化教育领域扮演着独特而重要的角色。

（一）多媒体课件教学模式

多媒体课件教学模式为传统的教学方法带来了革新，它融合了传统教学与信息技术的优势，通过引入图像、声音、动画、视频以及交互性元素等丰富的媒介资源，极大地丰富了教学手段和教学内容。在这种模式下，教师能够设计出既包含文字解释又包含直观展示的教学材料，这些材料不仅能够吸引学生的注意力，还能够帮助他们更好地理解和记忆课程内容。

多媒体课件的一个关键特点是其高度的互动性和可定制性。利用专门的软件，教师可以根据教学进度和学生的反馈快速调整课件内容，添加或删除某些部分，或者更新信息以保持内容的时效性。这种即时更新的能力让教学变得更加灵活，可以更好地适应不同阶段和个别学生的需要。

多媒体元素的使用也大大提升了学习的趣味性。例如，通过动画来解释复杂的病理变化，或是使用视频来展示护理步骤，这些生动的视觉和听觉材料可以激发学生的好奇心，增加他们的参与感。当学习变得有趣时，学生们往往会更加积极地参与课堂活动，这有助于提高他们的认知能力和学习成效。

此外，多媒体课件还可以支持个性化学习路径。学生可以根据自己的学习速度和兴趣点选择不同的学习模块，这样的个性化设置使得每个学生都能够在适合自己的节奏下学习，从而最大化学习效果。

（二）网络远程教学模式

网络远程教学模式是当代教育领域最具变革性的发展之一，它利用现代互联网技术打破了传统教育的地理和时间限制，为学生提供了极大的学习自由度。通过网络远程教学，学生们可以在世界任何角落，只要有稳定的网络连接，就能通过电脑、平板或智能手机等设备实时接入在线课堂，参与互动式的学习活动。这种模式的一个显著优势在于其强大的可访问性。在线课程通常可以随时随地进行，这意味着学生可以根据自己的日程安排来规划学习时间，无论是在晚上下班后、周末或是假期期间，都可以灵活地安排学习。对于工作与学习需要兼顾的成年人来说，这一点尤其重要。

网络远程教学还极大地拓宽了学生获取知识的途径。在线平台常常集成了海量的数字资源库，包括电子书籍、学术论文、视频讲座以及各类互动的教学材料，学生可以轻松访问到最新的全球资讯和学术研究，从而深化和拓展自己的知识结构。此外，网络远程教学的高效性也不可小觑。与传统的面对面教学相比，它节省了通勤时间和物理空间的开销，教师和学生都无须长途跋涉前往学校或教学场所，这不仅节约了经费，还减少了环境负担。同时，线上授课和讨论往往更加集中和高效，因为所有的内容都是经过精心策划和设计的，旨在确保教学质量。

尽管网络远程教学带来了许多好处，但它也需要学生具备较高的自我管理能力和自律性。在没有物理上的课堂环境和同伴的直接互动的情况下，学生需要自己设定学习目标，管理时间，保持动力和进度。因此，远程教育同时也促进了学生的自我驱动和独立学习能力的培养。

（三）虚拟仿真实验教学模式

虚拟仿真实验教学模式代表了现代教育技术的又一次飞跃，它通过高度真实的计算机模拟环境，为学生提供了一个无风险的实验操作平台。借助这一模式，学生可以在完全控制的仿真环境中重复进行各类实验、操作，均能在不担心实验室安全和消耗大量材料的情况下自由探索。

☆ ☆ ★ ☆

这种仿真实验环境通常是基于计算机图形学、虚拟现实技术和交互式多媒体等多种高科技手段构建的。学生可以通过三维眼镜、特殊控制器或仅仅是键盘鼠标来进行各种精确的操作，这些操作会即时反映在虚拟实验场景中，给予学生近乎真实的实验体验。

此外，虚拟仿真实验教学模式也突破了传统实验教学中时间和地点的限制。学生可以在任何时间、任何有计算机和网络的地方进行实验学习，增加了学习的灵活性和便捷性。同时，这种模式还允许学生自主探索实验的不同结果，鼓励他们通过试错的方法来达到学习目标，从而培养了学生的科学探究精神和解决问题的能力。

更重要的是，虚拟仿真实验教学可以针对每个学生的具体需求进行个性化设置。教师可以根据学生的学习进度和理解程度，调整实验的难度和指导方式，确保每个学生都能从实验中获得最佳学习效果。

除了多媒体课件教学、网络远程教学和虚拟仿真实验教学这三大主流模式，信息化教学还孕育了其他新兴的模式。例如，翻转课堂通过将课前学习和课堂内讨论相结合，重塑了传统课堂的学习流程；混合学习则融合线上与线下教学活动，提供更为灵活的学习体验；同时，移动学习随着智能设备的普及，正变得越来越受到欢迎，它允许随时随地进行片段化学习。另外，人工智能辅助的教学正在兴起，利用智能算法为学习者提供个性化的学习路径和支持。这些创新的信息化教学模式正在不断推动教育领域的变革，为学习者带来更多元化、个性化和高效化的学习体验。简而言之，随着技术的不断进步，信息化教学模式将继续演变，为教育带来无限的可能性。

第三节 信息化课程的实际应用

一、翻转课堂

翻转课堂译自"Flipped Classroom"或"Inverted Classroom"，也可译为"颠倒课堂"，是指重新调整课堂内外的时间，将学习的决定权从老师转移给学生。与传统教学不同，翻转课堂主要通过课前传授知识、课堂知识内化展开教学。

（一）翻转课堂教学模式在护理学教学中的优势

1. 提高护士的学习兴趣与学习动力　医学知识庞大错综，知识点分散，传统医学教育侧重于老师单方面灌输知识，学生被动接受。翻转课堂利用多媒体资源，将医学中枯燥的知识点图文并茂地呈现出来，提高生动性，且克服了传统课堂教学不能因材施教的缺点。护士通过自主学习找到适合自己的学习进度，加深参与度与沉浸度、提高学习兴趣、增强学习动力。

☆☆☆☆

2. 提高护士的学习效率与学习成绩 翻转课堂教学模式考评方式多样，注重过程性评价，包括线上学习参与率、线上测试、课前测试、课堂发言率、小组汇报、卷面考试等形式，对学生进行全面评估。护士为了在课堂上赢得更多的发言权，会花更多的时间和精力来完成课前学习，课堂中护士之间的交流讨论，也能激发其学习潜能，提高学习效率。

3. 增强护士的问题分析及团队合作能力 护理学是一门实践性很强的学科，传统的集体灌输式教育易造成基础与临床、理论与实践的分离。翻转课堂将晦涩的医学知识与生动的临床护理问题有机结合。护士在课堂主动学习活动（小组讨论与汇报）中相互交流与讨论，激发护理思维，增强分析问题的能力，同时培养其团队合作能力。

（二）翻转课堂教学模式在护理学教学中的劣势

1. 护士需要建立新的学习模式，且对其自主学习能力的要求更高 翻转课堂教学法是对传统教学顺序的翻转，要求学生在课前自主学习，再进行课堂上的教学。相较于传统课堂，翻转课堂要求学生具备一定的自主学习能力，在学习上花费更多的时间和精力。但是，护理专业课程多、时间紧，供护士自由支配的时间较少，很多护士课前的自主学习力度不够，导致课上的交流和讨论参与不充分，影响教学效果。

2. 翻转课堂授课老师需要大量时间和精力投入，对信息化教学能力的要求高 从组织网络教学资源到设计课堂学习活动及评价学生的表现，翻转课堂授课老师需要大量时间、精力进行筹划和准备。

（三）翻转课堂教学模式的实施

该教学模式主要由课前教学资料准备，课堂师生、生生交流合作及课后反馈总结3个部分组成。

1. 课前教学资料准备

（1）教学视频的制作：为基础教学资料，主要包括一些参考书籍、教学视频、导学材料和教案等，其中视频的制作是教学资料准备中的核心内容。老师根据教学大纲要求自行制作时长为 10 ～ 15min 的教学视频，内容包括基础知识介绍、操作演示和重点回顾3部分。其中第1部分为语音配以字幕介绍相关概念操作目的、原理及注意事项等理论重点；第2部分为视频展示授课老师标准操作视频；第3部分为动画演示操作过程中应注意的重点步骤、易出错环节和护理要点。

（2）网络平台交流共享资料，做好课前练习辅导：老师创建一个名为"翻转课堂"的微信或QQ群，作为师生交流的公共网络平台。老师把录制好的教学视频、导学材料和课前练习上传群共享，将教学计划和教学要求在群公布中通知学生，学生通过实名验证申请加入该群，并通过观看教学视频学习导学材料和完成课前练习，把在课前自主学习过程中遇到的疑难问题和练习中不能回答的题目以小组为单位由小组长进行统计并发布在群论坛上。老师对群论坛中学生提出的问题进行收集和分类，并将共性问题重点标记。

2. 课堂交流合作

（1）提出问题：通过课前自主学习，学生对于基础知识、操作顺序及注意事项等都有了一定的了解和掌握。老师根据课程内容和学生观看教学视频完成课前练习中遇到的疑问，提出一些有代表性和探索性的问题，如在铺床法学习中，知道其中一个操作原则是节力原则，请问，在操作过程中哪些方面体现了这一原则？通过让学生再次思考，调动学习氛围，让学生可以知其然并可知其所以然。

（2）创建小组：基于情景教学理念，将学生分成若干小组，每个组由4人或5人组成，每个小组根据授课内容进行病例设计并根据所设计病例进行操作训练。

（3）合作训练：小组成员根据所设计的病例进行角色分配和操作训练，实现成员间的互动和交流。通过合作，小组成员可以相互监督和纠正护理操作中错误手法和步骤，分享操作心得，相互提供有效且高效的帮助和支持。

（4）独立探索：是学生知识内化和知识创新的重要环节。老师在教学课堂巡回指导中要多注意观察，不轻易打断学生的操作过程，允许学生在实践中犯错误。在发现多名学生共同存在的操作手法错误或操作原则问题时，可及时给予指导和讲解。

（5）小组展示：成果交流阶段由每个小组进行操作演示，小组成员可相互合作共同完成此项护理操作。具体可通过参与病例设计、角色扮演及操作进行展示，促使学生加深对知识的深入理解和对操作技术的综合应用能力，并且增强其职业认同感和防范意识，在实践中不断总结和思考更好的操作方法。

（6）反馈评价：每个小组展示完后，首先由该小组成员自行点评此次操作，总结出其中的不足，然后由其他小组代表发言提出该小组还应改进的地方和改进措施，最后老师进行总结并鼓励学生积极思考，重视知识应用。

3. 课后反馈总结

（1）考核评价：翻转课堂考核得分可以分为实际操作得分和课堂表现得分两部分。第一部分考核，由老师根据教学大纲要求和临床实践指南编写有代表性的临床案例，并将此案例运用高端仿真模拟人设置个案情景，学生通过抽签法随机抽取案例，扮演该模拟患者的责任护士，以患者为中心开展护理工作此过程中，学生须对患者进行护理评估、提出护理诊断、制订护理计划、实施护理措施和进行健康宣教等全部护理过程，其中护理措施的落实为操作考核的重点，护理评估、护理计划和健康教育以口头汇报形式完成，老师根据学生表现进行评分。第二部分考核成绩由课堂中小组操作得分、小组成员自评得分、组内成员互评得分及小组间互评得分综合组成。

☆ ☆ ☆ ☆

（2）反馈交流：利用互联网平台让学生采用日志的形式进行课堂总结并将对"翻转课堂"的看法和改进建议发布在交流平台上，一方面是对学生学习过程的一个积累便于课程结束后形成准确的评价，另一方面也能够让老师可以通过学生反馈总结授课经验和改进方案。

（四）结合翻转课堂教学模式护理教学示例

一例肺楔形切除术患者复苏期护理

1. 课前教学资料准备

（1）教学视频的制作：教学组长选择时长为 5 ～ 10min 的教学视频，内容包括肺楔形切除术患者的基础知识介绍、临床护理操作演示及护理重点回顾 3 部分。其中第 1 部分介绍肺楔形切除术相关概念，患者复苏期护理目的、重点及注意事项等理论知识；第 2 部分为肺楔形切除术患者复苏护理标准操作视频；第 3 部分为操作过程中应注意的重点步骤、易出错环节和护理要点。

（2）网络平台交流共享资料，做好课前练习辅导：教学组长创建一个名为"翻转课堂"的微信或 QQ 群，将教学视频、导学材料和课前练习、教学计划和教学要求发至群内，学生先提前学习，把在课前自主学习过程中遇到的疑难问题和练习中不能回答的题目以小组为单位由小组长进行统计并发布在群中。教学组长对群中学生提出的问题进行收集和分类，并将共性问题重点标记。

2. 课堂交流合作

（1）提出问题：通过课前自主学习，学生对于肺楔形切除术患者的护理基础知识、操作要点及注意事项等都有了一定的了解和掌握。教学组长根据课程内容和学生观看教学视频完成课前练习中遇到的疑问，提出一些有代表性和探索性的问题，如在护理肺楔形切除术的患者时，患者在术后复苏期间，应重点关注什么内容？让学生再次思考，深入学习。

（2）创建小组及合作训练：基于情景教学理念，将学生分成若干小组，每个组由 4 人或 5 人组成，每个小组进行模拟呼吸功能锻炼指导及吸痰操作技术训练，成员相互监督和纠正护理操作中错误手法和步骤，分享操作心得。

（3）独立探索：老师在教学课堂巡回指导，及时给予指导和讲解。

（4）小组展示：由每个小组进行操作演示。

（5）反馈评价：每个小组展示完后，首先由该小组成员自行点评此次操作，总结出其中的不足，然后由其他小组代表发言提出该小组还应改进的地方和改进措施，最后老师进行总结。

3. 课后反馈总结

（1）考核评价：第一部分考核，根据呼吸功能锻炼指导及吸痰操作技术进行考核、学生表现进行评分。第二部分考核成绩为课堂中小组操作得分、小组成员自评得分、组内成员互评得分及小组间互评得分综合组成。计算总得分为该学生的总分。

（2）课后作业：书写反馈日志并上传至群内，教学组长对反馈进行总结，并将其写入教学记录中。

二、慕课

慕课即大规模开放网络课程（massive open online course，MOOC）是由美国耶鲁、斯坦福等世界顶级大学发起的一种在线课程运营模式，它是以终身教育为理念，以建造学习型社会为目标，结合网络新技术发展的背景应运而生的一种新的学习形态。

（一）MOOC 在护理教学中的优势

1. 丰富学习资源及学习方式　MOOC 以"学习方式方便、自由""课程种类多样、资源丰富"等特点吸引学生，与 MOOC 开放共享、课程资源丰富和质量高的特点相符。MOOC 除了提供获取或更新知识的学习机会外，还为不同学习者群体之间的互动提供了舞台，为交流思想和经验提供了便利。

2. 提高自主学习能力　自主学习能力是护士在快速发展的医学领域中为未来职业发展储备的最基本的技能之一。传统教育主要重成绩轻能力，且师生比例较高，培养学生自主学习的个性化教育面临很大的挑战。MOOC 最显著的优势就是在线互动开放，学习者可以根据自己的不同兴趣、学习准备情况、时间安排，选择和注册自己需要学习的课程。

3. 促进教育资源的共享和教育公平　MOOC 可在一定程度上克服了客观上存在的教育不公平现象，在 MOOC 平台上发布的课程大都是来自全世界著名高校老师的优秀课程，老师将以视频为主而且是具有交互功能的 MOOC 课程免费发布到 MOOC 平台上，让学习者无论在世界哪个角落都可以进行随时随地的学习，促进教育的均衡和公平。

（二）MOOC 在护理教学中的不足

1. 课程完成率有待提高　MOOC 的学习模式，要求学习者有较强的自我管理和自我调控的能力，"不能坚持学习""没有足够的学习时间"和"学习问题得不到及时反馈"是 MOOC 学习者在学习过程中遇到的最大的困难。这可能与MOOC 学习者人数多，授课老师和助教难以及时回复各种问题有关；也与学习者本身对讨论、互动、发帖缺少关注或不感兴趣有关。

☆ ☆ ☆ ☆

2.**考核评价系统有待健全** MOOC 学习与传统课堂学习不同，因其虚拟、开放的特性，MOOC 难以对学习者进行监督，导致一些自控力较差的护士无法完成课程，同时对于一些学习者用电脑播放课程，却没有在学习或者使用不公平手段完成考试等弊端也无法消除。

3.**学习交流互动有待加强** MOOC 课程中，学习者的在线互动一般分为案例讨论、在线讨论及小组作业等形式，学员与学员之间相互不认识，导致大部分学员处于"潜水状态"，部分学员学习积极性不高因此存在学习互动性较差的不足。

（三）结合慕课教学模式护理教学示例

关于疼痛护理知识学习的慕课教学
1.教学内容分析：疼痛是一种不愉快的感觉和情绪反应，伴随着现存的或潜在的组织损伤，是机体对有害刺激的一种保护性防御反应。它是临床中患者最常见的不适症状之一，每位护士都须具备疼痛管理的知识和技能。 　2.学生分析：学习对象主要以麻醉护理学本科生为主，分析学生具有一定的医学理论知识基础，但对于疼痛相关知识的理解程度参差不齐。 　3.教学目标分析 　（1）疼痛及其评估。 　（2）疼痛治疗。 　（3）疼痛专科护理实践。 　（4）疼痛管理质量。 　（5）疼痛案例分析。 　4.教学重点与难点。 　5.疼痛的发生机制及对机体的影响。 　6.教学过程设计：本次教学设计是基于慕课平台进行教学。学生学习时可注册及登录慕课大学平台（https://www.icourse163.org/），搜索"疼痛护理学"，点击进去学习，或在应用市场中下载"中国大学 MOOC"手机客户端，搜索"疼痛护理学"参课。

三、微课

微课又名微课程，是以微视频为主要载体，针对某个知识点（如重点、难点疑点等）或教学环节（如学习活动、主题、实验等）而设计开发的一种情景化支持多种学习方式的新型在线课程。

（一）微课在护理教学中的优势

1.**微课可以极大调动学生学习的兴趣** 将微课引入课堂，可以避免学生总

☆ ☆ ☆ ☆

是枯燥地听老师讲解和演示，动态的视频可以迅速地吸引学生的注意力，激发学生的学习的兴趣，促使学生主动地探究问题。微课教学有效激发和调动学生的兴趣，提高了课堂教学的效果。

2. 微课给学生留下了思维的时间和空间　学生在课堂上不懂的问题，可以在课外重新利用微课进行观察、交流，实现二次学习和知识的再消化。

3. 微课可以帮助学生更好的解决学习问题　微课最大的优势在于学习资源可以重复播放使用。

4. 微课能更好地为学困生搭建高效的学习平台　课堂教学中，利用微课中的观察、生成、再现等情境，引领学生发展思维、学习创新，可以优化和开发学困生的思维能力，从而打造较为高效的课堂。

（二）微课教学模式在护理学教学中的劣势

1. 选题不当，将微课等同于课堂实录　微课选题太大，没有聚焦教学中的重点和难点，多是选取了显性知识或组织教学活动较多，对学生的学习起不到实质性作用。

2. 内容缺乏选择性，知识密度过高　部分老师的微课，内容缺乏选择性，只是注重高密度地呈现知识或是只片面地呈现高难度的知识点，忽视了通过微课的前、中、后三个阶段，提出问题、引导学生思考、进而解决问题的过程，使学生只停留在"知道"或是"了解"的肤浅层面，而没有真正做到引导学生的进入学习状态，解决实际的学习问题。

3. 微课应用的目标不够明确　微课应以教学问题被解决为目的，老师应根据学生的学习行为达到因材施教。

（三）结合微课教学模式的教学示例

气管导管拔除后患者在麻醉苏醒期的呼吸道护理与管理

1. 简介：本次微课目的及意义：随着医院效率的不断提高，为了加快手术室周转，越来越多的全麻患者转至 PACU 实施麻醉复苏。气管导管拔除是麻醉苏醒期患者由辅助通气转为自主呼吸的重要分界点，也是气管插管全身麻醉患者苏醒期最为重要的事件。研究证明，呼吸与气道相关并发症占苏醒期并发症的 1/3，其发生主要与 PACU 内气管导管拔除过程有关。气管导管拔除期间（包括前、中、后三阶段）患者的呼吸道护理与管理是 PACU 医师与护士最为主要的工作，护士通过全面评估、充分准备、正确配合、严密观察等，可为患者提供安全、规范、优质的麻醉苏醒期护理，最大限度地降低呼吸道相关并发症及不良事件，有利于促使患者安全度过麻醉苏醒期，保证安全与质量的同时，也提升了患者在此期间的舒适度与满意度。

☆★☆☆

　　2.本次微课由高年资组长协助开展。本次课程内容为：对气管导管拔除患者运用PDCA循环联合品管圈方法进行呼吸道护理与管理，提升麻醉护理质量。分析、回顾多例医院护理不良事件案例，从管理、人员、物品等方面正确分析存在的护理安全隐患，并采取针对性防范措施，及时消除安全隐患，保证护理安全。

　　3.制作2～5min的专题视频或动画，发给学生供自主选择时间进行学习。

四、人工智能

　　人工智能（artificial intelligence，简称AI），是一门由计算机科学、控制论、信息论、语言学、神经生理学、心理学、数学、哲学等多种学科相互渗透而发展起来的综合性新学科。人工智能技术的趋势和应用具有非常广泛的发展前景，人工智能技术可以应用于医疗领域的诊断和治疗。例如，在医学影像方面，利用人工智能技术庞大的计算能力，通过大量的病例数量和影像样本数据进行详细分析，大大地提高了疾病的诊断准确率；通过机器学习技术，还可以对患者症状和历史记录进行数据分析，给临床提供了更准确的诊断结果与治疗建议。

（一）人工智能技术在护理教学中的优势

　　使用人工智能技术，可以发挥出它在语音识别及图像处理等方面的优势，为护理信息化教学提供便利；人工智能技术可以让软件程序通过大量的历史数据来学习和完善自己，不断地进行自我优化，同时也可以为学生的学习提供大量的文献、语音、图像、视频、医疗行业应用数据等。

（二）人工智能技术在护理教学中的劣势

　　人工智能技术的应用需注意其安全性和道德性，且目前人工智能技术的监管还有所欠缺。

（叶　丽　黄慧慧　李　颖）

第 7 章

麻醉护理教学案例

麻醉护理教学案例结合多个麻醉护理工作岗位实施的护理教学查房、病例讨论、小讲课、情景演练等麻醉护理临床教学活动案例，为麻醉护理人员提供详细而生动的情景教学过程。通过案例，了解教学活动的实施方法与步骤，为麻醉护理人员提供较为详实且可借鉴的参考。

第一节　护理教学查房

护理查房是护理管理中评价护理程序实施效果、了解护理工作性质的一种最基本、最常用、最主要的方法。护理查房是为了提高护理质量与护士的专科护理水平，提高与患者的沟通能力，丰富临床工作经验，强化工作责任心，确保护理工作的严谨性和连续性，创建护士主动学习的良好氛围。

一、概述

护理查房内容包括基础护理的落实情况、专科疾病护理内容、心理护理、技术操作、护理制度的落实。对所查患者的护理方案、护理措施、护理效果进行评价分析指导，对疾病涉及的相关知识、前沿信息进行讨论。还可以结合临床护理实践进行教学，在护理工作中是一项既有实践指导意义又有临床教学意义的护理活动。

（一）护理查房的分类

1. 按护理查房内容分类分为个案查房、典型病例查房、危重急救查房、整体护理查房、护理管理查房护理技术查房、健康教育等。

2. 按护理查房作用分类分为护理行政查房、护理业务查房、护理教学查房等。

（二）护理查房的形式

个案护理查房、评价性护理查房、对比性护理查房、整体性护理查房、主题性护理行政查房、以学生为主体的护理教学查房、多学科合作的护理查房。

☆ ☆ ☆ ☆

二、护理查房案例

（一）麻醉访视（麻醉前评估）护理：门诊麻醉访视护理查房

查房前引言：术前麻醉门诊和麻醉术前评估是妥善衔接日间手术的术前和术中的重要环节。早在 1949 年，Lee 第一次提出构建麻醉前评估门诊概念，强调麻醉前评估的过程是评估患者的风险，使其在进入手术室前能够达到最佳状态，这个定义至今仍在沿用。近年来随着手术量逐年增多，为满足患者手术需求，缩短住院天数，加快床位周转，提高医疗资源使用率及患者满意度使之日间手术发展趋于完善，麻醉前评估门诊随之兴起。2017 年底，《国家卫生计生委办公厅关于医疗机构麻醉科门诊和护理单元设置管理工作的通知》中指出：要加强麻醉科门诊，加强门诊麻醉相关服务；设立麻醉科护理单元，加强对麻醉患者的护理服务。所以越来越多的医院发展和建设麻醉门诊。护士在麻醉前评估门诊可帮助麻醉医生预先筛查出高风险患者。如何完整有效地进行麻醉前评估尤为重要，为此我们组织一次关于门诊麻醉访视的教学查房。

1. 查房主题　门诊麻醉前访视护理查房。
2. 查房形式　护理教学查房（回顾性）。
3. 查房目标　掌握门诊患者麻醉前评估要点。
4. 查房地点　麻醉教研室。
5. 主查人　责任护士。
6. 主持人　教学组长。
7. 参加人员　护士长、高级责任护士、初级护士、实习护士、进修护士。
8. 查房日期　2023 年 1 月 9 日。
9. 查房时长　20min。
10. 查房内容

主持人：各位老师、同学们，大家好！充分的术前评估是保障患者术程平稳和减少术后并发症不可缺少的措施，有利于保证患者安全。麻醉门诊有充足的时间了解患者情况和解答患者疑惑，可避免因评估不足导致的手术延期或取消手术，今天结合教学计划，组织此次教学查房，以一例儿童腹股沟斜疝为个案，以案例回顾的形式进行此次查房。查房前根据布置的教学问题，我们一起来回顾和共同学习麻醉前评估的相关知识。首先，麻醉访视及麻醉前评估的目的是什么？

实习护士：目的是在术前充分了解患者自身情况及麻醉耐受情况，明确术中及术后存在的风险事项。通过访谈的方式收集相关病史结合体格检查、辅助检查结果，明确患者术前身体情况和器官情况存在哪些不足，整合收集的资料协助麻醉医生对患者进行麻醉评估，可参照美国麻醉医师协会（American

Society of Anesthesiologists，ASA）分级方法，筛选高风险患者上报麻醉医生。

进修护士：指导患者麻醉前需要注意的事项，缓解患者焦虑情绪。合理的术前宣教包括禁食禁饮、心理疏导、麻醉方式介绍、术后疼痛预防和术后肺功能锻炼指导等内容。

初级护士：医护人员应主动与患者及家属沟通手术、麻醉需要准备的相关事宜，介绍为患者进行治疗、护理的团队及其专业性，提高患者及家属依从性，同时有助于减轻术前焦虑。

主持人：大家对于下发的学习任务通过资料的查阅对麻醉前评估有了一定的认识，如何在大的框架之下梳理和细化评估的内容，针对儿童这类特殊患者我们应该着重评估哪些方面？

初级护士：小儿患者术前需详细查询患儿的孕龄、生长发育、营养状况、气道、手术史、抢救史、插管史和全身各系统疾病（心脏、肺、内分泌、肾脏疾病等）。对患有遗传代谢性或各种畸形综合征的患儿应进行细致深入的评估，有些先天性疾病可能合并多种器官畸形缺陷，特别是对合并心血管和气道畸形的患儿术前应进行相关的检查。

进修护士：早产儿可能合并支气管和肺部发育不良，术后发生支气管痉挛和缺氧的风险增加。患儿如有喘息、严重咳嗽咳痰、肺炎或哮喘急性发作，择期手术应延期，必要时推迟 4～6 周再行择期手术。对于重度阻塞性睡眠呼吸暂停，BMI > 40 kg/m^2 的患儿术后建议重症监护。

高级责任护士：合并有呼吸系统、内分泌疾病的患儿术前应了解其原发疾病控制情况及服药情况，请专科医生会诊，根据指导意见进行术前用药、带药，并在术前做好交接事项。原发疾病控制不理想患儿，为保障其麻醉手术安全考虑更改为行择期手术在麻醉手术中心进行手术治疗。

主持人：大家对于麻醉前评估的知识掌握得非常全面。今天我们对一例腹股沟斜疝患儿展开教学查房。首先我们请责任护士进行病史汇报。

责任护士：下面我将从以下几个方面进行患者的简要病史汇报。

（1）一般资料：患者王××，男，1 岁 8 个月，患儿于 6 个月前被发现右侧腹股沟可复性包块，约 3.0cm×2.0cm×2.0cm 大小，多于活动后出现，挤压及休息平卧后可消失，未曾嵌顿，未行处理，包块未见明显进行性增大，观察期间未见明显好转于我院门诊就诊，门诊以"右侧腹股沟斜疝"建议手术治疗。自发病以来，患者精神状态良好，体力情况良好，食欲食量良好，睡眠情况良好，大、小便正常。患儿家属主诉：孕 39 周，顺产，出生体重 3.2kg，病史基本可靠，拟今日在麻醉门诊进行麻醉前评估及预约日间手术。

（2）主要辅助检查的阳性结果：腹股沟超声示患儿哭闹时右侧腹股沟管内显示腹腔内容物（肠管回声）向其内膨突，内环口最大径 0.8cm。

主查人进行护理查体，查体结果如下。

（1）视：体温 36.6℃，脉搏 82 次／分，无自主呼吸，血压 86/53mmHg；发育正常，营养良好，正常面容，表情自如，神志清楚，张口度好，Mallampati 气道分级：Ⅱ级，无活动牙齿。

（2）触：全身浅表淋巴结包括耳前、耳后、枕后、颈后、颈前、颌下、颏下、锁骨上等淋巴结未触及肿大；颈部对称，无抵抗，颈动脉搏动正常，颈静脉无怒张，气管居中，肝颈静脉回流征阴性，甲状腺无肿大，腹软，手背静脉网充盈且皮肤完整。

（3）叩：右侧胸部叩诊为清音；左侧为手术部位及心脏部位，叩诊音为浊音；腹部叩诊，肝脏部位为实音，其他部位为鼓音。

（4）听：双肺呼吸音清，双肺未闻及干、湿啰音。

（5）嗅：无特殊异味。

责任护士：目前患者现存的主要护理问题：①术前焦虑；②知识缺乏；③潜在并发症：嵌顿疝、肠坏死。针对患者现存的护理问题，已进行的护理措施有关注患儿及家属情绪，宣讲麻醉前相关注意事项及此类手术麻醉实施现状。患儿及家属对于疾病的治疗方案知晓程度越高，越容易缓解手术和住院的压力，同时减轻患儿家属的忧虑和顾虑，积极配合治疗与护理。

根据不同年龄段的小儿都有不同程度的情绪变化，对疾病及手术的反应也不同，因此应根据患儿的反应实施不同的情绪管理措施。

（1）婴儿：医护人员尽量减少患儿与父母分开，多与患儿接触，多给予其抚摸和拥抱，告知可将患儿喜爱的玩具和物品带入手术室。

（2）幼儿：允许父母进入手术等待区陪伴患儿。运用语言与非语言沟通技巧，多与患儿交谈，鼓励其表达自主性，允许患儿表达自己的情绪。

（3）学龄前儿童：医护人员应以患儿容易理解的语言，讲解其所患疾病的知识及手术的必要性，使患儿了解疾病及手术治疗不会对自己的身体构成威胁，鼓励其参与自我照顾，帮助患儿树立自信心。

（4）学龄儿童：医护人员根据患儿需要，并以患儿能理解的语言，讲解有关其所患疾病的知识、麻醉及手术方法，解除患儿的疑虑，取得患儿信任。进行各项操作时，注意保护患儿自尊。提供患儿自我护理的机会，发挥其独立能力，引导其安心、情绪稳定地接受及配合麻醉和手术治疗。

主持人：综合以上病史，就诊患者为 1 岁 8 个月患儿，因"右侧腹股沟斜疝"来院就诊，今日在麻醉门诊进行麻醉前评估及日间手术预约，接下来我们针对这个病例进行查房讨论。

日间手术麻醉的顺利实施及麻醉术后的平稳复苏，依赖于系统的麻醉术前评估方案。麻醉前门诊有助于全面收集患儿信息，优化患儿合并疾病，改善围术期患儿转归，同时还有助于降低手术当日手术麻醉取消发生率。针对此患儿在门诊评估阶段我们第一步的工作是什么？

进修护士：查看患者门诊资料，掌握患者的年龄、体重、各项检查结果、诊断及手术方式，对患者的个人史、既往史、过敏史、治疗用药史、家族史、外科疾病史、既往麻醉手术史等进行全面了解。患者是否是早产儿非常重要，因为早产的后遗症会影响患者的麻醉管理和发生一些可预期的并发症。针对与麻醉实施有密切关系的全身情况和器官部位进行体格检查，内容包括：全身情况评估；生命体征测定；气道、牙齿、颈部、四肢脊柱情况检查；肺脏、心脏大血管、肾脏、肝脏等器官功能评估；神经系统功能评估。

初级护士：在术前患者心理评估中，多数患者在术前存在不同程度的思想顾虑，恐惧、焦虑或紧张等心理波动。过度的精神紧张、情绪激动会导致中枢神经系统活动过度，扰乱机体内部平衡，可能造成某些并发症疾病的恶化。为此术前要设法解决患者的思想顾虑和焦虑的情绪，从关怀、安慰、解释和鼓励着手，酌情恰当地阐明术前用药、术前准备目的、手术目的、麻醉方式、手术部位、麻醉和手术中，以及麻醉和手术后可能出现的不适情况。医护人员应根据患者年龄和发育水平选择适合的方式与患者交流，通过量表如：改良耶鲁术前焦虑量表（modified Yale Preoperative Anxiety Scale，m-YPAS）是一种行为观察性量表，用于评估 2 ～ 12 岁患儿围手术期的焦虑程度（表 7-1-1）。

表 7-1-1　改良耶鲁术前焦虑量表（m-YPAS）

项目	观察内容
活动	1. 环顾四周，好奇，玩玩具，阅读（或其他同年龄适当的行为）；在等待区或治疗室寻找玩具或父母，也可能走向手术室设备 2. 对周围不关心，目光下垂，摆弄着手指，或吸吮拇指（其他随身物品）；等待时紧靠父母，或玩耍时过于多动 3. 注意力不集中，放下玩具去找父母；无目的乱动；烦躁不安地走动和玩耍，在手术床上乱动，扭动身体，挣脱口罩或粘着父母 4. 试图离开，四肢挣扎或全身乱动；在等候室无目的地乱跑，不关注玩具，无法与父母分离，拼命抓住父母
发声	1. 阅读，不断提问和评价，自言自语，大笑，快速回答问题，态度平和，或由于年龄过小不适合社交或过于专注玩具而不作回应 2. 回应大人很小声，"呀呀耳语"，或仅仅点头 3. 安静，不作声，对提问者无反应 4. 啜泣，呻吟，嘟囔，无声哭泣 5. 大声哭泣或尖声喊"不" 6. 持续大哭、大声尖叫（戴着面罩也能听见）

☆☆☆☆

项目	观察内容
情绪表达	1. 表现出明显的高兴、微笑，专注于玩耍 2. 面无表情 3. 焦虑到害怕，难过，担心或泪眼汪汪 4. 悲伤、哭泣、极度不安、可能睁大眼睛
明显的警醒状态	1. 警觉，偶尔四周张望，会注意或观察麻醉医生在做什么（可以放松） 2. 沉默寡言，独自安静地坐着，可能会吸吮手指或把脸埋入大人怀里 3. 很警惕，迅速地环顾四周，可能会被周围的声音吓一跳，睁大眼睛，身体紧张 4. 惊慌失措地啜泣，或大哭推开他人，转身跑开
对父母的依赖	1. 忙于玩耍、闲坐，或与年龄相适应的活动，不需要父母；能够配合父母并与之互动 2. 伸手去够父母，与安静的父母讲话，主动寻求安慰，可能还会倚靠父母 3. 安静地看向父母，表面上注视着他们的行动，不主动寻求接触或安慰，但当父母主动给予时，会欣然接受，紧贴着父母 4. 与父母保持一定距离或主动离开父母，可能会把父母推开或极度紧粘父母，不让他们离开

摘自《指南与共识　术前抗焦虑专家共识（2020 版）》依据各部分的项目数赋 1～4 分或 1～6 分，再换算为 100 分制，各部分实际分数的总和即为总分数，分数越高表明患儿的焦虑程度越高

实习护士：通过访视患儿的病情，告知择期手术的必要性，评估患儿家属的心理状况。麻醉医生也需要阐述麻醉诱导方法，麻醉诱导过程可能出现的问题，并帮助减轻家属的顾虑。尽可能详细地回答家属提出的问题，并说明保障最大限度的安全所采取的措施。通过访视医务人员与患儿建立感情，如哄抱患儿，减轻患儿对陌生环境的恐惧心理，以增加患儿的安全感。

高级责任护士：医院环境的特殊性以及患者家属对疾病知识缺乏易导致患者家属产生焦虑等不良情绪，医务人员主动向患者家属进行术前宣教，并建立良好的信任关系。耐心听取家属的自我倾诉和要求，告知手术拟实施的麻醉方案，术后镇痛策略并为患者家属解释麻醉相关疑问，正确认识麻醉的风险性与安全性，消除家属对麻醉的担忧。术前宣教可以在术前 1～2 周于门诊对患者进行术前评估时开展，同时评估焦虑水平，对术前严重焦虑的患者及家属需制定相应干预策略。

初级护士：对拟行气管插管的患者，对口腔及气道应进行全面准确的检查及评估，其内容包括：上唇咬合试验、改良 Mallampati 分级、甲颏距离、张口度、口腔卫生情况，仔细检查有无活动的病损牙或活动的乳牙，避免出现脱落造成

误吸的风险，检查咽、腭、唇是否存在破溃及感染情况，强调保持口腔卫生的重要性，避免将细菌带入深部组织引起间隙感染。询问患者家属近期有无感冒，是否患有哮喘等。

主持人：刚才各位同学提及针对门诊患者及家属应并建立良好的信任关系，适当宣教有益于提高家属对于疾病和麻醉的认知度，同时有助于减轻患者及其家属焦虑，下面我想请问适用于麻醉门诊的宣教内容有哪些？

实习护士：首先麻醉前胃肠道准备的宣教，禁食、禁饮（non-peros，NPO）目的在于使胃充分排空，预防麻醉期间出现反流误吸胃内容物所致的吸入性肺炎。关于围手术期禁食水管理，目前已经形成多项专家共识，2023 年 2 月，美国麻醉医师协会（ASA）对 2017 版指南进行了更新，特别是对含有或不含有蛋白质的含碳水化合物的透明液体、口香糖和小儿持续时间进行了解说。关于禁食时间：清饮料 ≥ 2h，母乳（新生儿和婴幼儿）≥ 4h，配方奶或牛奶 ≥ 6h，淀粉类固体食物 ≥ 6h，脂肪及肉类固体食物 ≥ 8h。对于需要手术的患儿术前禁食禁饮详见表 7-1-2。

表 7-1-2　手术麻醉建议禁食时间

食物种类	最短禁食时间（h）
清饮料	2
母乳	4
婴儿配方奶粉	6
牛奶等液体乳制品	6
淀粉类固体食物	6
油炸、脂肪及肉类食物	可能需更长时间，一般应 ≥ 8

摘自：2017 年美国麻醉医师协会（ASA）修订的术前禁食禁饮指南

初级护士：患者术前在规定时间内禁食禁水，防止术中或术后反流、呕吐避免误吸、肺部感染或窒息等意外事件的发生，禁食、禁饮有着重要意义，其注意事项包括如下 5 项。

（1）规定的禁食时间仅适用于无胃肠道动力障碍的患者或患儿。

（2）婴儿及新生儿因糖原储备少，禁食 2h 后可在病房内静脉输注含糖液体，以防止发生低血糖和脱水。

（3）对于接受全身麻醉、区域麻醉、程序化镇静镇痛治疗的患儿可在术前 4h 以上摄取母乳，可在术前 6h 摄入婴幼儿配方奶粉，非人乳需禁食 6h 或以上。

（4）患者在术前 2h 摄入透明液体（不包括酒精），可以防止脱水、提高循环稳定性、防止术后恶心呕吐的发生，同时防止术后胰岛素抵抗的发生。

☆☆☆☆

（5）术前需口服用药的患者，允许在术前 1 ～ 2h 将药片碾碎后服下并饮入 0.25 ～ 0.5ml/kg 清水，但应注意缓释制剂严禁碾碎服用。

高级责任护士：其次是麻醉方式宣教，根据患者情况，由麻醉医生为患者制定详细周全的麻醉计划及麻醉方案，讲解麻醉的实施步骤、优势及术后的不良反应，告知麻醉并不会对儿童生长发育产生影响，消除患儿家属顾虑。

进修护士：告知家属在术前帮助患者排空膀胱，以防术中尿床和术后尿潴留，盆腔或疝手术，排空膀胱有利于手术野暴露和避免膀胱损伤。因手术治疗需要需留置导尿管，向患者及家属做好解释说明，最好是在麻醉后再进行导尿，以减轻患儿的不适。

初级护士：口腔卫生宣教：生理条件下，口腔内寄存着 10 余种细菌，麻醉气管内插管时，上呼吸道的细菌容易被带入下呼吸道，在术后抵抗力下降的情况下，可能引起肺部感染并发症。因此手术麻醉前即应嘱患者家属早晚提醒或帮助患者刷牙、饭后漱口。有牙齿松动的患者，需经口腔科诊治，以防麻醉时牙齿脱落，有误吸入气管或嵌顿于食管的风险。

主持人：小儿术后急性疼痛是围手术期患者和家属最为担心的问题之一，直接影响患者和家属的就医主观感受。更为重要的是，随着加速术后康复（enhanced recovery after surgery，ERAS）理念的深入，术后良好的镇痛，可加速术后患儿的康复。因此，医院规范的术后镇痛管理和对患儿和家属的疼痛治疗的宣教尤为重要，疼痛相关宣教有哪些事项？

高级责任护士：麻醉医生、外科医生及护理人员组成的围手术期疼痛管理团队在疼痛治疗方面发挥重要作用。为患者家属提供镇痛教育，明确术中镇痛方案实施，对于腹腔镜手术的患者术后进行切口局部浸润麻醉、腹横肌平面神经阻滞可有效缓解术后疼痛。介绍自控镇痛设备，患者自控镇痛设备由麻醉医生进行设置其他人员禁止调试或设置，如镇痛设备出现问题，应及时通知病房护士联系麻醉医生处理。出现与镇痛相关的副作用及并发症如恶心、呕吐及呼吸抑制等应该联系医护人员。

主持人：我们已经学习了有关门诊麻醉访视评估的护理相关知识，大家对国内外进展有多少了解？

实习护士：国外麻醉前评估门诊服务发展已较为完善，尤其是护士参与麻醉前评估，为手术提供了更安全和优质的围麻醉期服务。近年来因其可满足患者术日入院手术的运作、缩短病患住院时间、降低医疗费用、提高医疗资源使用效率、显著降低术日手术取消率而逐渐为国内一些大型医院麻醉科所重视并有所尝试。国内因麻醉护士资质问题仍有部分医院主要由麻醉医生主持开展麻醉门诊工作。

主持人总结：本次学习我们来总结今天查房的知识点，我们通过案例对门诊麻醉前访视评估内容进行了梳理，包括患儿病史收集、门诊查体、术前麻醉宣教等相关事项对患儿进行系统全面的评估。助力手术的正常衔接、预防术中不良事件及术后并发症的发生。请护士长对本次查房进行总结。

护士长点评：麻醉访视评估需要耐心、细致、有程序、有目的对患儿自身及家属情况进行收集和验证，麻醉护士协助医生筛选麻醉风险较高的患儿，更利于提高麻醉质量和保障患儿安全。希望在今后的工作当中，我们能严格按照今天的查房程序在门诊对患儿进行有效评估。

主持人：谢谢护士长的指导，我们这次的查房到此结束，下次查房的内容是日间手术患者麻醉苏醒期的护理要点，请同学们做好准备。今天的护理查房到此结束。

11. 相关思维导图　门诊麻醉宣教思维导图（图 7-1-1）、门诊麻醉访视评估思维导图（图 7-1-2）。

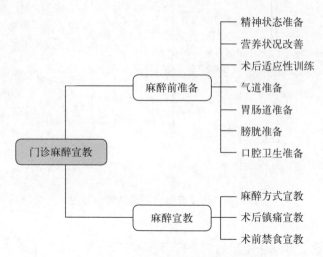

图 7-1-1　门诊麻醉宣教思维导图

（二）日间手术患者的麻醉护理查房

查房前引言：日间手术也称非住院手术，最早是由英国医师 Nicoll 提出，患者入院、手术和出院在一个工作日完成。日间手术在国外开展较早，也较为成熟，在欧美等发达国家，日间手术占手术总数的 40% ～ 50%。近年来，在我国各级政府的推动下，日间手术也得到了迅猛发展，使患者住院时间明显缩短，床位周转加快，医疗资源使用效率得到了提高，得到了医生及患者的认可。作为一种新的医疗方式，日间手术模式，具有非常广阔的应用前景。耳鼻咽喉科的许多手术因为手术时间短，术后复发率小，术后并发症较少，麻醉风险较低，符合日间手术范畴。为了保证日间手术患者在 PACU 得到全方位的护理，对耳鼻咽喉科日间手术患者采取科学、安全的麻醉复苏护理的教学查房。

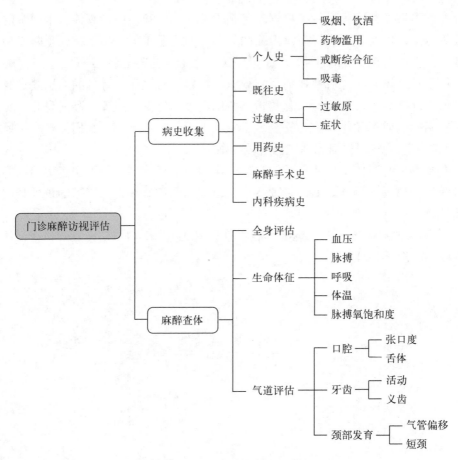

图 7-1-2　门诊麻醉访视评估思维导图

1. 查房主题　日间手术患者的麻醉苏醒期护理。

2. 查房形式　护理教学查房（回顾性）。

3. 查房目标　掌握日间手术患者的麻醉苏醒期护理要点。

4. 查房地点　PACU。

5. 主查人　责任护士。

6. 主持人　教学组长

7. 参加人员　护士长、高级责任护士、专科护士、初级护士、实习护士、进修护士。

8. 查房日期　20××年8月4日。

9. 查房时长　20min。

10. 查房内容

主持人：各位老师、同学们上午好，我们今天以一例耳鼻咽喉科日间手术

☆ ☆ ☆ ☆

的患者为例，以案例启发的形式进行此次查房。查房前已布置了思考题及公布了需要查阅的资料，那么请同学们来回答：日间手术大家了解多少？

实习护士：日间手术是指患者在一日（24h）内入、出院完成的手术或操作（不含门诊手术），对于特殊病例由于病情需要延期住院的患者，住院最长时间不超过 48h。

初级护士：日间手术一般选择对机体生理功能干扰小、手术风险相对较小、手术时间短、预计出血量少和术后并发症少、术后疼痛程度轻及恶心呕吐发生率低的手术。

进修护士：日间手术的患者不同于传统的手术模式，在手术前应对患者进行严格的筛查，以保证患者能安全地进行日间手术，一般在日间门诊进行术前麻醉评估，初筛合格的患者，于日间手术中心预约手术日期，并进行术前宣教。

主持人：同学们都有认真地查找有关日间手术的资料，包括日间手术的概念、种类、患者的筛查等。日间手术的发展越来越快，我们 PACU 接收的患者越来越多，如何安全有效地帮助患者进行有效护理很重要，那么接下来请责任护士汇报一下患者相关的病史。

责任护士：下面我对患者的病史作一个简单的汇报。

（1）一般资料：4 床，宋 ××，男，57 岁；家庭经济状况良好；既往无特殊过敏史。患者 20 年前无明显诱因出现双侧鼻塞，呈交替性，卧位时加重，于秋冬季节明显，曾用药物治疗，症状可缓解，但停药后仍反复。2 个月前症状加重，呈持续性，伴闭塞性鼻音。门诊以"慢性化脓性鼻窦炎、鼻息肉"收入院手术治疗。

（2）主要辅助检查的阳性结果：鼻部 CT 显示鼻窦黏膜增厚。窦腔内出现软组织密度影。

（3）主要手术治疗过程：患者于 20×× 年 7 月 14 日 11:20 在经口气管插管全身麻醉下行"鼻内镜下多个鼻窦开窗术"，ASA 分级 1 级。诱导前给予右美托咪定负荷剂量，1µg/kg 10min 内静脉泵注，麻醉诱导用药：咪达唑仑 0.1mg/kg，舒芬太尼 0.4µg/kg，丙泊酚靶控输注 3µg/ml，罗库溴铵 1mg/kg，麻醉术中维持用药：七氟烷 1%～3%，右美托咪定 0.3µg/（kg·h），瑞芬太尼 0.1µg/（kg·h）。呼吸参数：V_T400～450ml，频率 12 次/分，气道压 15cmH$_2$O。术中监测 BP、HR、SpO$_2$、呼气末二氧化碳。12:05 患者手术结束。患者术中入量 600ml，出血量 80ml，术中 11:48 出现过短时间低血压，最低至 82/48mmHg，给予麻黄碱 6mg 静脉注射，效果明显，其余生命体征平稳，无特殊。带气管导管转入 PACU。入室后为患者继续使用呼吸机进行呼吸支持，心电监护仪进行心电监护。麻醉医生针对患者的基本信息、诊断、术前合并症、手术名称、麻醉方式、麻醉维持用药、患者气道情况、术中特殊情况、过敏史与 PACU 医生及责任护士进行交接。患者 12:18 自主呼吸恢复，经麻醉医生评估，已达到拔管标准，

☆☆☆☆

在麻醉医生协助下拔出气管导管。

交接后责任护士进行护理体查，查体结果如下。

（1）视：体温 36.5℃，脉搏 55 次 / 分，无自主呼吸，血压 89/52mmHg；意识尚未恢复；口腔里未见渗血；鼻部可见棉球填充鼻腔；全身皮肤无压红、压疮。

（2）触：全身浅表淋巴结无肿大；气管位置居中；胸廓无畸形；躯干无皮下气肿；腹软，未触及膀胱。

（3）叩：胸部叩诊为清音；心脏部位，叩诊音为浊音；腹部叩诊，肝脏部位为实音，其他部位为鼓音。

（4）听：双肺呼吸音清，双肺未闻及干、湿啰音。

（5）嗅：无特殊异味。

责任护士：目前患者现存的主要护理问题如下。

（1）体液不足。

（2）清理呼吸道无效。

（3）潜在并发症：有出血的风险。

针对患者现存的护理问题，已经进行的护理措施如下。

（1）遵医嘱加快补液速度，密切观察患者的血压、心率的变化。

（2）按需吸痰，清理气道内分泌物。

（3）吸痰时，动作轻柔，注意分泌物的颜色、性状、量。

主持人：刚才我们听了责任护士的病情汇报，对患者的疾病过程及手术麻醉过程有了一定的了解，患者男性，因"慢性化脓性鼻窦炎、鼻息肉"入院治疗，在气管插管全身麻醉下行"鼻内镜下多个鼻窦开窗术"，患者目前已拔管，嗜睡状态，接下来我们针对这个病例对日间手术患者进行查房讨论。患者在日间手术门诊的术前宣教内容应该包括哪些内容？

实习护士：日间手术的种类及患者的筛选有严格标准，多数患者病情稳定且对手术麻醉耐受良好，但术前焦虑、紧张等情绪仍会不同程度地影响患者的康复。术前应有专门的人对患者及其家属进行宣教，可采用口头、宣传册及多媒体等多种方式。术前宣教的内容主要，包括禁食禁饮时间，是否需要肠道准备，术前用药时间等，使患者了解自己在整个医疗计划中发挥的作用，有利于患者增加对医疗行为的理解与配合。

主持人：麻醉科护士在患者进入手术室后，应协助麻醉医生重点评估哪些方面？

进修护士：配合麻醉医生进行病史、体格检查、辅助检查，充分了解患者的全身情况和重要器官的生理功能，并做出正确的评估。

实习护士：了解患者在麻醉前的心理状态，针对患者对手术和麻醉常有的疑虑进行释疑和技术训练，并对患者进行恰当合理的解释。

主持人：针对鼻窦手术患者，拔管时、拔管后应注意什么？

实习护士：这类患者存在误吸风险，因此只有当患者完全清醒并且恢复气道反射后才能尝试拔管。虽然理想情况下是在苏醒期能够抑制呛咳及患者对气管导管的不耐受，但这对于苏醒的患者很难实现，在这种情况下可遵嘱静脉给予利多卡因（1.5mg/kg）。拔管时须吸干净分泌物。

进修护士：拔管后及时评估患者意识情况，清醒后第一时间安慰患者，提醒患者鼻腔有纱布块填塞，要用口呼吸。在许多鼻部手术过程中，常应用肾上腺素等局部血管收缩剂，这些局部用药对于鼻部手术患者减少出血、提供清晰视野十分重要，但有时会表现出心血管毒性，有些患者会出现严重的高血压，所以血压监测尤为重要。

高级责任护士：鼻部手术术后出血可能很严重。没有完全清醒的患者由于分泌物的刺激发生恶心及呛咳将增加静脉压并加重出血，更严重的是，可能发生血液或其他分泌物误吸。如果患者足够清醒，能够咳嗽及吞咽，并且没有血液误吸的征象，那么首要问题是快速止血。除了通知手术医生，我们能迅速采取的措施，包括升高床头，以减少出血部位的动、静脉压力；积极遵医嘱使用静脉降压药物控制收缩压；此时为了避免气道反射被抑制，不建议使用镇静剂。

专科护士：专家认为，鼻窦手术持续时间长是再入院的危险因素，一般不超过 90min。因此，我们在交接班时应注意患者的手术时间，密切关注长时间手术的患者，并注意呼吸道并发症情况。

实习护士：还应注意患者的排尿情况。患者术中及复苏过程中，出现过低血压，除了使用升压药物外，还进行了液体治疗，患者未清醒时，每 10 分钟评估患者膀胱及尿道情况，患者清醒后如诉尿急，应与患者充分沟通并通过触诊、叩诊确定膀胱充盈情况，确定患者有尿潴留，可通过诱导排尿方式引导患者自行床上排尿，仍无法排尿者，可考虑采用间歇导尿处理，并在复苏记录里填写导尿记录并记录尿量。

主持人：患者回到病房后，我们应该对患者及家属进行哪些方面的健康教育？

实习护士：我们可以告知患者及家属术后监测指标的正常值及意义，如有不适请及时呼叫主管护士、医生。若发生恶心呕吐时应头偏向一侧，以防发生误吸；在患者完全清醒后，在病情允许的情况下，可取头部抬高体位，以利于呼吸并提高舒适度，还应告知患者翻身时应注意保护伤口和引流管道。

进修护士：我们可以告知患者因术中置入气管导管，部分患者可能会有咽部不适的感觉，会慢慢缓解；另外，患者第一次起床活动的时候，可能会出现头晕的现象，应避免起床过快，出院时最好有人陪同。

主持人：大家都很认真，回答得很全面，各个细节都有观察到。为提高日间手术的运营效率，全身麻醉手术患者常需在麻醉后 PACU 开始早期康复，康

☆ ☆ ☆ ☆

复是一个持续的过程，开始于术中监护结束，并持续到患者恢复至手术前的生理状态。日间手术麻醉的恢复通常分为三个阶段。早期第一阶段在麻醉后PACU，患者进一步苏醒，处理疼痛及恶心，监测血流动力学稳定性；中期康复是指患者达到出院标准；晚期康复即指患者恢复至手术前的生理状态。那么，日间手术的全身麻醉患者在出 PACU 前应评估哪些方面？

　　实习护士：在日间手术麻醉研究中，患者清醒、定向力恢复及拔管时间用于评估早期恢复，在 PACU 停留时间是恢复的关键终点指标之一。患者在PACU 进行集中监测，包括患者的意识、活动、呼吸、心电图、血压、氧合状态等，为保障患者安全地离开 PACU，可以使用改良 Aldrete 评分进行评分（表 7-1-3），评分≥ 9 分，患者可以转出 PACU。

表 7-1-3　改良 Aldrete 评分标准

离院标准	评分（分）
运动	
能够自主或根据指令移动四肢，肌力 4 级	2
自主或根据指令移动两个肢体，肌力 2 级	1
不能自主或根据指令移动肢体，肌力 0 级	0
呼吸	
可深呼吸和随意咳嗽	2
呼吸窘迫或呼吸受限	1
无呼吸	0
循环	
血压波动 ±20% 以下	2
血压波动 ±20%～49%	1
血压波动 ±50% 以上	0
意识	
完全清醒	2
嗜睡，但可以被叫醒	1
对刺激无反应	0
氧饱和度	
吸空气 $SpO_2 > 92\%$	2
需吸氧才能维持 $SpO_2 > 90\%$	1
吸氧条件下 SpO_2 仍 $< 90\%$	0

　　注：总分为 10 分，评分≥ 9 分可以离开 PACU

☆ ☆ ★ ☆

进修护士：由于日间手术的患者在手术结束后当天办理出院，术后疼痛是患者延迟出院的主要因素，有效的疼痛管理是促进患者尽早康复的重要措施。预防性镇痛有助于控制术后早期疼痛，属 1 级 B 类推荐证据。术后及时评估患者疼痛，如果疼痛 NRS>3 分，应及时遵医嘱治疗。使用镇痛药物时，尽量减少阿片类药物用量，以减少术后恶心呕吐。

专科护士：术后呕吐的发生率约为 30%，恶心的发生率约为 50%。术后恶心呕吐是延长日间手术患者住院时间的第二大因素，仅次于疼痛。严重的术后恶心呕吐可以影响患者进食、伤口愈合，延迟患者出院时间。评估术后恶心呕吐的风险并对其进行预防及治疗，属 1 级 A 类推荐证据。因此对于未接受预防性药物治疗或预防性治疗失败的 PONV（postoperative nausea and vomiting）患者，应遵嘱给予止吐药治疗。

主持人：日间手术将成为一种具有强大生命力、安全有效的医疗服务模式，大家对国内外的研究进展是否有了解？

实习护士：目前的日间手术以中青年的研究较多，缺乏老年患者的特点，国外最新研究指出，老年日间手术患者对延续护理的需求程度较高，护理人员应基于患者的实际需求，完善延续护理方案，为不同特征的老年日间手术患者提供针对性的优质护理服务。

进修护士：日间手术因其优点得到了迅速发展，相关研究显示，加拿大、瑞典等地区的日间手术比例已达到 80%～90%。日间手术麻醉药物通常是短效的，在 PACU 中，如果患者吸空气时 $SpO_2 > 92\%$，不需要吸氧。

主持人总结：耳鼻喉咽科病种繁多，门诊量、手术量较大，日间手术的开展，使得医疗资源得到更为合理的整合和使用。通过选择合适病种、规范管理流程、加强人文关怀等手段，日间手术将成为一种具有新兴的安全有效的医疗服务模式，为患者提供高质量、高效率的诊疗服务。下面我们来总结一下今天学到的知识，我们通过病例将日间手术患者的麻醉苏醒期护理常规进行了梳理，重点是患者的转出。平常的护理工作中，我们需要对各个细节进行把关，保证患者安全平稳复苏。最后，请护士长总结一下。

护士长点评：通过我们 PACU 护理人员的严密观察和监测，保证日间手术患者在麻醉苏醒期的安全与舒适。希望同学们能将今天所学到的知识运用到临床实际当中，减少 PACU 不良事件的发生。

主持人：谢谢护士长的指导，我们这次的查房到此结束，下次查房的内容是神经外科患者麻醉恢复期的护理要点，请同学们做好准备。谢谢同学们的积极参与。

11. 相关思维导图　日间手术全身麻醉患者麻醉护理常规思维导图见图 7-1-3。

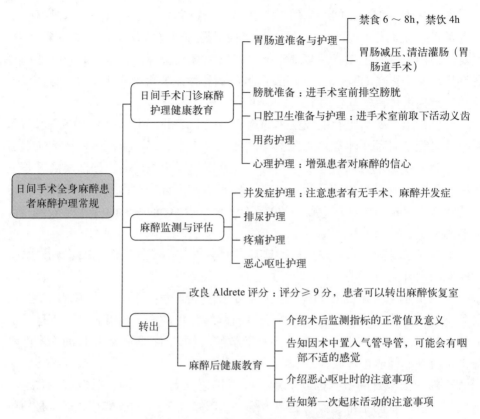

图 7-1-3 日间手术全身麻醉患者麻醉护理常规思维导图

（三）手术间麻醉护理：神经外科患者麻醉护理配合护理查房

查房前引言：围麻醉期机体的平稳状态受多种因素的影响，每个系统都有可能发生相应的并发症，系统之间相互累及，最终会危及生命。配合麻醉医生完成麻醉前准备与麻醉后处理、围麻醉期监护及操作配合，是我们麻醉护士工作的重要组成工作职责，麻醉护士必须做好麻醉期间的各项监测及护理。

1. **查房主题** 垂体腺瘤患者的手术间麻醉护理。

2. **查房形式** 护理教学查房。

3. **查房目标** 掌握垂体腺瘤患者的手术间麻醉护理要点。

4. **查房地点** 示教室。

5. **主查人** 责任护士。

6. **主持人** 教学组长。

7. **参加人员** 护士长、高级责任护士、初级护士、实习护士、进修护士。

8. **查房日期** 20×× 年 6 月 4 日。

9. **查房时长** 20min。

10. 查房内容

主持人：配合麻醉医生完成麻醉前准备与麻醉后处理、围麻醉期监护及操作配合是我们麻醉护士工作的重要组成工作职责，我们要熟悉各种麻醉方式的相关护理工作，我们选取一例神经外科垂体瘤患者的手术间麻醉护理查房，学习和巩固垂体腺瘤手术气管插管全身麻醉的护理要点，首先请初级护士为我们讲述一下垂体腺瘤的相关知识。

初级护士：垂体腺瘤可分为功能性和非功能性腺瘤，功能性腺瘤经常是由于过度分泌荷尔蒙引起首发临床症状，而非功能性腺瘤常是由于压迫周围结构引起的临床表现。垂体腺瘤手术常用的入路是经蝶和经颅，一般根据影像学研究，如肿瘤原发部位、大小、向鞍上及海绵窦生长的情况决定手术入路。经蝶入路手术后要填塞鼻腔，患者只能通过口腔呼吸，因此要认真选择特殊患者的手术时机。麻醉术前访视时我们要对患者下列情况进行评价：视觉功能，颅内压增高的症状和体征，内分泌学资料包括生长激素、可的松、甲状腺素和生长激素等。

主持人：我们请责任护士给我们介绍患者的手术前麻醉访视结果。

责任护士：患者李 ××，男性，54 岁。患者家庭和睦，经济情况可。现病史：患者于一周余前无明显诱因逐渐出现左侧颞部头痛，为阵发性，门诊头颅 CT 示脑垂体鞍区软组织密度结节，以垂体瘤收入院。既往史：高血压 2 年余，规律口服降压药，血压控制良好，7 年前曾行肛瘘手术，无输血史。确定垂体腺瘤性质为非功能性腺瘤，拟行气管插管全身麻醉下经鼻 - 蝶窦入路 - 垂体瘤切除术，实验室检查及心肺功能检查结果无明显异常，ASA 分级 Ⅲ级。患者身高172cm，体重 63kg，意识清楚，时有头晕，GCS 评分 15 分。无肢端肥大，大小便及饮食正常，体重无减轻，精神状态良好，定向力正常，对答切题，视物正常，步态稳健。已予以术前麻醉宣教，介绍气管插管全身麻醉的方法和注意事项，术前禁食禁饮的要求。患者对手术和麻醉有焦虑，已耐心解答患者的问题，给予心理支持，嘱患者保持良好的睡眠休息，必要时口服睡眠药物。

护理查体如下。

（1）视：体温 36.1℃，脉搏 67 次 / 分，呼吸 18 次 / 分，血压 153/72mmHg；颅骨完整，双侧瞳孔 2mm，等圆等大，对光反射存在，张口度良好，四肢肌张力良好。

（2）触：全身浅表淋巴结无肿大；气管位置居中；胸廓无畸形；躯干无皮下气肿；腹软。

（3）叩：右侧胸部叩诊为清音；左侧为手术部位及心脏部位，叩诊音为浊音；腹部叩诊，肝脏部位为实音，其他部位为鼓音。

（4）听：双肺呼吸音清，双肺未闻及干、湿啰音。

（5）嗅：无特殊异味。

☆☆☆☆

护士长：麻醉护士的术前访视与麻醉医生不同，麻醉医生注重对患者各系统功能状态，对麻醉的耐受能力进行评估，介绍术中可能发生的麻醉意外并进行麻醉知情同意书的签署，而麻醉护士更注重的健康宣教和指导，帮助患者和家属了解麻醉，关注患者家属的精神心理的变化，从心理和各方面做好充分的麻醉前准备。

主持人：现在我们到手术间，由责任护士给患者做麻醉前准备，并配合麻醉医生进行气管插管全身麻醉。责任护士根据医嘱选择合适的麻醉药物，备好降压药及急救药阿托品、麻黄碱等；物品准备：气管插管用物；备困难气道插管用物：可视光镜及纤维支气管镜；有创血压监测、深静脉穿刺置管物品；仪器准备：麻醉机、监护仪、微量输注泵、负压吸引装置、麻醉深度监测仪等。设备、物品、药品准备好后，向患者介绍查房目的，取得患者配合，检查手术室温度，核对患者身份，取平卧位，检查患者体型、外貌正常、牙齿无松动，头颈活动度良好。为患者实施心电监护，体温：36.1℃、脉搏：95次/分、呼吸：20次/分、血压：153/75mmHg。再次核对患者、查看病历，做好三方核对。然后配合麻醉医生实施麻醉诱导及行经口气管插管术，确定导管位置在气管后，连接好麻醉机，遵医嘱调好麻醉机参数，固定气管插管在患者的口角。继续配合医生行右侧颈内静脉穿刺置管，按医嘱输注补液和输注泵泵注麻醉药物；配合医生进行动脉穿刺置管及有创血压监测。协同手术医生及手术护士摆好手术体位，再次核对患者信息，监测患者生命体征，并完成相关麻醉记录。

主持人：接下来我们回示教室进行此次查房讨论。手术间麻醉的常规护理措施还有什么？

实习护士：

（1）患者术中需监测有创血压及中心静脉压，注意妥善固定动脉穿刺置管，防止脱出，肝素液使用加压输液袋加压，防反流堵塞，检测波形正常，压力传感器位置放置合理。

（2）术中长时间因手术单遮盖住患者头部无法吸痰，需定时监测气管导管气囊压力，防止口腔内分泌物流入下呼吸道。

（3）及时行动脉血气分析，监测酸碱平衡及水和电解质变化。

（4）遵医嘱调节麻醉机参数，适当过度通气，降低颅内压。

（5）根据医嘱合理控制血压，尽量使术野清晰，利于手术进行。

进修护士：

（1）设好手术间温度，术中注意躯体保温及输血输液加温，防止术后低体温。

（2）监测患者出入量，包括输液、输血、尿量、出血量。循环容量既要适应手术治疗的需要，又要能够耐受麻醉（外周血管扩张和心肌抑制）、手术及相关因素引起的机体应激反应变化。

☆ ☆ ☆ ☆

（3）术毕协助医生送患者转入 PACU，与接班人员做好术中麻醉情况交班，交代麻醉苏醒期注意事项。

高级责任护士：根据麻醉深度监测及时追加药物，防止麻醉变浅导致患者呛咳。术中严密监测生命体征，如发现心率、血压突然下降，或立即查明原因，暂停手术，待生命体征平稳后再进行。

主持人：经鼻 - 蝶窦 - 垂体腺瘤手术麻醉护理专科护理要点有哪些？

进修护士：

（1）手术部位在头部，术中牵拉易引起呼吸、循环的突然改变，术中需加强监测。

（2）防止呼吸机管道打折影响呼吸，经鼻入路微创手术，固定气管导管的位置在手术鼻腔的对侧口角，不影响手术医生的操作，妥善固定防止脱管。

（3）面部被手术单遮挡，应加强术中监测，手术结束后观察瞳孔的变化。

（4）开颅前应控制补液速度（甘露醇除外）。

（5）仔细观察出血量，做好输血的准备，特别注意观察尿量，警惕发生尿崩症。

护士长：经蝶窦手术的麻醉直接关系到手术视野良好的暴露，方便止血控制出血，有利于手术后早期及时观察患者的运动、视觉、眼外肌功能，我们要做好术中麻醉监测。

主持人：通过学习，我们掌握了垂体瘤手术的麻醉护理配合要点，现在请护士长点评和总结。

护士长：大家提到的护理措施很全面，我们的麻醉护理工作贯穿整个围手术期，在手术间麻醉护理的过程中，要提高我们发现和解决突发事件的应急能力，配合麻醉医生处理。

☆知识链接：适度的过度通气可以有效地降低颅内压，减少死亡率，对于患者的预后和恢复都有着重大的价值。但过度通气在临床上的应用须把握好适应证，在颅内压监测下应用。

11. 相关思维导图　垂体瘤手术手术间麻醉护理查房思维导图见图 7-1-4。

（四）AICU 护理查房：AICU 口腔颌面外科手术患者护理查房

查房前引言：口腔颌面肿瘤指发生于口腔内的恶性肿瘤，如舌癌、唇癌、牙龈癌和颌骨癌等，临床症状复杂多样，大部分患者以疼痛、进食困难等为主要表现。若未能及时发现并予以有效规范治疗，晚期肿瘤可发生远处转移，如颅内转移、肺部转移等，直接危及患者生命安全。因此，早发现、早治疗对改善口腔癌患者预后、提高生存率具有重要意义。目前，外科手术是临床治疗口腔癌的主要方法，通过切除肿瘤原发病灶，起到一定治疗效果。麻醉重症监测与治疗病房（AICU）是对术后危重症患者实施监护及救治的单元。与综合 ICU

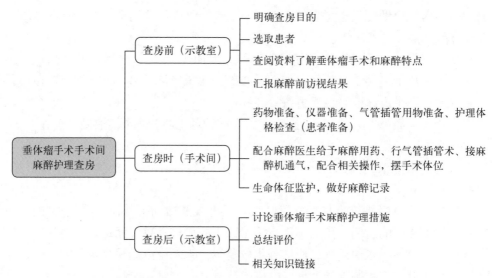

图 7-1-4 垂体瘤手术手术间麻醉护理查房思维导图

不同的是，AICU 主要收治手术及围麻醉期仍需呼吸和循环支持的重症患者。AICU 是患者由术后安全转至病房的安全屏障。AICU 的护理至关重要，为加强 AICU 护理的专科化和规范化，为此我们组织了本次口腔癌根治术后的 AICU 护理教学查房。

1. 查房主题　AICU 口腔癌根治术后患者的麻醉苏醒期护理。

2. 查房形式　护理教学查房（回顾性）。

3. 查房目标　通过本次护理查房，熟悉口腔癌的病因，明确口腔癌临床表现，掌握患者入 AICU 的护理要点。

4. 查房地点　AICU。

5. 主查人　责任护士。

6. 主持人　教学组长。

7. 参加人员　护士长、高级责任护士，初级护士、实习护士、进修护士。

8. 查房日期　20×× 年 ×× 月 × 日。

9. 查房时长　20min。

10. 查房内容　根据教学计划，此次教学查房，以一例口腔癌根治手术患者的个案，以案例启发的形式进行此次查房。

主持人：各位老师、同学们，大家早上好！口腔颌面肿瘤指发生于口腔内的恶性肿瘤，如舌癌、唇癌、牙龈癌和颌骨癌等。口腔颌面部恶性肿瘤占全身恶性肿瘤的 8.2%，主要采取手术治疗方式。目前，手术模式已从单纯切除局部病变组织发展为切除病灶同时采用各种类型组织皮瓣修复，提高了术后患者的生存质量。三分治疗，七分护理，做好口腔癌患者术后护理对患者的康复尤为

☆ ☆ ☆ ☆

重要。今天结合教学计划，组织此次教学查房，以一例口腔癌根治手术患者的个案，以案例启发的形式进行此次查房。查房前已经布置了思考问题及需要查阅的资料，下面我们一起学习相关知识。

主持人：哪位同学来阐述一下口腔癌的临床表现？

进修护士：口腔癌多发于舌缘、舌根、舌背。早期是以久经不愈的口腔溃疡为主，出现溃疡性肿块，基底浸润，触动明显。肿瘤如果侵犯舌外肌会导致舌运动受限出现说话、进食及吞咽发生障碍，晚期累及口底、下颌骨、舌骨及咽侧壁等结果。

主持人：皮瓣的定义及临床分类是什么？

初级护士：皮瓣由具有血液供应的皮肤及其附着的皮下脂肪组织所组成。临床上常用的皮瓣有①带蒂皮瓣：胸大肌皮瓣、胸锁乳突肌皮瓣、腭瓣、咽后壁瓣。②游离皮瓣：前臂皮瓣、股前外侧皮瓣。③复合组织瓣：腓骨肌皮瓣、髂骨肌皮瓣。口腔颌面部常用的皮瓣为前臂皮瓣：以桡动脉下段为基础股前外侧皮瓣。以股外侧动脉降支为轴，通过其股外侧肌皮动脉穿支或间隙皮支构成的一个皮瓣供区。

主持人：大家都认真复习了教材上的知识，大家对专科理论有没有进行查阅？口腔癌根治术手术患者一般使用什么麻醉方式及如何诱导？

初级护士：口腔癌根治手术麻醉的主要方式是气管内插管全身麻醉。我们常用的全身麻醉诱导方式有丙泊酚靶控诱导。

主持人：大家都有好好复习相关知识。下面我们对口腔科 8 床患者展开教学查房。首先我们请责任护士进行病史汇报。

责任护士：下面我将从以下几个方面进行患者的简要病例汇报。

（1）患者现病史：患者女性，57 岁，身高 163cm，体重 44kg。8 个月前无明显诱因发现右侧舌缘溃疡，发现时约 5mm×5mm，触压疼痛，门诊拟"右侧舌缘肿物"收治入院。自发病以来，患者精神状态一般，体力情况一般，食欲食量一般，睡眠情况一般，体重无明显变化，大、小便正常。无其他特殊。

（2）既往病史家族史：高血压；手术史：右侧颈部肿物切除术。

（3）主要辅助检查的阳性结果：暂无。口腔 CT 示右侧舌缘软组织密度影，边界欠清。

（4）麻醉前评估：ASA 分级 Ⅱ 级。

（5）手术情况：患者于 2022 年 11 月 4 日常规静脉麻醉复合吸入麻醉插管全麻下行右侧舌恶性肿瘤扩大切除术 + 右侧肩胛舌骨肌上颈淋巴清扫术 + 股前外侧皮瓣制备术 + 舌缺损远位组织瓣转移修复术 + 小动脉吻合术 + 舌再造术 + 气管切开术 + 复杂牙拔除术。术中患者病情稳定，手术顺利，无特殊。

（6）麻醉情况：麻醉诱导用药为丙泊酚 90mg、罗库溴铵 40mg、舒芬太尼

☆ ☆ ☆ ☆

20μg，经右鼻孔行气管插管（加强管，ID6.5），过程顺利，生命体征平稳。术中麻醉维持用药为丙泊酚 5mg/（kg•h），瑞芬太尼 0.2μg/（kg•h）持续静脉泵注。术中麻醉平稳，其余无特殊。

（7）AICU 期间患者病情介绍及治疗护理：患者于 2022 年 11 月 4 日 18 点 20 结束手术，手术结束后由麻醉医生、手术医生、手术室护士共同护送下转入 AICU 治疗。入室时持续静脉滴注复方氯化钠注射液 300ml 及琥珀酰明胶注射液 200ml；伤口敷料干燥固定，无渗液。入室后，麻醉医生与 AICU 医生、护士进行详细交接，护士按 AICU 常规护理对患者实施护理。

● 呼吸系统相关护理：入室后立即设置好呼吸机参数（潮气量、呼吸频率、氧浓度、吸呼比等）并根据患者的呼吸情况给予呼吸机辅助呼吸，妥善固定气管导管同时注意导管插入的深度，防止管道脱出。

● 循环系统（血压变化）相关护理：妥善连接监护导线，密切监测患者生命体征并保持平稳，持续有创动脉压、体温监测。准备好血管活性药物，以防血压变化时使用。

● 消化系统（恶心呕吐）相关护理：留置胃管通畅，引流液的颜色、性状及量均属正常。

● 神经系统（意识状态和活动度）相关护理：入 AICU 后观察患者的瞳孔及对光反射（瞳孔直径正常范围 2～5mm，对光反射灵敏）。

● 疼痛相关护理：该类手术疼痛指数大多为一级疼痛，根据手术情况准备镇痛药物，患者苏醒后询问患者术后对疼痛的主观感受，选择不同的镇痛方式。

交接后责任护士进行护理查体，查体结果：

● 视：皮肤完好，无压红，手术切口无肿胀，敷料干燥、整洁，引流管固定良好，引流液引流通畅呈暗红色，颈部左侧引流液约 20ml，右侧为 15ml。腿侧引流为 5ml。口腔皮瓣呈粉红色。

● 触：患者转入 AICU 后触摸患者切口周围皮肤，无肿胀。触摸皮肤及皮瓣温暖及毛细血管充盈。

● 叩：叩诊无异常。

● 听：听诊患者呼吸音无异常。

● 嗅：该患者无特殊气味。

主持人：目前患者存在的护理诊断有哪些？针对性护理措施有哪些？

责任护士：

（1）清理呼吸道无效：与呼吸道分泌物黏稠、排痰乏力有关，护理措施有①持续心电、血压、呼吸、血氧饱和度监测；②保持气管导管的固定，防止脱出，观察导管旁皮瓣的情况；③做好气管导管的湿化及氧气雾化吸入治疗；④及时清理口腔内渗液及分泌物，按需吸痰，严格注意无菌操作，持续低流量吸氧。

（2）潜在血管危象的风险：与术后血肿、感染有关，护理措施有①体位护理：为保证皮瓣的供血，需行肩部以上 72h 制动；患者头部两侧可使用沙袋进行制动固定，避免皮瓣血管蒂因头部移动受到牵拉或造成扭曲，引发血管危象。②术后注意保暖，室温保持 24 ～ 26℃为宜，避免冷热刺激。③遵医嘱使用镇静镇痛和改善微循环药物，如低分子右旋糖酐、罂粟碱等药物。④严密监测生命体征：术后 6h 内，每 30 分钟 1 次；6h 后，每小时 1 次，持续 5 ～ 7d。⑤血管危象及时探查，皮瓣动脉缺血可耐受 6h，静脉淤血仅能耐受 3h。

（3）高温：与手术有关，护理措施有①行物理降温，在额头，腹股沟等处放置冰块降温，遵医嘱使用相应的降温退热药物治疗；②与外科医生联系，急查血常规，根据感染指标使用合适敏感的抗生素治疗。

主持人：AICU 的护理目标是要让患者安全、无痛、舒适地从麻醉状态中迅速恢复到正常生理状态。目前患者麻醉未清醒，患者入 AICU 交接班应注意什么？

实习护士：患者进入 AICU 后，责任护士应遵医嘱根据患者的呼吸状态确认患者适宜的机械通气模式，容量控制呼吸双肺通气时，设定潮气量 6 ～ 8ml/kg，呼吸频率 12 ～ 14 次 / 分，监测气道的峰压宜＜ 20cmH$_2$O。确认气管导管位置合适。检查患者伤口敷料是否干燥清洁，有无渗血、渗液等，各种引流管是否妥善固定，引流液的量、性状等。加强患者生命体征的监护，重点要观察患者皮瓣的区域的颜色、质地、皮温等，如有异常，及时上报医生进行处理。还有供区的护理要注意局部的血液循环。

初级护士：还应对患者进行体温监测，初入 AIW 时，预防低体温的发生，注意保暖；该手术患者一般在术后 4 ～ 6h 后出现高热现象，我们要及时给予降温措施（冰袋冷敷、散热等），遵外科医嘱给予相应的抗生素及降温药物治疗，提高患者的舒适度。

高级责任护士：患者进入 AICU 交接之后常规遵医嘱给患者行动脉血气分析，监测患者的电解质及酸碱平衡并及时遵医嘱进行纠正。

主持人：这次查房大家都很认真，对口腔癌根治术后患者提出了我们平时临床工作应注意的细节，那么该类患者在拔管前后还需注意哪些问题？

进修护士：拔管前确保患者呼吸、肌力、意识等达到拔管指征，观察伤口敷料有无活动性出血，如有要及时通知手术医生。准备加压面罩和口鼻咽通气道，备好二次插管的药品及物品；拔管前应在深麻醉下清理呼吸道分泌物，确定具有拔管条件的患者，由 AICU 医生下达医嘱，护士在医生的指导下拔出气管导管。

初级护士：拔管后注意观察患者呼吸及意识，及时发现患者是否存在麻醉苏醒期并发症，做好非计划性二次插管的准备。

☆ ☆ ☆ ☆

高级责任护士：补充一下，在吸痰时一定要注意吸痰动作轻柔，最好在拔出气管导管前吸干净气道及口腔分泌物，注意避开口内伤口，同时避免呛咳。在拔管的同时要观察皮瓣的情况，如有异常及时通知手术医生进行查看。

主持人：患者在 AICU 达到出室指征后安返病房时有哪些注意事项？

责任护士：护送患者回病房前进行充分评估，汇总分析。

（1）确认患者呼吸道的保护反射恢复良好，有正常的呼吸节律和幅度；通气与氧合能力良好，吸空气的情况下，血氧饱和度维持在 92% 以上。

（2）神志清醒，定向能力恢复，能活动四肢，能完成指令性动作。

（3）生命体征平稳，血压、心率改变不超过术前静息值 20%。

（4）在麻醉苏醒期间使用镇静、镇痛药物后观察 30min 以上。

（5）无活动性出血及其他明显的麻醉并发症。

经 AICU 护士初步评估，报告 AICU 医生患者此时的情况，AICU 医生进行再评估确认，并开具转出医嘱，护士与患者沟通，安慰患者，告知患者恢复情况，必要时通知病房及家属，准备离开 AICU 转回原病房。转出时对检查护送床安全有效，并携带必要的监护设备或抢救设备，通知电梯，将护送患者返回原病房。

高级责任护士：在搬动和改变患者体位时，注意操作轻柔，头颈部予以合理制动，头部不能后仰及过度偏向一侧，以免过度牵拉对皮瓣存活造成影响。与病房护士详细交代患者当前情况，以及在 AICU 期间的病情及治疗、护理情况，交接文书病历。

主持人：如何观察移植皮瓣，以及如何做好皮瓣的护理？

责任护士：①温度观察。皮瓣移植后多有温度下降。使用皮温测量仪，测量皮瓣温度，并与健侧舌组织对比，不应低于健侧 $2.0 \sim 3.0℃$。②毛细血管充盈试验。用一根无菌棉签轻压皮瓣使之苍白，然后迅速移去棉签。正常情况下皮瓣在 $1 \sim 2s$ 内转红润。③针刺出血试验。以 7 号针头刺入皮瓣 5mm，并适当捻动针头，拔除后轻挤周围组织，见鲜红色血液流出，提示小动脉血供良好，反之，则提示动脉危象。

主持人：什么是血管危象，该如何预防？

实习护士：血管危象是指因吻合血管发生血流障碍，从而危及移植物成活，由于血管本身的问题而发生血管危象者，大多在术后 24h 之内。血管以外因素造成的血管危象，如水肿、感染、体位突变等则无一定规律。血管危象可分为动脉危象和静脉危象。

高级责任护士：血管危象的预防护理措施，在给予患者实施针对性的护理措施时已讲，不再赘述。

主持人：总结一下今天学到的知识，通过病例将口腔癌根治患者的 AICU 护理常规进行了梳理，包括患者的转入；麻醉苏醒期的监测、评估及护理；以及患者的转出前评估。最后，请护士长总结一下。

护士长点评：从本次的护理查房的总体情况来看，大家都做了充分的准备，针对患者提出了护理问题也比较全面有效，要将护理措施落实到位。本次的查房使低年资护士更加深入地学习了口腔癌的相关知识，为今后护理此类患者麻醉复苏做好了理论基础。扎实的理论知识支撑临床实践，希望同学们能将今天所学到的知识运用到临床实际当中，减少 AICU 不良事件的发生。

主持人：谢谢护士长的指导，我们这次的查房到此结束，谢谢同学们的积极参与。

11. 相关思维导图　口腔科手术患者术后 AICU 护理思维导图见图 7-1-5。

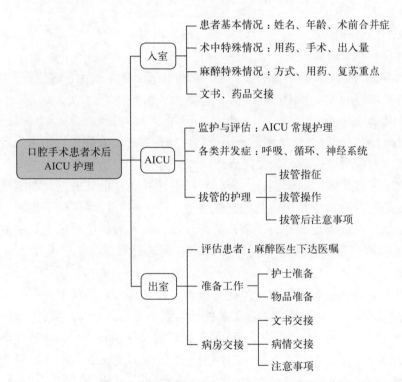

图 7-1-5　口腔科手术患者术后 AICU 护理思维导图

（五）AICU 肝癌手术患者护理查房

查房前引言：原发性肝癌是指发生在肝细胞和肝内胆管上皮细胞的癌，是我国常见的恶性肿瘤之一。肝癌流行于我国东南沿海地区，好发于 40 ～ 50 岁年龄段，男女比例约为 2：1。近年来发病率有增高趋势，年死亡率位居于我国恶性肿瘤的第二位。肝癌初期起病较为隐匿，一般在发现时多为中后期。手术治疗是肝癌患者的主要治疗方法，通过腹腔镜对患者的病变部分组织进行切除。肝是人类重要的脏器之一，肝部血管丰富，手术难度较高，术后生活质量

☆★☆☆

得不到保证。护理干预是临床重要的组成部分，具有改善患者负性情绪，提高患者生活质量，降低手术并发症的重要作用。常规护理干预缺乏针对性，AICU护理是临床中的重要的麻醉重症监护期间的护理，主张以患者为中心，改善患者在 AICU 期间的专科护理十分重要，我们组织一次关于腹腔镜肝癌根治术后，如何进行安全有效的 AICU 护理的教学查房。

1. 查房主题　腹腔镜下肝癌根治术患者的 AICU 护理。

2. 查房形式　护理教学查房。

3. 查房目标　通过该次护理查房，熟悉肝脏肿瘤的分型，掌握肝脏手术的病因，临床表现，重点掌握患者进 AICU 的护理要点。

4. 查房地点　AICU。

5. 主查人　责任护士。

6. 主持人　教学组长。

7. 参加人员　护士长、高级责任护士、初级护士、实习护士、进修护士。

8. 查房日期　20×× 年 10 月 24 日。

9. 查房时长　20min。

10. 查房内容　根据教学计划，本次查房以一例腹腔镜肝癌根治手术患者的个案，以案例启发的形式进行此次查房。

主持人：各位老师、同学们，大家好！原发性肝癌是指发生在肝细胞和肝内胆管上皮细胞的癌，是我国常见的恶性肿瘤之一，年死亡率位居于我国恶性肿瘤的第二位。三分治疗，七分护理，做好肝癌患者术后护理对患者的康复尤为重要。查房前已经布置了思考问题及需要查阅的资料，我们一起学习相关知识。肝癌的病理分型有哪些？

进修护士：肝癌按病理形态、肿瘤大小、生长方式可分为以下几种：按病理形态可分为巨块型、结节型和弥漫型。按肿瘤大小可将其分为四类：微小肝癌（直径＜2cm）、小肝癌（＞2cm，＜5cm）、大肝癌（＞5cm，＜10cm）、巨大肝癌（＞10cm）；按生长方式分为：浸润型、膨胀型、浸润膨胀混合型和弥漫型；根据癌细胞的分化程度可分为四级：Ⅰ级为高度分化；Ⅱ级、Ⅲ级为中度分化；Ⅳ级为低分化。

主持人：回答得很全面，哪位来阐述下肝癌的临床表现？

初级护士：早期缺乏特异性表现，晚期有局部和全身症状。

（1）症状：肝区疼痛为最常见和主要症状，约 50% 以上患者以此为首发症状，多为间歇性或者持续性钝痛或者刺痛。消化道及全身症状：常表现为食欲减退、腹胀、恶心、呕吐或者腹泻等。可有不明原因的持续性发热或者不规则发热，抗菌药物治疗无效。

（2）体征：肝大为中晚期肝癌的主要临床体征。肝进行性肿大、质地较硬、表面高低不平，有明显结节或肿块。晚期患者可出现黄疸或者腹水。

（3）其他：可有癌旁综合征的表现，如低血糖、红细胞增多症、高胆固醇血症及高钙血症。

主持人：大家都认真复习了教材上的知识，大家对专科理论有没有进行查阅？腹腔镜下肝癌根治术手术患者一般使用什么麻醉方式及如何诱导？

初级护士：腹腔镜下肝癌根治手术麻醉的主要方式是气管内插管全身麻醉。全身麻醉的诱导，有两种分类方式：①按照插管时是否保留自主呼吸分为快速诱导和慢诱导，快速诱导不保留自主呼吸，慢诱导保留自主呼吸；②按照诱导给药的途径，可以分为静脉麻醉诱导、吸入麻醉诱导或者复合麻醉诱导，静脉麻醉诱导即从静脉注射药物达到诱导，吸入麻醉诱导即在麻醉面罩下吸入一定浓度的吸入麻醉药达到诱导的目的，两种麻醉方式复合应用就称复合麻醉诱导。

诱导中所使用的药物有镇静药、镇痛药、肌松药、吸入麻醉药等，选用何种诱导方式和诱导药物主要是由麻醉医生根据患者的病情和对气管插管的困难程度、风险的评估，以及实施麻醉的麻醉医生的熟练程度及其所在的环境设备条件的限制等选择合适的诱导方式。

主持人：大家都有好好复习相关知识。下面我们对行腹腔镜下肝癌根治手术后转入 AICU 进行术后麻醉监护治疗患者展开教学查房。首先我们请责任护士进行病史汇报。

责任护士：下面我将从以下几个方面进行患者的简要病史汇报。

（1）现病史：这是一位肝胆科 56 岁的男性患者，王某，70kg。3d 前无诱因出现右上腹呈持续性疼痛，门诊拟"肝占位性病变"收治入院。患者既往有高血压病史，控制一般。自入院以来，患者精神状态一般，体力情况一般，食欲食量一般，睡眠情况一般，体重无明显变化，大小便正常。无其他特殊。

（2）主要辅助检查的阳性结果如下。

● CT 全腹平扫（上、中、下腹）：肝右叶 $S_{5/6}$ 不规则混杂低密度灶，突出于肝包膜外，可疑肿瘤性病变，原发性肝癌可能性大，考虑肿瘤破裂出血并肝包膜下血肿形成；腹腔、盆腔多发积血、积液；腹膜炎；肝硬化；胆囊结石；慢性胆囊炎。

● 胸部 X 线片显示：双侧肺部炎症。

（3）手术期间病情及麻醉用药简介：患者于 20×× 年 10 月 24 日 8:20 在急诊静脉麻醉复合吸入麻醉插管全身麻醉下行：剖腹探查、肝癌切除、胆囊切开取石、腹腔积血清除术。术中患者生命体征稳定，无特殊。ASA 分级 3 级。麻醉诱导用药：丙泊酚 150mg、舒芬太尼 25μg、罗库溴铵 60mg，90s 后行气管插管 7.5F。术中七氟醚以 2% 的浓度持续吸入以及丙泊酚 4 ～ 6mg/（kg·h）、瑞

★★☆☆

芬太尼 0.2μg/（kg·min）持续泵注维持麻醉深度，术中生命体征平稳，其余无特殊。

（4）AICU 期间患者病情介绍及治疗护理：患者 12：20 手术结束后转入AICU。入室时静脉继续滴注复方氯化钠注射液，引流管通畅且固定良好，引流液呈暗红色量约 100ml，伤口敷料干燥固定，无渗液。入室后，麻醉医生与AICU 医生及护士详细交接患者并实施 AICU 常规护理。

● 呼吸系统相关护理：入室后立即遵医嘱调好呼吸参数（潮气量、呼吸频率、氧浓度、吸呼比等）根据患者呼吸情况，给予呼吸机辅助呼吸，注意妥善固定气管导管同时观察导管插入的深度，防止管道脱出。

● 循环系统（血压变化）相关护理：妥善连接监护仪导线，密切监测生命体征维持平稳，持续有创动脉压、体温监测。根据血压的变化准备血管活性药物。

● 消化系统（恶心呕吐）相关护理：监护期间遵外科手术医生医嘱给予拉氧头孢钠冻干粉针进行抗感染治疗，奥美拉唑冻干粉针等保护胃，谷胱甘肽和异甘草酸镁注射液进行保护肝脏治疗。

● 神经系统（意识状态和活动度）：观察患者的瞳孔及对光反射（瞳孔直径正常范围 2～5mm，对光反射灵敏）。

● 疼痛护理：该类手术疼痛指数大多为一级疼痛，根据手术情况遵医嘱给予镇痛药物治疗。遵医嘱给予麻醉镇静药物瑞芬太尼、右美托咪定持续泵注。

交接后主查人进行护理查体，查体结果如下。

视：患者皮肤的颜色无压红，切口无肿胀，敷料干燥、整洁，引流管固定良好，引流通畅，引流液量约 100ml，颜色呈暗红色。

触：腹软，无握雪感。

叩：叩诊无异常。

听：听诊患者双侧肺部有少量湿啰音。

嗅：该患者无特殊气味。

主持人：我们已经了解患者的基本情况及手术麻醉治疗过程，目前患者麻醉状态，呼吸机辅助治疗，那么我想问问同学们目前患者的护理诊断与护理措施有哪些？

实习护士：患者存在气体交换受损：与肺部炎症有关。

护理措施包括：①密切观察患者生命体征，拔除气管插管后应立即予患者高流量呼吸机辅助呼吸，观察患者呼吸平稳，生命体征稳定后予患者持续低流量吸氧，同时给予患者血氧饱和度监测；②遵外科医生医嘱给予抗感染治疗；③根据患者病情的轻重准备紧急插管或者紧急气管切开所需要的耗材及药品。

进修护士：清理呼吸道无效：与呼吸道分泌物黏稠、排痰乏力有关。

　　护理措施包括：①雾化吸入已达到一个稀释痰液的目的，可遵嘱对患者进行雾化治疗，并按需吸痰；②密切观察患者生命体征，给予患者持续低流量吸氧；③严密观察患者口唇颜色和面部表情变化，做好抢救插管的准备。

　　高级责任护士：潜在活动性出血的风险与手术有关。

　　护理措施包括：①密切观察患者生命体征及生理指标，如果存在内出血，在短时间内，患者的心率和血压会出现短暂性的上升随后血压下降；同时注意患者的观察引流量及伤口敷料渗血量，以便确定是否有活动性出血，及时通知麻醉医生及手术医生进行处理。②观察出血的部位：出血量多少，及时做好记录，注意引流液的颜色，若呈鲜红色且引流液不断增加，则说明有内出血的可能。③及时与麻醉医生、手术医生沟通。同时做好抢救物品与药品的准备。④遵医嘱给予止血药物。联系血库进行配血做好输血准备。

　　初级护士：高温与术后感染有关。

　　护理措施包括：①行物理降温，在额头，腹股沟等处放置冰块降温，遵医嘱使用相应的降温退热药物治疗；②与外科医生联系，急查血常规，根据感染指标使用合适敏感的抗生素治疗。

　　主持人：手术结束后 AICU 的护理目标是要让患者安全、无痛、舒适地从麻醉状态中迅速恢复到正常生理状态。患者麻醉未清醒时，患者入 AICU 交接班应注意什么？

　　实习护士：患者进入 AICU 后，责任护士应遵医嘱根据患者的呼吸状态确认患者适宜的机械通气模式，容量控制呼吸双肺通气时，设定潮气量 6～8ml/kg，呼吸频率 12～14 次/分，监测气道的峰压宜 <20cmH$_2$O。确认气管导管位置合适。检查患者伤口敷料是否干燥、清洁，有无渗血渗液等，各种引流管是否妥善固定，引流液的量、性状等。加强患者生命体征特别是血压的监护，必要时行有创血压监测，患者术前有高血压因此要特别关注患者麻醉苏醒期间血压的变动，如有异常，及时上报医生进行处理；患者术前合并肺炎、肺不张等，故其痰液比较多，责任护士可在深麻醉状态下进行吸痰，动作轻柔，减少对患者气道的刺激，减小麻醉苏醒期间血压的波动，必要时可遵嘱镇静后再行吸痰等刺激操作。

　　初级护士：对患者进行体温监测，预防低体温的发生，及时给予保温措施（空气加温、液体加温或恒温毯等）可以加速麻醉药物的代谢，缩短麻醉苏醒时间，提高患者的舒适度。如患者发生寒战颤抖，可遵医嘱适量应用布托啡诺或曲马多静脉注射，用药期间需注意药物反应。

　　高级责任护士：患者进入 AICU 进行交接之后常规遵医嘱给患者行动脉血气分析，监测患者的电解质及酸碱平衡并及时进行纠正。

　　主持人：给大家提一个很关键的问题，如果患者拔出气管导管后由于疼痛

★★☆☆

而烦躁不安该如何处理?

初级护士:根据患者的生命体征的波动及主诉,用面部表情法评估患者的疼痛程度,运用心理护理及使用镇痛泵结合治疗。无法缓解患者的疼痛及时报告医生,遵医嘱使用镇痛药物治疗,尽量减少阿片类药物的使用,减少恶心呕吐的发生。

进修护士:患者如果在疼痛难忍时发生躁动,需注意保护好患者的安全,固定床档以及实施适当保护性约束(约束带将四肢进行约束),在约束的同时要保护好患者的皮肤,以免约束过度造成患者的压疮或者皮肤撕脱,同时还要注意约束肢体远端的血运情况。

主查人:对于这类患者,我们要注意以下几点:

(1)首先注意安全护理,防止意外事件发生。

(2)术后及时拔除气管导管,减少对患者的刺激。

(3)良好术后镇痛是解决术后烦躁及躁动的关键,必要时可适当镇静。

(4)麻醉后访视非常有必要,一般在术后72h内麻醉医生或麻醉访视团队对患者进行随访,重点对神经、呼吸、循环进行观察和检查,了解麻醉后医嘱执行和相关并发症情况,如遇到麻醉并发症应由主麻醉医生提出处理意见,随访至情况好转。

护士长:肝癌属于临床恶性肿瘤疾病之一,危害性较大,对患者的生命安全具有较大的威胁。手术切除为肝癌患者治疗的最佳措施之一,但是由于手术创伤大,术中会出现提拉肝脏、术后留置引流管等措施,引起相关的术后疼痛。术后镇痛不足,会延缓患者伤口愈合,以及对早活动、肠功能恢复均造成较大的影响,还可导致静脉血栓栓塞风险增加。多模式镇痛可大幅度地提升肝癌患者术后的舒适度,同时可有效缓解疼痛情况。

主持人:患者在AICU复苏出室护送病房后有哪些注意事项?

初级护士:在搬动患者前,应妥善保护好引流瓶和引流管,固定好各种输液管道防止脱管,在搬动和改变患者体位时,注意操作轻柔,与外科医生详细交代患者病情及在AICU期间的治疗及护理情况,交接文书病历。

主查人:主动告知陪床家属心电监护的意义及正确的数值,如有异常,及时与病房护士沟通进行处理。再次确认镇痛泵是否处于正常运行状态,告知患者及家属如何正确使用镇痛装置。

主持人:下面我们来总结一下今天学到的知识,我们通过病例将腹腔镜下肝癌根治患者的AICU护理常规进行了梳理。内容包括,患者的转入;麻醉苏醒期间的监测、评估及护理;以及患者的转出评估。我们需要对各个细节进行把关,保证患者安全平稳复苏。最后,请护士长总结一下。

护士长点评:从本次的护理查房的总体情况来看,大家都做了充分的准备,

☆ ☆ ☆ ⬚

针对患者提出了护理措施也比较全面有效，要将其落实到位。本次的查房使低年资护士更加深入全面地学习了肝脏肿瘤手术的相关知识，为今后护理此类患者做好了理论基础。扎实的理论知识支撑临床实践，希望同学们能将今天所学到的知识运用到临床实际当中，减少 AICU 不良事件的发生。

主带教：谢谢护士长的指导，我们这次的查房到此结束，谢谢同学们的积极参与。

11. 相关思维导图　肝胆科手术患者术后 AICU 护理思维导图见图 7-1-6。

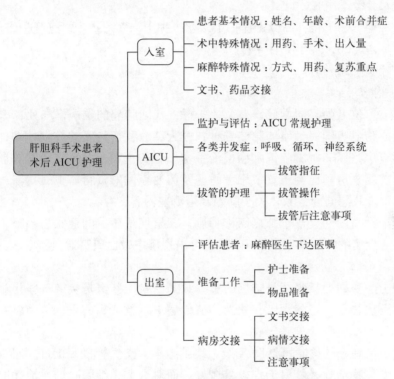

图 7-1-6　肝胆科手术患者术后 AICU 护理思维导图

（六）PACU 护理查房：胸腔镜肺癌根治术后患者护理查房

查房前引言：肺癌，是我国及全世界范围内发病率及死亡率较高的恶性肿瘤之一。研究指出，2015 年我国肺癌发病率和死亡率均居恶性肿瘤首位。其中，男性高于女性，城市高于农村。外科手术根治性切除是早期肺癌推荐的优选局部治疗方式，是提高患者生存时间的有效治疗手段，随着医学理念和外科技术的不断发展，胸科肺叶切除手术已由传统的开胸手术转变为胸腔镜模式，研究证实，胸腔镜等微创手术安全可行，可减少术中出血，降低术中应激反应，在外科技术可行且不牺牲肿瘤学原则等前提下推荐胸腔镜手术路径。由于外科肺癌手术患者较多，制定科学、合理的麻醉苏醒期流程十分重要，为此我们

✿✩✩✩

组织一次关于胸腔镜肺癌根治术后如何进行安全有效的麻醉苏醒期护理的教学查房。

1. **查房主题**　胸腔镜肺癌根治患者的麻醉苏醒期护理。

2. **查房形式**　护理教学查房（回顾性）。

3. **查房目标**　掌握胸腔镜肺癌根治患者的麻醉苏醒期护理要点。

4. **查房地点**　PACU。

5. **主查人**　责任护士。

6. **主持人**　教学组长。

7. **参加人员**　护士长、高级责任护士、初级护士、实习护士、进修护士。

8. **查房日期**　20××年6月4日。

9. **查房时长**　20min。

10. **查房内容**

主持人：各位老师、同学们，大家上午好！我国肺癌的发病率和死亡率逐年增高，已成为危害国民健康的第一癌种。今天结合我们科室的教学计划，组织此次教学查房，以一例胸腔镜肺癌根治手术患者的个案，以案例启发的形式进行此次查房。查房前已经布置了思考问题及需要查阅的资料，下面我们一起学习相关知识。我想问问大家，关于肺癌知道哪些内容？

实习护士：原发性支气管肺癌简称肺癌，其早期最多见的症状为咳嗽，常表现为无痰或少痰的阵发性刺激性干咳，还可出现痰中带血或咯血、喘鸣、胸痛、低热等症状。

进修护士：长期大量吸烟是肺癌的重要致病因素，其次是接触一些化学性和放射性的致癌物质，空气污染、饮食、遗传病史以及肺病病史也与肺癌的病因相关。

初级护士：肺癌的诊断可借助X线、痰细胞学、支气管镜等检查。对小细胞肺癌，化学药物治疗及放射治疗效果较好，而对于非小细胞肺癌，治疗原则以手术或争取手术为主，彻底切除癌肿和切除胸腔内有可能转移的淋巴结。目前胸腔镜等微创手术围手术期结果优于开胸手术，已在临床中广泛应用。

主持人：大家都认真复习了教材上的知识，不知大家对专科理论有没有进行查阅，我来问问大家，胸腔镜肺癌根治术手术患者一般使用什么麻醉方式？

初级护士：胸腔镜肺癌根治手术麻醉的主要方式是支气管内插管全身麻醉。此类手术麻醉需要应用肺隔离、单肺通气等技术为顺利开展胸内手术创造条件。

主持人：单肺通气技术大家了解多少？

高级责任护士：单肺通气技术是指胸科手术患者插入特殊的气管导管如单腔支气管导管、双腔支气管导管或者支气管阻塞导管只利用一侧肺（非手术侧）进行通气的方法。单肺通气的目的是使手术区域肺萎陷，在行胸腔镜手术时，不仅可以创造安静的手术野，还可以隔离双侧肺，防止病肺分泌物或脓血对健侧肺的污染，并减轻非切除部分肺的机械性损伤。

主持人：大家都有好好复习相关知识。下面我们对一例胸外科胸腔镜肺癌根治手术后的患者展开今天的教学查房。首先我们请责任护士进行患者的病史汇报。

责任护士：下面我将进行简要病史汇报。

（1）一般资料：患者张×，男性，66岁。因"反复咳嗽、胸痛1月余"入院。患者1个月前无明显诱因下出现咳嗽，咳少量黏痰，痰中偶尔带血，伴左侧胸痛，无畏寒、发热，无盗汗。门诊以"左上肺占位"入我院胸外科。患者有吸烟20余年，每日约10支，否认饮酒史。患者家庭和睦，经济情况可，无家族史，无过敏史。

（2）主要辅助检查的阳性结果：胸部正位片显示双肺纹理增多，左上肺尖后段混杂密度结节，考虑周围型肺癌可能；主动脉硬化。心电图显示窦性心动过缓，55次/分。实验室检查结果无明显异常。

（3）主要治疗过程：患者于20××年6月4日8:00在支气管插管全身麻醉下行"胸腔镜下左上肺癌根治术"，ASA分级2级。诱导前给予右美托咪定负荷剂量，1μg/kg，10min内静脉泵注。麻醉诱导用药：咪达唑仑0.1mg/kg，舒芬太尼0.4μg/kg，丙泊酚靶控输注3μg/ml，罗库溴铵1mg/kg。麻醉术中维持用药：七氟烷1%～3%，右美托咪定0.3μg/（kg·h），瑞芬太尼0.2μg/（kg·min），11：20使用苯磺顺阿曲库铵5mg，11:45使用舒芬太尼10μg。12：30手术结束，患者术中入量1800ml，出血110ml，尿量500ml，留置胸腔闭式引流管1条，留置尿管1条，术中生命体征平稳，无自主呼吸。带双腔支气管导管转入PACU。入室后为患者继续使用呼吸机进行呼吸支持，以及使用心电监护仪进行心电监护。麻醉医生针对患者的基本信息、诊断、术前合并症、手术名称、麻醉方式、麻醉维持用药、患者气道情况、术中特殊情况、过敏史，以及术后镇痛情况与PACU医生及责任护士进行交接。

交接后责任护士（主查人）进行护理查体，查体结果如下。

（1）视：体温36℃，脉搏52次/分，无自主呼吸，血压141/82mmHg；意识尚未恢复；切口敷料干净且固定良好；手术部位无肿胀；引流管引流通畅且固定良好；全身皮肤无压红、压疮。

（2）触：全身浅表淋巴结无肿大；气管位置居中；胸廓无畸形；躯干无皮下气肿；腹软。

（3）叩：右侧胸部叩诊为清音；左侧为手术部位及心脏部位，叩诊音为浊音；腹部叩诊，肝脏部位为实音，其他部位为鼓音。

（4）听：双肺呼吸音清，双肺未闻及干、湿啰音。

☆ ☆ ☆ ☆

（5）嗅：无特殊异味。

主查人：目前患者现存的主要护理问题如下。

（1）有非计划性脱管的风险。

（2）清理呼吸道无效。

（3）潜在并发症：有躁动、出血的风险。

针对患者现存的护理问题，已经进行的护理措施如下。

（1）妥善加固气管导管及尿管、伤口引流管。

（2）按需吸痰，清理气道内分泌物。

（3）妥善约束患者肢体及固定床档。

（4）掌握患者呼吸和循环功能情况及器官的灌注情况，密切观察患者切口有无渗血及引流液有无增多等情况。

主持人：从责任护士的病史汇报可知，患者老年男性，因"反复咳嗽、胸痛1月余"入院治疗，今日在支气管插管全身麻醉下行"胸腔镜下左上肺癌根治术"，常规麻醉诱导，麻醉过程顺利，带双腔支气管导管入PACU进行麻醉复苏。目前患者麻醉状态，呼吸机辅助治疗，接下来我们针对这个病例进行查房讨论。

手术结束后PACU的护理目标是要让患者安全、无痛、舒适地从麻醉状态中迅速恢复到正常生理状态。患者麻醉未清醒时，患者入PACU交接班应注意什么？

进修护士：为了保障患者安全及监护的连续性，麻醉医生应与PACU医生、护士做好详细交接，包括患者的一般情况、术前基础合并症、麻醉方式及麻醉中情况、手术方法及手术中的意外情况等。患者进入PACU后，PACU护士应根据医嘱为患者调节适宜的机械通气模式，根据医嘱设定潮气量为450ml，呼吸频率12次/分，监测气道的峰压宜<20cmH$_2$O。确认气管导管位置合适，此时不需要肺隔离，已将双腔支气管导管将小套囊放气。整理、固定伤口引流管、尿管，并查看有无打折及是否通畅。加强患者生命体征的监护，如有异常，及时上报医生进行处理，患者术前存在窦性心动过缓，发现患者心率变慢时，注意与术前进行对照。

实习护士：还应对患者进行体温监测，预防低体温的发生，及时给予保温措施可以加速麻醉药物的代谢，缩短麻醉苏醒时间，提高患者的舒适度。如患者发生寒战，可遵医嘱适量应用曲马多（1mg/kg），给药速度宜慢，注意观察用药后的反应。

高级责任护士：定期评估呼吸道是否通畅，及时清除呼吸道分泌物，保持呼吸道通畅。患者机械通气时间长，若患者长时间未苏醒，可进行动脉血气分析，监测患者的电解质及酸碱平衡并及时进行纠正。还应注意补液速度，速度为 20 ～ 40 滴 / 分，预防肺水肿的发生。

主持人：大家都提出了很多胸科手术患者麻醉苏醒期值得我们关注的细节，那么此患者在拔管前、拔管后应注意什么？

实习护士：拔管前，要确保患者在拔管后呼吸通畅；准备加压面罩和口鼻咽通气道，必要时备喉罩；拔管前应在一定麻醉深度下清理呼吸道分泌物，包括气管、支气管和口腔；带气管导管自主呼吸时，自主呼吸恢复平稳，呼吸频率 < 25 次 / 分，潮气量 > 8ml/kg。可遵医嘱适度进行药物拮抗治疗；拔管前吸氧，适度协助医生膨肺，促进肺复张。注意血流动力学稳定，无明显活动性出血，胸腔引流量 < 100ml/h。确定具有拔管条件的患者，由医生下达医嘱，PACU 护士在医生的指导下拔出气管导管。

初级护士：拔管后注意观察是否潜在呼吸道并发症，予以面罩或鼻导管吸氧，如患者已清醒，可鼓励患者深呼吸、咳嗽交替进行后面罩吸氧。

高级责任护士：补充一下，在吸痰时注意无菌操作，吸痰动作轻柔，既要吸净分泌物，又要防止患者剧烈咳嗽造成血管结扎线脱落。

进修护士：患者清醒后，及时与患者进行沟通，告知患者手术已顺利完成，对患者进行针对性心理护理，缓解患者的紧张等不适感，动态评估患者的疼痛评分，术后镇痛是体现人文关怀重要部分，术后多模式镇痛可以改善患者的呼吸功能，增加通气量，还有利于患者咳嗽、排痰，减少术后肺部并发症。研究指出，肺癌患者住院期间术后急性疼痛的有效控制可能有助于减少术后慢性疼痛的发生。遇到患者主诉疼痛，及时评估并上报医生，遵医嘱给予适量镇痛药物。

护士长：我们应注意查看患者是否已注射恶心呕吐的预防性用药，所有患者在围手术期均应接受术后恶心呕吐的预防措施，包括药物性和非药物性预防措施，这属于 A 级推荐证据，除遵医嘱给予止呕药物外，给予患者穴位刺激、围手术期经静脉补充液体法、芳香治疗等均可有效缓解术后恶心呕吐的发生。

责任护士：采用预见性护理，如无特殊，拔除气管导管后可予患者抬高床头 30°，有利于患者呼吸，减轻疼痛；患者清醒后告知手术成功，适当鼓励患者。研究表明，应用多模式镇痛等药理学方法预防减少麻醉并发症，并结合其他措施减少术后阿片类药物的使用，是 A 级推荐证据，可加速患者康复。

主持人：护送此患者回病房，应注意什么？

实习护士：护送患者回病房前进行充分评估，经 PACU 护士初步评估，报告麻醉医生患者此时的情况，麻醉医生再次确认，并开出转出医嘱，护士与患者沟通告知其准备转回病房。转出前检查护送床是否安全，并携带监护设备及抢救设备，通知电梯及配送工人，转运途中可监护患者的血氧饱和度，护送患者返回原病房。

☆★☆☆

进修护士：在搬动患者前，应妥善保护好引流瓶和引流管，胸腔闭式引流管应使用双钳对夹。在搬动和改变患者体位时，注意操作轻柔，避免纵隔摆动对生命体征的干扰。与病房护士详细交接患者病情及术中、术后的情况，交接双方共同完成病历中交接单的填写及签名。有镇痛装置的患者应再次确认是否正常运行，并教会家属及患者如何按压给药按钮。

主持人：我们已经学习了有关胸腔镜肺癌根治手术患者的麻醉复苏护理相关知识，大家对国内外进展有多少了解？

实习护士：针对此类患者，国内的最新研究发现胸腔镜下肺叶切除术后患者麻醉复苏早期适量饮水，是具有安全可行性，在 PACU 患者出现口渴，可适量饮水。在围手术期实施导尿管理策略也可减轻患者苏醒期躁动风险，增加患者舒适度。国外的研究发现，约 40% 接受卧位肺切除术的患者会出现肩痛，与手术持续时间和术前肩部僵硬有关，一般会在 4d 内消除，在 PACU 我们应与患者做好解释与沟通。

主持人总结：下面我们来总结一下今天学到的知识，我们通过病例将胸腔镜肺癌根治患者的麻醉复苏护理常规进行了梳理，内容包括，患者的转入、恢复期间的监测、护理评估、拔管及相关事项、患者的转出等。我们需要对各个细节进行把关，确保患者安全平稳地从麻醉中苏醒。最后，请护士长总结一下。

护士长点评：通过我们 PACU 护理人员的对患者严密观察和监护，快速识别患者术后并发症，协助医生进行正确的处理，使得患者安全、舒适地度过麻醉苏醒期。希望同学们能将今天所学到的知识运用到临床实际当中，为患者的快速康复保驾护航。

主持人：谢谢护士长的指导，我们这次的查房到此结束，下次查房的内容是分娩镇痛患者的护理要点，请同学们做好准备。谢谢同学们的积极参与。

11. 相关思维导图　胸腔镜肺癌根治术患者麻醉复苏护理常规见图 7-1-7。

（七）分娩镇痛的护理查房

查房前引言：分娩疼痛对于产妇而言，不仅是生理上的疼痛，还需要强大的心理承受能力，若产妇的心理应激反应过大，自身会出现心率加快、呼吸急促等情况，不利于分娩的顺利进行，严重者甚至会影响腹中胎儿的身心健康。无痛分娩，在医学上称为"分娩镇痛"，是使用各种方法使分娩时的疼痛减轻甚至消失的技术。分娩镇痛是在维护产妇及胎儿安全的原则下，通过正确用药，不影响子宫规律宫缩，但阻断宫缩时的痛觉神经传递，从而达到避免或减轻分娩疼痛的目的。可以让准妈妈不再经历疼痛的折磨，减少分娩时的恐惧和产后的疲惫，让她们在时间最长的第一产程得到休息，当宫口全开时，因积攒了体力有足够力气完成分娩。为了更好地了解分娩镇痛的过程和护理，为此我们组织一次关于分娩镇痛的教学查房。

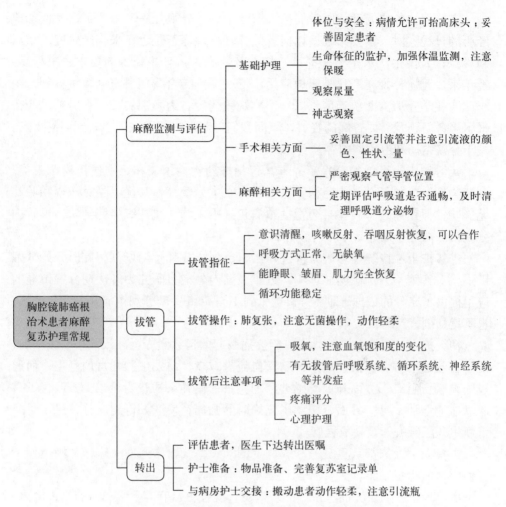

图 7-1-7 胸腔镜肺癌根治术患者麻醉复苏护理常规

1. 查房主题　分娩镇痛的护理。

2. 查房形式　护理教学查房（回顾性）。

3. 查房目标　掌握分娩镇痛的护理要点。

4. 查房地点　产房。

5. 主查人　责任护士。

6. 主持人　教学组长。

7. 参加人员　护士长、高级责任护士、初级护士、实习护士、进修护士。

8. 查房日期　20×× 年 8 月 4 日。

9. 查房时长　20min。

10. 查房内容

☆☆☆☆

主持人：各位老师、同学们，大家上午好！分娩几乎是每个正常女性都要经历的过程。对于产妇来说，如何有效减轻分娩痛苦是近年来临床研究的重点和难点，人民生活水平大幅提高，妇女及其家人对分娩技术的要求越来越高。近年来，无痛分娩在产科临床中应用广泛。今天结合我们科室的教学计划，组织此次教学查房。此次查房是以一例分娩镇痛患者为案例展开。查房前已经布置了思考问题及需要查阅的资料，下面我们一起学习相关知识。我想问问大家，关于分娩镇痛知道哪些内容？

实习护士：目前的分娩镇痛方法包括非药物性镇痛和药物性镇痛两大类。非药物性镇痛包括精神安慰法、呼吸法、水中分娩等，其优点是对产程和胎儿无影响，但镇痛效果较差；药物性镇痛包括吸入法、肌注镇痛药物法、椎管内分娩镇痛法等，镇痛效果相对较好。

进修护士：传统观念认为宫口开至 3cm 时，疼痛逐渐剧烈，此时开始分娩镇痛，对宫缩不会产生明显影响。近年来国内外诸多研究为潜伏期分娩镇痛的应用提供了充分的依据，即在宫口扩张到 1～3cm 实施分娩镇痛并不延长产程，也不增加剖宫产率。

初级护士：分娩镇痛的优点有因疼痛引起的情绪紧张可导致儿茶酚胺增加，使子宫收缩不协调，而引起子宫胎盘血流量减少，易发生胎儿宫内窘迫，而通过腰硬联合阻滞一方面降低交感神经的兴奋性使儿茶酚胺明显减少，改善子宫胎盘血流增加；另一方面，缓解了分娩时的剧痛，使产妇得到充分休息，可降低新生儿酸碱失衡及缺氧程度。

主持人：大家都认真复习了教材上的知识，我再来问问大家，分娩镇痛前我们应评估哪些方面呢？

实习护士：病史方面有产妇的现病史、既往史、麻醉手术史、药物过敏史、是否服用抗凝药物、合并症、并发症等。

主持人：分娩镇痛的体格检查有哪些方面呢？

初级护士：有基本生命体征，全身情况，是否存在困难气道，脊柱间隙是否异常，穿刺部位感染灶或占位性病变等禁忌证。

高级责任护士：相关实验检查方面有常规的血常规，凝血功能；存在合并症或异常情况者，进行相应的特殊实验室检查。

主持人：大家都有好好复习相关知识。下面我们对产科患者张×行分娩镇痛展开教学查房，首先我们请责任护士进行病史汇报。

责任护士：下面我将进行患者的简要病史汇报。

（1）一般资料：患者张×，女性，30 岁。患者因"停经 39$^+$ 周，不规则腹痛 2$^+$h"入院。患者平素月经规则，现停经 39$^+$ 周，下午 4：00 左右出现不规则镇痛，伴少量阴道见红，无阴道流水，自数胎动正常，门诊以"G1P1 孕 39$^+$ 周待产 LOA"入我院产科。患者妊娠早期早孕反应不剧烈，否认妊娠期病毒及放射性物质接触史，妊娠晚期无皮肤瘙痒，无下肢水肿，妊娠期建卡，定期产检，唐氏筛查无异常。既往史：无药物过敏史、无手术、无传染病史。个人史：14岁月经初潮，周期 7/30 量中，无痛经，白带正常。家族史：无高血压、糖尿病史、肿瘤遗传病史。

专科检查：①产检。宫高 32cm，腹围 92cm，头先露，已入盆，胎方位 LOA 位，胎心音 140 次 / 分，规则，触及不规律宫缩。②骨盆外测量。24-26-19-9，坐骨结节间径 9cm。③阴查。宫口未开，宫颈管未消，先露 - 3，胎膜存。

（2）主要辅助检查：① B 超。宫内晚期妊娠、单活胎、头位 BPD 9.3cm，FL71mm，羊水暗区 55mm，综合指数 100mm，胎盘 Ⅱ + 成熟，脐血流检查正常。②心电图。窦性心律，正常心电图；凝血功能正常。

（3）主要治疗过程：患者于 20×× 年 2 月 28 日 13：00 规律宫缩，于 17：00 在家属陪同下步入产房，入室后完善入室检查：胎心监测、动态血压监测、产程监测。18：30 患者自述宫缩疼痛逐渐加强，指检：宫口 2cm，VAS 评分 8 分，患者要求分娩镇痛。18：50 麻醉医生在麻醉科护士配合下行椎管内药物镇痛，穿刺过程顺利，硬膜管连接镇痛泵进行泵注，镇痛泵配方：罗哌卡因 100mg+ 舒芬太尼 70μg，总药量：140m，负荷量：8ml，每小时持续量：6ml，自控量：6ml，每小时限量：20ml，间隔时间：20min。整个过程中患者生命体征平稳，胎心胎动正常范围，镇痛泵运行良好。19:20 患者疼痛评分 3 分，主诉宫缩疼痛较前缓解，嘱产妇好好休息，肌力评估 4 级。22：10 产科医生行阴道检查：宫口开大 5cm，胎膜存。23：00 阴道检查：宫口 6cm，胎膜存，助产士协助患者排尿一次，主诉无不适，未出现下肢麻木感。0：10 阴道检查：宫口开大 10cm，先露 + 胎膜破，胎心正常范围，生命体征平稳，遵医嘱关闭镇痛泵。

主查人进行护理查体，查体结果如下。

视：体温 36.2℃；脉搏 80 次 / 分；血压 141/82mmHg；身高：158cm；体重：69kg；孕足月体态，发育正常，营养中等；神志清醒；皮肤无黄染；无其他阳性体征。外阴无瘢痕、无水肿、无静脉曲张；肛门无外痔。

触：全身浅表淋巴结无肿大；气管位置居中；胸廓无畸形；脊柱生理弯曲存；四肢活动可。

叩：胸部叩诊为清音。

听：双肺呼吸音清，双肺未闻及干、湿啰音。

嗅：无特殊异味。

主查人：目前患者现存的主要护理问题如下。

（1）疼痛：与规律且逐渐加强的宫缩有关。

（2）焦虑：与胎儿的安危及分娩结局有关。

（3）导管滑脱的风险：与硬膜外置管有关。

（4）尿潴留的风险：与硬膜外麻醉后，末梢神经感受度下降有关。

针对患者现存的护理问题，已经进行的护理措施有：

（1）教会患者运用呼吸法减轻疼痛，给患者讲解镇痛泵的功能和用法。

（2）耐心解答患者的问题，鼓励并安抚情绪，增强信心。

（3）固定好硬膜外导管，做好宣教，嘱患者翻身，幅度不宜过大。

（4）观察膀胱充盈情况，适时协助患者自行排尿，观察产妇的下肢是否有麻木感，肌力功能是否正常，若有异常，汇报医生，遵医嘱调整镇痛药物的用量。

主持人：从责任护士的病史汇报可知，患者因"停经 39$^+$ 周，不规则腹痛 2$^+$h"入院，在家属陪同下步入产房。18：30 因宫缩逐渐加强，疼痛难忍，自己要求无痛分娩。18：50 麻醉医生行椎管内药物镇痛，硬膜外管连接镇痛泵，行分娩镇痛术。过程顺利，胎心胎动正常范围，生命体征平稳，硬膜外管固定良好，镇痛泵运行良好，患者自述疼痛有所缓解，0：10 患者宫口全开。

在这个过程中，我们再来复习一下产程的有关知识。

进修护士：目前，临床将分娩的全过程分为以下 3 个产程：第一产程，即指宫口扩张期；第二产程，即胎儿娩出期；第三产程，即胎盘娩出期。

实习护士：第一产程可分为潜伏期和活跃期：潜伏期是宫颈口缓慢扩张的初期阶段，正常情况下，这一阶段初产妇不能超过 20h，经产妇不超过 14h；活跃期是宫颈口的扩张速度加快，也就是从宫口开大 4～6cm 就进入了活跃期，直至宫颈口完全开全；第二产程初产妇需要 1～2h，经产妇不超过 1h；第三产程需 5～15min，最多不超过 30min。

高级责任护士：分娩是取决于产力、产道及胎儿三方面的因素，三因素中有任何一个不正常或三个因素之间不协调都会造成分娩时产程的过长。

主持人：大家都回答得很好，那么患者在分娩镇痛过程中应注意什么？

实习护士：注意宫缩频率和强度，舒芬太尼和罗哌卡因两者联合应用，具有麻醉和镇痛的双重作用，有利于宫颈松弛，使宫口扩张加快，而宫缩频率、强度也会随之减弱甚至消失。这时麻醉医生要根据宫缩情况来调节镇痛药入量，助产士应守候在产妇身边用手触摸产妇腹部，观察患者宫缩情况，及时发现强直性宫缩，避免发生意外。

初级护士：严密观察生命体征，特别是血压、心率的变化。硬膜外麻醉后，由于受阻滞节段血管扩张，回心血量减少，加之由于妊娠时硬膜外腔变小，经硬膜外腔注入一定量的局部麻醉药，可引起阻滞平面过广现象，出现心指数、每搏指数、射血分数减少，表现为血压下降、心率加快，同时伴有恶心呕吐等症状。故在进行分娩镇痛过程中，应严密监测血压、脉搏及呼吸，并嘱患者左侧卧位，吸氧，发现异常情况，立即报告医生，采取紧急措施处理。

高级责任护士：分娩全程应连续行胎心电子监护观察产妇胎儿的心率，注意两个时间段的胎心变化，一是在分娩过程中应严密观察胎儿心率，在开始镇痛前，镇痛后 5min、10min、15min、30min、其后每小时监测胎心；二是缩宫素使用后，当胎心小于 120 次 / 分或大于 160 次 / 分，助产士帮助产妇取左侧卧位并吸氧，同时报告医生。

护士长：分娩镇痛能够有效减轻产妇疼痛，而积极、有效的综合护理干预有助于提升产妇分娩信心，减少并发症，满足产妇心理需求，可以让产妇享受分娩过程，感悟做母亲的喜悦与快乐。在这个过程中我们应配合麻醉医生，严密观察患者的生命体征和胎心率，评估患者的疼痛，发现异常情况及时评估并上报医生。

进修护士：现在一般采用 VSA 评分即疼痛视觉模拟评分法评估疼痛程度评级标准：①轻度疼痛：评分为 1 ～ 3 分，有疼痛但可忍受，生活及工作正常，不影响睡眠。②中度疼痛：评分为 4 ～ 6 分，疼痛明显，不能忍受，要求使用镇痛药物治疗，影响工作，不影响生活。③重度疼痛：评分为 7 ～ 10 分，疼痛剧烈，需使用镇痛药，影响工作及生活。因此我们在产妇的分娩中严密观察、及时评估，并报告医生。

主持人：我们再来补充一下分娩镇痛后应注意什么？

责任护士：我们应固定好硬膜外导管，避免导管打折或受压，调整好导管位置，避免导管受压影响镇痛泵药的进入；密切观察产妇分娩镇痛期间的生命体征、宫缩情况及镇痛效果，产妇分娩结束离开产房前，协助麻醉医生进行镇痛评分；产妇分娩后协助麻醉医生拔除硬膜外导管，并注意穿刺点的保护，用无菌敷料覆盖针眼，防止感染。

进修护士：在分娩后可能出现各种并发症，其中尿潴留是常见的问题，该并发症出现的原因为麻醉造成膀胱长时间处于麻痹状态，造成长期无法建立排尿反射，膀胱肌肉不能及时进行有效的锻炼和维持，肌肉的收缩和舒张功能进一步降低，造成尿潴留的发生，注意观察膀胱充盈情况，发现膀胱充盈，要鼓励产妇排尿或及时行导尿术给予解除，以免阻碍胎头下降，影响产程进展。

初级护士：产时发热是临床上分娩镇痛产妇的常见疾病，是指产妇在生产过程中体温≥ 37.5℃，发生率为 1.6% ～ 14.6%，根据文献和临床观察，产妇发热可能与产妇的胎膜早破情况、硬膜外麻醉药物、胎膜早破时间、羊水污染有一定相关性，助产士可协助物理降温，遵医嘱用药物降温等。

主持人：我们已经学习了有关分娩镇痛并发症的相关知识，不知道大家对

☆☆☆☆

患者自控镇痛（PCA）装置的健康宣教有多少了解？

初级护士：告知家属及患者要妥善放置 PCA 装置，确保患者及家属使用方便，告知患者翻身及起床的动作幅度不宜过大，以免牵扯出硬膜外管；PCA 装置参数由麻醉医生设定好，家属或家属严禁调制 PCA 装置参数，告知患者自觉有中度疼痛或疼痛达到 4 分以上，可自行按压一次自控快注按钮，告知患者自行按压钮是有锁定时间的；告知患者在镇痛期间我们会有专业护士进行镇痛随访，进行疼痛评估，以及反馈给医生；在 PCA 装置使用结束后，我们会将 PCA 装置收回。

高级责任护士：由于患者个体差异的原因每一位患者对于 PCA 患者治疗反应都会不一样，副作用可能也不同。其中恶心呕吐是最常见的副作用，告知患者若恶心呕吐严重，应及时告知病房护士，联系麻醉医生或主管医生处理，必要时停置 PCA 装置。最严重的副作用有呼吸困难，若患者出现过度镇静，出现长时间嗜睡、呼吸频率减少等，应立即告知医生或护士。其他的副作用还有皮肤瘙痒、头晕等。

主持人：我们已经学习了有关分娩镇痛的相关知识，大家对国内外进展有多少了解？

实习护士：有关文献报道西方发达国家分娩镇痛率达 80% 以上，早在 20 世纪 70 年代英国分娩镇痛率已达 98%，我国的平均分娩镇痛率仅有 1%。最近 20 年我国引入无痛分娩，各地报道不一，公开资料显示仍不足 10%。2016 年我国姚尚龙教授发起"快乐产房　舒适分娩"项目，在国家卫健委的支持下有 233 家医院参与，使其分娩镇痛率增加了 15%。2017 年 3 月胡灵群教授发起的大型公益活动"无痛分娩中国行"，积极推进了我国无痛分娩的普及。

主持人总结：下面我们来总结一下今天学到的知识，我们通过病例将无痛分娩护理常规进行了梳理，包括患者分娩镇痛知识的介绍，分娩时间的监测、评估及护理，PCA 装置的健康宣教。我们需要对各个细节进行把关，保证产妇安全无痛分娩。最后，请护士长总结一下。

护士长点评：通过我们麻醉医生和护士的严密观察和监测，严密观察患者的生命体征，协助医生进行正确的处理，保证患者分娩期间的安全与舒适。希望同学们能将今天所学到的知识运用到临床实际当中，减少无痛分娩不良事件的发生。

主持人：谢谢护士长的指导，我们这次的查房到此结束，下次查房的内容是骨科患者术后镇痛的护理，请同学们做好准备。

11. 相关思维导图　分娩镇痛的护理查房思维导图（图 7-1-8）。

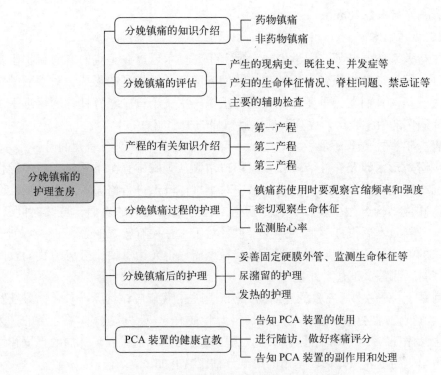

图 7-1-8 分娩镇痛的护理查房思维导图

（八）术后镇痛护理：骨科患者术后镇痛护理查房

查房前引言：术后疼痛发生快、程度剧烈，机体会产生严重应激反应，同时伴随一系列心理及生理症状，若不能得到及时、有效处理，可严重影响患者术后恢复，降低满意度，并且极有可能导致术后慢性疼痛的形成。有效的术后镇痛及规范化疼痛护理管理，提高护理人员对疼痛的重视，对患者的术后康复有促进作用，提高护理质量的同时节约医疗成本。术后疼痛是我们麻醉科护士持续关注的问题，参与患者术后镇痛护理是我们麻醉科延续护理的形式，对术后镇痛的相关知识对我们尤为重要。

1. 查房主题　一例青少年脊柱侧弯矫形术手术后患者疼痛的镇痛护理。

2. 查房形式　护理教学查房（回顾性）。

3. 查房目标　掌握骨科手术患者术后镇痛麻醉护理要点。

4. 查房地点　示教室。

5. 主查人　责任护士。

6. 主持人　教学组长。

7. 参加人员　护士长、高级责任护士、初级护士、专科护士、实习护士、进修护士。

8. 查房日期　20××年6月4日。

☆☆☆☆

9. 查房时长　20min。

10. 查房内容

主持人：各位老师、同学们，大家上午好！术后疼痛是我们麻醉科护士持续关注的问题，参与患者术后镇痛是我们麻醉科延续护理的形式，对术后镇痛的相关知识对我们尤为重要，现在我们组织一次关于青少年脊柱侧弯矫形手术后疼痛病例的教学查房，提高我们术后镇痛的护理能力。

青少年脊柱侧弯矫形手术，是青少年的骨科手术中创伤最大的骨科手术，脊柱侧弯矫形术涉及脊柱节段较多，切口常需从上胸椎直至下腰椎，手术操作复杂、组织创伤大、手术时间长，术中对半椎体畸形进行修整，矫正畸形必会对椎旁相应结构产生牵拉，患者术后通常伴有较难控制的疼痛，持续时间长，而且容易导致术后慢性疼痛。青少年患者对手术往往有较强的恐惧感，对创伤性带来的疼痛反应更为剧烈，消除或减轻疼痛显得尤为重要。查房前我们查阅相关资料，回答以下几个问题：

问题 1　评估术后患者的疼痛的方法有哪些，我们应该选哪一种评估方法？

实习护士：世界卫生组织将疼痛确定为继血压、呼吸、脉搏、体温之后的"第五大生命体征"，我们术后患者护理查房更是对疼痛评估重视，疼痛的强度和性质可用相应的量表来评估，常用的单维评估工具有如下。

（1）数字评分法（numeric rating scale，NRS），用 0 ~ 10 数字的刻度标示出不同程度的疼痛强度等级 "0" 为无痛，"10" 为最剧烈疼痛。

（2）口述分级评分法（verbal rating scale，VRS）或词语描述量表（verbal descriptor scale，VDS），将描绘疼痛强度词汇轻度、中度、重度、极重度通过口述表达从无痛到最重，适用于临床简单地定量测评疼痛强度及观察疗效。

（3）视觉模拟评分法（visual analogue scale，VAS），用一把长 10cm 长的标尺，一端标示 "无痛"，另一端标示 "最剧烈的疼痛"，患者根据疼痛的强度标定相应的位置。

（4）面部表情疼痛量表（faces pain scale，FPS），用 6 种不同的面部表情从 "微笑" 至 "哭泣" 来表达疼痛程度，较直观，易于理解，适合于任何年龄，临床上可用数种工具联合应用和记录。

疼痛性质的评估：疼痛按病理生理学机制主要分为伤害感受性疼痛与神经病理性疼痛，神经病理性疼痛临床表现复杂多样，通常需要用特殊量表进行诊断。常用的神经病理性疼痛评估量表有 ID pain、LANSS（Leeds assessment of neuropathic symptoms and signs）、NPQ（neuropathic pain questionnaire）、DN4（douleur neuropathiqueen 4 questions）。多维疼痛评估工具，可对疼痛体验的组成部分，如疼痛性质、对日常生活影响等内容进行评估，在临床和科研中应用较广泛的有 McGill 疼痛问卷（McGill Pain Questionnaire，MPQ）、简式 McGill

疼痛问卷（short-form of McGill pain questionnaire，SF-MPQ）和简明疼痛评估量表（brief pian inventory，BPI），简式 McGill 疼痛问卷适用于更短时间内对复杂疼痛病例进行评估，是临床应用较为广泛的一种。我们这次查房可用这个问卷全面评估患者的疼痛，从而制定出更合理的护理措施。下面我们来回顾和学习一下简式 McGill 疼痛问卷（表 7-1-4）。

表 7-1-4　简式 McGill 疼痛问卷（SF-MPQ）

1. 疼痛分级指数的评定	疼痛程度			
疼痛性质	无	轻	中	重
A. 感觉项				
跳痛	0	1	2	3
刺痛	0	1	2	3
刀割痛	0	1	2	3
锐痛	0	1	2	3
痉挛牵扯痛	0	1	2	3
绞痛	0	1	2	3
热灼痛	0	1	2	3
持续固定痛	0	1	2	3
胀痛	0	1	2	3
触痛	0	1	2	3
撕裂痛	0	1	2	3
B. 情感项				
软弱无力	0	1	2	3
厌烦	0	1	2	3
害怕	0	1	2	3
受罪、惩罚感	0	1	2	3
感觉项总分 _____　　　　情感项总分 _____				
2. 视觉模拟定级（visual analogous scale，VAS）评定法 无痛（0mm）　　　　　　　　　　　　　剧痛（100mm）				
3. 现有痛强度评定（present pain intensity，PPI） 0—无痛　　　　1—轻度不适 2—不适　　　　3—难受 4—可怕的痛　　5—极为痛苦				
评定结果： 疼痛分级指数 _____、视觉模拟评定级数 _____、现有强度痛分级 _____ 评定医生 _____　　　　　　评定日期 _____				

☆ ☆ ☆ ☆

主持人：问题 2　术后疼痛对患者的危害有哪些？

进修护士：术后疼痛是机体受到手术伤害刺激（组织损伤）后的一种反应，包括生理、心理和行为上的一系列表现。术后疼痛及其应激反应，给机体多个方面带来不良反应，直接影响术后康复。

（1）呼吸系统：由于恐惧疼痛，不愿咳嗽和活动，可导致排痰不利，容易发生肺部感染和肺不张。

（2）心血管系统：由于严重疼痛可使血压升高、心率增快，对于患有心脏病的患者，可使心肌耗氧量增加，有可能加重心肌缺血。

（3）消化系统：疼痛使胃肠系统和泌尿系统蠕动减弱，导致肠麻痹或尿潴留，也可引起恶心和呕吐。

（4）凝血系统：术后患者的血液处于高凝状态。术后强烈疼痛会加重此高凝状态，易发生术后血栓。

（5）免疫系统：强烈的疼痛刺激对患者的免疫系统有一定的抑制作用，是创伤后容易感染的原因之一。

（6）精神心理：对急性疼痛的最常见反应是焦虑和睡眠不良，长期疼痛还会产生抑郁。

（7）远期影响：未积极治疗的术后疼痛可增加术后慢性疼痛的发生率。

主持人：问题 3　术后的镇痛方法有哪些？

初级护士：术后镇痛可以消除或减轻痛苦和不适，消除这些不良反应，减少并发症，促进术后康复，提高术后生活质量，麻醉医生会根据患者不同的情况采用不同的镇痛方式，我们常用的术后镇痛方法有：①硬膜外镇痛；②静脉镇痛；③皮下镇痛；④口服镇痛；⑤肌内注射；⑥局部浸润；⑦超声引导下神经、肌筋膜阻滞。

主持人：问题 4　在镇痛护理中我们要注意什么问题？

实习护士：在术后镇痛护理中，我们要注意以下几点，发现问题及时联系医生处理。

（1）疼痛效果的评估：评估静息和运动疼痛，运动时疼痛减轻才能保证患者术后躯体功能的最大恢复，在疼痛未稳定控制时，反复评估每次药物治疗或方法干预后的效果。

（2）硬膜外术后镇痛的常见并发症：感染、导管折断或残留体内、神经损伤、硬膜外血肿等。

（3）因药物镇痛而发生的副反应：呼吸抑制、恶心呕吐、尿潴留、皮肤瘙痒、压疮、低血压与心动过缓、局麻药的毒性反应、广泛的运动神经阻滞、NSAID药物的不良反应等。

主持人：我们理清了以上的问题，现在来听一下责任护士汇报患者的病史及手术情况。

责任护士：患者付 ××，女性，15 岁，3 年前被家人发现双肩不等高右侧背部增高，脊柱侧凸畸形，门诊以"脊柱侧弯"收入脊柱外科。身高 128cm，坐高 64cm，左肩较右肩低，脊柱呈"C"形弯曲，胸段呈右侧弯曲，腰段呈左侧弯曲，胸椎后凸减弱，腰椎生理前凸减弱，剃刀背明显，背右侧胸廓较左侧高约 4cm，颈 7 下垂线在臀裂右侧 3cm 处，全脊柱各棘突无压痛、叩击痛。胸腰椎 CT 提示：胸椎 T_9 中心右侧凸，Cobb 角 101°，腰椎左侧凸，Cobb 角 50°，下段胸椎及腰椎稍旋转。胸椎 MRI 平扫、腰（骶）MRI 平扫为脊柱侧弯畸形，未见明显椎间盘突出、膨出及硬膜囊受压。检查心彩超（含心功能）报告为先天性心脏病，房间隔缺损（中央型 + 下腔型），右肺动脉内血流速度加快，轻度三尖瓣、肺动脉瓣反流，轻度肺动脉高压。

入院后行颅骨 + 双下肢牵引术 1 个月后，在全身麻醉下行脊柱融合一期手术，胸腰椎后路：$T_3 \sim L_3$ 椎弓根钉内固定术，1 周后在全身麻醉下行二期手术，腰椎后路：$T_4 \sim L_3$ 椎弓根螺钉内固定、后路椎板间截骨矫形、侧弯矫形、植骨融合术。手术历时 8h，手术过程顺利，出血 500ml，术中输注同型红细胞 2U，术后留置静脉镇痛泵入 PACU 复苏，苏醒后患者自述伤口疼痛，较难忍受，给予舒芬太尼 5μg 静脉注射，观察 30min 后转回病房，与病房护士做好交接班，给患者家属做好健康宣教。现为术后第 1 天，查患者检验结果血红蛋白 108g/L，白蛋白 27.2g/L，其余结果基本正常。

患者目前的镇痛方案：患者术后持续静脉自控镇痛泵镇痛，长期医嘱每 12 小时帕瑞昔布钠 40mg 静脉注射，必要时盐酸哌替啶 50mg 肌内注射，患者有头晕症状，无恶心呕吐等药物不良反应。用 FS-MPQ 对患者背部术区伤口疼痛进行全面评估，患者感觉中度的痉挛牵扯痛、持续固定痛、胀痛，当前感到重度的软弱无力和中度的害怕感；用 VAS 评估患者的疼痛强度，患者指在 5 ~ 6mm 处；现有强度评定为难受。

主持人：我们了解了患者的病史，现在我们带上准备好的物品到患者的床旁进行护理体查，并对患者进行疼痛评估。

责任护士：与患者病区护士取得联系，同病区责任护士了解患者的病情并取得协助，到床旁问候患者及家属解释查房的目的，取得患者的配合。在保护患者的隐私的环境下对患者进行查体。

主查人在病区责任护士的协助下进行护理查体，查体结果如下。

（1）视：患者卧床，活动受限，体形消瘦，胸廓畸形；体温 36.1℃，脉搏 93 次 / 分，呼吸 21 次 / 分，血压 92/68mmHg，SpO_2 100%。切口敷料干净且固定良好，伤口引流管引流通畅且固定良好，引流瓶约 380ml 血性液；全身皮肤无压红、压疮。

☆☆☆☆

（2）触：全身浅表淋巴结无肿大；气管位置居中；腹软。

（3）叩：右侧胸部叩诊为清音；左侧为手术部位及心脏部位，叩诊音为浊音；腹部叩诊，肝脏部位为实音，其他部位为鼓音。

（4）听：双肺呼吸音清，双肺未闻及干、湿啰音。

（5）嗅：无特殊异味。

协助患者舒适体位，整理床单位，返回示教室讨论，制定护理对策。

主持人：根据患者的病史汇报、体格检查和疼痛评估，请大家提出相关护理问题及护理措施。

实习护士：术区伤口疼痛是患者现在最为主要的护理诊断，针对这个问题我们可以采用以下护理措施：

（1）患者的术后镇痛需要多学科管理，由麻醉科医生、外科医生、PACU护士、病房护士组成团队协同开展，组织疼痛查房，负责相关会诊和急症处理，持续改善镇痛方案，护士进行疼痛评估和副作用评估，及时汇报医生并处理。

（2）患者卧床，害怕疼痛，活动困难，指导患者活动前可提前按压镇痛泵加药按钮。由专业护士协助患者取得患者舒适卧位，学习疼痛应对技巧，避免引起疼痛加剧。

进修护士：根据患者的年龄和喜好选择非药物镇痛疗法，如听音乐、观看视频分散注意力，青少年患者具有良好的想象力，可采用意象法中积极有效的部分来缓解疼痛。让家属一起参与，如给予肢体的按摩，增加身体的舒适，共同回忆和憧憬身体健康的美好快乐的时光获得愉悦的感受等。

初级护士：还应注意增加患者的营养，患者停留鼻胃肠管，可适当增加肠内营养，促进胃肠道功能的恢复，同时输注肠外营养和白蛋白，增加患者的体力和促进伤口愈合。

高级责任护士：

（1）脊柱侧弯是脊柱在三维空间中最常见的畸形异常，对胸廓及肺功能有直接影响，当科布（Cobb）角为50°～60°时，患者的肺功能异常可以被检测到，并且肺功能的异常表现为限制性通气功能障碍，而当Cobb角大于90°时患者大多时候会出现心肺功能的衰竭。此患者Cobb角101°，并伴有先天性心脏病，用药物镇痛时一定要严密观察患者的生命体征。

（2）注意患者活动性疼痛的评估，减少活动性疼痛，可提高术后疼痛管理质量，鼓励患者积极肢体锻炼及锻炼肺功能，指导患者做缩唇呼吸，咳嗽、咳痰能力训练，通气训练等，预防肺部并发症的发生。

（3）患者脊柱畸形使器官长期受压，引起食欲减退、消化不良，进而营养不良引发低蛋白血症，并伴有贫血，应及时补充血容量、蛋白质，促进伤口愈合。

☆ ☆ ☆ ☆

专科护士：通过 SF-MPQ 情感项评分，患者还有一个重要护理诊断是焦虑，做好心理护理对减轻患者术后疼痛和焦虑有重要意义，针对患者的心理特征采取相应的临床护理干预。

（1）听取患者的主观感受，耐心向患者及家属介绍疾病的知识及讲解相似成功案例，帮助患者正确对待疾病，稳定情绪，提升治疗的信心和对医护的信任度。

（2）给患者良好的治疗环境，操作时保护好患者的隐私，向患者耐心解释操作的目的和意义，取得信任和配合。

（3）根据患者具体的体质状况和恢复状况给予运动锻炼指导，同时协助患者进行锻炼，提升患者的安全感和康复的信心。

护士长补充：青少年心理承受能力差，对疾病与手术知识缺乏了解，担忧术后是否能恢复正常，研究表明心理护理联合疼痛护理能够有效减轻患者术后疼痛。

主持人：我们已经学习了有关骨科手术患者术后镇痛的相关知识，大家对国内外进展有多少了解？

实习护士：术后镇痛采用两种及以上的药物和方法，才能达到理想镇痛的效果，多模式镇痛就是联合应用不同镇痛技术或作用机制不同的镇痛药，作用于疼痛传导通路的不同靶点，发挥镇痛的相加或协同作用，由于每种药物的剂量减少，副作用也相应减轻，从而达到最大的效应和最小的不良反应，已经在术后镇痛中广泛应用。

专科护士：术后疼痛与整个围手术期相关，"围手术期镇痛"是指即在手术的前、中、后期均给予镇痛和（或）镇静药物，以达到充分有效的预防术后疼痛的目的，"超前镇痛"是指脊髓发生痛觉敏化之前采取镇痛措施，以阻止外周损伤冲动向中枢传递，使之降低到产生中枢化阈值以下的多模式和（或）多药物联合的镇痛治疗方法，在减弱术中痛和预防术后痛中发挥着重要的作用。例如对骨科手术而言，在术前通过神经阻滞泵行持续性的神经阻滞，不仅可以减少术中麻醉药用量，还可在不影响患者肢体活动前提下，达到术后镇痛目的。

护士长总结：通过这次查房，巩固了我们术后镇痛护理的相关知识和流程，提升了我们术后镇痛的管理能力与护理效果，以后可以把麻醉科护士的疼痛护理提升到整个围手术期，提升患者就医体验，加速患者的手术快速康复治疗。

11. 相关思维导图　术后镇痛护理查房思维导图见图 7-1-9。

☆☆☆☆

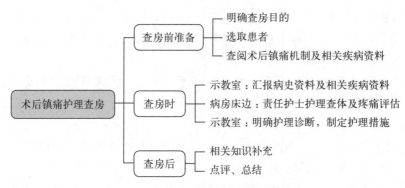

图 7-1-9　术后镇痛护理查房思维导图

（九）舒适化医疗护理：舒适化医疗无痛胃肠镜麻醉护理查房

查房前引言：舒适化无痛胃肠镜诊疗技术是通过静脉麻醉的方法，让患者在镇静镇痛、短时催眠中无痛苦地接受检查，耐受度和舒适度显著提高，同时使内镜医生更顺利地完成诊疗过程。近年来发达国家无痛胃肠镜技术发展较快，现已广泛开展，成为一种临床常规检查手段，伴随着胃肠道疾病诊断筛查量的升高，麻醉镇静药的不良反应问题成为广泛关注的焦点。由于无痛胃肠镜手术患者较多，制定科学、合理的手术后患者麻醉苏醒期流程十分重要，为此我们组织一次关于舒适化医疗无痛胃肠镜的麻醉护理查房。

1. 查房主题　舒适化医疗无痛胃肠镜麻醉护理查房。

2. 查房形式　护理教学查房（回顾性）。

3. 查房目标　掌握舒适化无痛胃肠镜麻醉护理要点。

4. 查房地点　内镜中心。

5. 主查人　责任护士。

6. 主持人　教学组长。

7. 参加人员　护士长、高级责任护士、初级护士、实习护士、进修护士。

8. 查房日　20×× 年 1 月 3 日。

9. 查房时长　20min。

10. 查房内容

主持人：各位老师、同学们，大家上午好！消化道疾病是内科常见病、多发病，胃肠镜是诊断消化道疾病的常用方法，为临床金标准，医学界资深人士都称它为消化道保护神。普通胃肠镜检查，时间长、痛苦多、又往往因患者咳嗽、恶心、呕吐、腹胀等给检查带来困难，或者患者一听到胃肠镜检查就紧张、焦虑、恐惧而拒绝检查，因而得不到及时检查而延误了疾病诊断或治疗，舒适化无痛胃肠镜技术，为消化道患者带来了信心和希望。我们将以一例无痛胃肠镜手术患者的个案，以案例启发的形式进行此次查房。查房前已经布置了思考问题，下面我们一起来回顾相关知识。什么是无痛胃肠镜？

实习护士：无痛胃肠镜是指通过应用镇静药和（或）麻醉性镇痛药等及相关技术，消除或减轻患者在接受消化内镜检查或治疗过程中的疼痛、腹胀、恶心呕吐等主观痛苦和不适感，尤其可以消除患者对再次检查的恐惧感，提高患者对消化内镜的接受度，同时为内镜医师创造更良好的诊疗条件。

主持人：无痛胃肠镜的相对及绝对禁忌证有哪些？

进修护士：

绝对禁忌证

（1）有常规内镜操作禁忌证或拒绝镇静 / 麻醉的患者。

（2）ASA（American Society of Anesthesiologists）Ⅴ级的患者。

（3）未得到适当控制的可能威胁生命的循环与呼吸系统疾病，如急性冠脉综合征、未控制的严重高血压、严重心律失常、严重心力衰竭及急性呼吸道感染、哮喘发作期、活动性大咯血等。

（4）肝功能障碍（Child-Pugh 分级 C 级以上）、急性上消化道出血伴休克、严重贫血、胃肠道梗阻伴有胃内容物潴留。

（5）无陪同或监护人者。

（6）有镇静 / 麻醉药物过敏及其他严重麻醉风险者。

初级护士：相对禁忌证如下。

（1）心肺功能不全。

（2）消化道出血而血压不平稳者。

（3）有出血倾向，血红蛋白低于 50g/L 者。

（4）高度脊柱畸形，巨大食管或十二指肠憩室。

主持人：大家对于书籍文献的查阅部分的知识掌握得很好，我想请问各位同学，麻醉手术前需要做哪些评估呢？

高级责任护士：麻醉科护士协助医生进行评估。对患者进行体格检查及患者的病史、实验室检查（包括心电图及出凝血功能等）结果。询问病史：个人史、既往史、过敏史、手术麻醉史、治疗用药史、内科病史。

进修护士：年龄在 50 岁以上需要心电图检查结果，年龄超过 70 岁需要提供胸片、心脏彩超、血常规及生化指标，完成检查后与患者家属或监护人进行交接并指导离院后的相关注意事项。

实习护士：术前护理评估如下。

（1）检查是否签署麻醉同意书及完成缴费。

（2）是否有亲友陪同。

（3）禁食、禁饮时间是否足够。

（4）胃 / 肠道排空情况。

☆★☆☆

（5）查阅相关病史，高血压患者需复测血压。

（6）近期是否有感冒咳嗽等上呼吸道感染症状。

（7）穿刺部位皮肤情况及血管选择。

主持人：麻醉手术前患者需要做哪些准备呢？

进修护士：患者在手术前应做好各项准备工作，以保证患者在麻醉手术过程中的安全。需要做的准备包括：

（1）检查前一天清淡饮食、检查前至少要禁食 6h、禁水 2h 以上。

（2）前一天起禁止吸烟，可减少胃酸分泌，便于医生观察。

（3）患有高血压且长期服用药物控制血压者，需在服用 2000ml 泻药后间隔 30min 服用降压药。

（4）检查当天必须有亲友陪同。

主持人：在检查及麻醉实施前，麻醉科护士应充分了解患者麻醉方式及进行完整的术前准备，其内容包括哪些方面？

实习护士：在静脉麻醉诱导后，采用多种短效静脉麻醉药复合应用，以间断或连续静脉注射法维持麻醉。超短效静脉麻醉药物，最有代表性的药物是异丙酚和瑞芬太尼，是目前最常用药物。

进修护士：每个诊疗单元除应配置消化内镜基本诊疗设备外，还应符合手术麻醉的基本配置要求，即应配备常规监护仪（包括心电图、脉搏氧饱和度和无创血压）、供氧与吸氧装置和单独的负压吸引装置、静脉输液装置、常规气道管理设备（麻醉机或简易呼吸囊、麻醉咽喉镜或视频喉镜、口／鼻咽通气道、喉罩和常用型号气管导管等插管用具），经气管内插管全身麻醉下消化内镜操作时间较长或高危患者还应配有麻醉机，宜有呼气末二氧化碳分压、有创动脉压和血气分析监测设备。每班次在当日患者入室前须完成常用设备和急救设备的运行状况检测，使设备处于备用状态，由专职的麻醉科护士与仪器科专业人员共同负责仪器的维护与检修。

高级责任护士：常用药品和急救药品的准备。常用麻醉药品有丙泊酚、依托咪酯、咪达唑仑、阿片类药物等，以及常用的心血管活性药物如阿托品、麻黄碱、去氧肾上腺素等。常用急救药品，如肾上腺素、去甲肾上腺素、异丙肾上腺素、利多卡因、沙丁胺醇等和有关拮抗药物（氟马西尼、纳洛酮等）。

初级护士：明确当日检查患者的麻醉方式及用药，准备相关药品及配置，熟悉用药后观察重点及注意事项。丙泊酚镇静效果良好，麻醉时间短，1 ～ 2min 即可起效，并能够抑制肌颤，检查后头晕、呕吐现象较少，然而因个体差异，丙泊酚使用剂量要求较高，常因剂量问题引起呼吸循环抑制。依托咪酯对呼吸循环抑制相比丙泊酚小，检查后恢复慢，且在抑制肌颤和术后不良反应方面弱于丙泊酚。根据镇静深度的实施，密切观察有无呼吸循环抑制并及时报告主麻医生。

主持人：大家都有认真复习相关知识，下面开始今天门诊无痛胃肠镜麻醉护理查房。首先我们请责任护士进行病史汇报。

责任护士：下面我将从以下几个方面进行患者的简要病史汇报。

（1）一般资料：患者陈×，女性，39 岁，体重：55kg。患者因"反复进食后饱胀，伴解鲜血便 5 年余，来院检查。"患者自述于 5 年多前因饮食不调反复出现进食后饱胀不适，上腹部明显，伴时常解鲜血便，无反酸、嗳气、恶心呕吐、腹痛腹泻、头晕、心悸等不适，自行服用胃苏颗粒后有改善，但反复发作，2d 前再次出现腹胀、解鲜血便等不适。

（2）既往史：5 年前曾因便血至本院外科检查出有内痔，未行特殊治疗。否认糖尿病、脑梗死、冠心病病史；否认肝炎、结核等传染病病史，否认外伤、输血、手术史。否认药物、食物及其他物质过敏史。为进一步治疗，今日在静脉全身麻醉下拟行胃镜、电子结肠镜检查术。

（3）麻醉用药情况：麻醉诱导静脉注射药物包括：纳布啡 10mg；丙泊酚 2.5mg/kg；依托咪酯 0.15mg/kg。麻醉术中静脉维持药物：丙泊酚 4mg/（kg·h）和依托咪酯 0.1mg/（kg·h）。

麻醉诱导及手术过程生命体征平稳，无特殊。手术后转入 PACU，常规心电监护，主麻医生针对患者的基本信息、诊断、术前合并症、手术名称、麻醉方式、麻醉维持用药、患者气道情况、术中特殊情况、过敏史，与 PACU 医师及责任护士进行交接。

交接后主查人进行护理查体，查体结果如下。

视：体温 37℃，脉搏 82 次 / 分，自主呼吸 15 次 / 分，血压 115/72mmHg；SpO_2 97%；意识尚未恢复；手术部位无肿胀；无引流管；全身皮肤无压红、压疮。

触：全身浅表淋巴结无肿大；胃部无胀气；腹软。

叩：胸部叩诊为清音；腹部叩诊：肝脏部位为实音，其他部位为鼓音。

听：双肺呼吸音清，双肺未闻及干、湿啰音。

嗅：无特殊异味。

患者此次检查的结果：黏膜充血水肿，十二指肠液反流量较少。内镜诊断：慢性非萎缩性胃炎。直乙部距肛门约 18cm 处见两个息肉，直径为 0.3 ～ 0.5cm，肛门见痣。肠镜诊断：大肠多发息肉（钳除术）；痔。

主持人：目前患者有哪些主要护理问题？根据提出的护理问题有哪些护理措施？

初级护士：目前患者现存的主要护理问题有：①恶心呕吐；②潜在并发症：手术部位出血、离院后跌倒摔伤风险。

进修护士：护理措施如下。

☆ ☆ ☆ ☆

（1）床头抬高 15°～ 30°，及时清理口腔分泌物，预防误吸。

（2）观察分泌物是否带血，及时与手术医生沟通。

（3）妥善约束患者肢体及固定床档。

（4）患者清醒，定向力恢复，嘱其顺时针轻揉腹部，辅助排气减轻症状。

（5）评估患者清醒状态，是否达到离院标准。

（6）通知家属并做好交接，适当搀扶，协助患者更换衣物，避免出现跌倒摔伤等风险。

主持人：根据此例患者，在无痛胃肠镜门诊评估阶段如何对患者进行有效评估？

进修护士：首先我们会在麻醉前对患者进行麻醉前评估。评估患者自身麻醉耐受情况，对患者进行全面的病史收集及体格检查。实验室检查（包括心电图及出凝血功能等）结果评估。重点判断患者是否存在通气困难、是否存在未控制的高血压（血压大于 160/100mmHg）、心律失常、心力衰竭、哮喘并在发作期、肥胖、严重贫血、胃肠道梗阻、长期吸烟，以及有无感冒、发热、咳嗽、咳痰、鼻塞、对镇静或麻醉药物过敏；是否服用了阿司匹林、华法林等抗凝药物。

初级护士：为了减轻患者对麻醉知识缺乏的焦虑，我们会对患者进行术前宣教：讲解麻醉方式，告知患者检查前 3d 清淡饮食、按时服用检查用药，检查前至少要禁食 6h、禁水 2h 以上。检查当天，进入候诊区前将贵重物品交由亲友保管，更换检查衣裤。在候诊区提前留置静脉留置针，为麻醉做准备。静脉穿刺后，要注意有留置针的手尽量避免幅度较大的活动，以防留置针脱落。

主持人：镇静／麻醉中及苏醒期患者生命体征监测是消化内镜诊疗的重要环节。常规监测应包括哪些项目？

高级责任护士：监测项目包括如下。

（1）心电图监测：密切监测心率和心律的变化及异常。约 90% 心搏骤停前会发生心动过缓，因此需要我们密切观察。

（2）脉搏血氧饱和度监测：其主要代表肺的换气功能，低通气时早期反应不敏感，需要严密观察患者呼吸状态。

（3）呼吸监测：密切监测患者呼吸频率与呼吸幅度，并注意有无气道梗阻。

（4）血压监测：一般患者常规无创血压监测（每隔 3 ～ 5min），如患者血压水平变化超过基础血压的 ±30% 或高危患者血压水平变化超过基础血压的 ±20%，立即复测并及时报告医生，协助麻醉医生进行处理，熟知急救设备及耗材的位置，具备熟练的急救能力。

责任护士：在检查和治疗过程中，因麻醉药物的应用及检查操作易导致苏

☆ ☆ ☆ ☆

醒期患者容易出现不同程度的恶心、呕吐等不良反应，同时，大多数患者往往会伴有焦虑等负面情绪，患者的身体和心理可能出现各种不适感，对于储备能力较低的高龄患者，可能会出现更严重的麻醉并发症。

主持人：大家都很认真，提出了很多胃肠镜检查镇静 / 麻醉及苏醒期的监测要点，无痛胃肠镜苏醒阶段有哪些常见并发症需要我们注意？

高级责任护士：呼吸抑制：应密切观察患者的呼吸频率与呼吸幅度。如怀疑舌后坠引起的气道梗阻，应行托下颌手法，必要时放置口咽或鼻咽通气管，同时增加吸氧流量或经麻醉面罩给予高浓度氧。

初级护士：反流误吸：一旦发生误吸，同时立即使患者处于头低足高位，并改为右侧卧位，可保持左侧肺有效的通气和引流；上级麻醉医生必要时应及时行气管内插管，在纤维支气管镜明视下吸尽气管内误吸液体及异物，行机械通气，纠正低氧血症。

实习护士：患者在检查后麻醉苏醒期间定向力未完全恢复，存在跌倒坠床的风险，需严密观察及监护，妥善固定，谨防意外伤害事件的发生。

主持人：内镜检查后患者苏醒程度如何判断？

高级责任护士：确认患者呼吸道的保护反射恢复良好，评估患者意识状态，定向力是否恢复，能否按照医务人员指令进行活动。有无术后出血或因手术麻醉引起的并发症。综合评价患者监测数据有无超过术前 ±20%（表 7-1-5）。通常评分超过 9 分，患者可在亲友陪同下离院。

表 7-1-5　镇静 / 麻醉后离院评分量表

项目	分值
1. 生命体征（心率和血压）	
术前数值变化 20% 范围内	2
术前数值变化 20% ～ 40%	1
变化超出术前值的 40% 以上	0
2. 运动功能	
步态稳定 / 没有头晕	2
需要帮助	1
不能行走 / 头晕	0
3. 恶心呕吐	
轻微	2
中等	1
严重	0

续表

项目	分值
4. 疼痛	
轻微	2
中等	1
严重	0
5. 手术出血	
轻微	2
中等	1
严重	0

满分为 10 分，评分≥9 分可离院

主持人：评估患者达到离院标准后及时对患者进行离院指导，其内容包括什么？

高级责任护士：患者离院并非完全恢复正常生活和工作能力，麻醉后 24h 内禁止驾车、登高和机械作业，不做重要决定和签署文件。饮食指导：检查后 2h 能饮水、进食流质、4h 后可正常饮食。如术中行治疗，遵消化科医生医嘱。如果患者行活检后，咽喉部擦伤，疼痛明显时，宜当天进食清淡半流或软食，且温度不宜过热。离院后如患者出现呕吐、发热、腹部持续疼痛及存在排便出血等倾向应及时返回医院就医。

主持人：我们已经学习了无痛胃肠镜护理相关知识，大家对国内外进展有多少了解？

初级护士：在 20 世纪 70 年代，恩格尔首先提出了生物 - 心理 - 社会医学模式后，医疗目的由原来的减轻或解除患者病痛转向人群健康和为人们的生理、心理及社会等方面提供健康服务。我国人民近年来对无痛胃肠镜的认知度和接受度逐渐升高，有很多患者在就诊时倾向于选择无痛胃肠镜术。

主持人总结：无痛胃肠镜最大优势，在提高舒适性，减轻患者痛苦，同时可以让内镜医生更专心地进行检查，尤其是发现病变时，内镜医生需要在同一部位停留较长时间，反复观察，需要耗费较长的时间，麻醉状态下患者耐受好，可以更好地配合。在术前评估阶段麻醉科护士协助医生评估患者状态，帮助患者预约手术时间，指导麻醉前注意事项及相关事宜宣教。术中配合麻醉医生对患者实施监测。在麻醉苏醒阶段密切关注患者状态，积极防治并发症，指导患者离院，完成相关健康宣教。

护士长点评：通过我们 PACU 护士的严密观察和监测，快速识别患者术后并发症，协助医生进行正确的处理，保证患者麻醉苏醒期的安全与舒适。患者离院前与患者家属进行交接及宣教麻醉后的注意事项。希望同学们能将今天所学到的知识运用到临床实际当中，为每一位无痛胃肠镜诊疗患者保驾护航。

主持人：谢谢护士长的指导，我们这次的查房到此结束，下期查房的内容是儿科神经外科术后患者麻醉苏醒期的护理要点，请同学们做好准备。谢谢同学们的积极参与。

11. 相关思维导图　无痛胃肠镜麻醉护理常规思维导图见图 7-1-10。

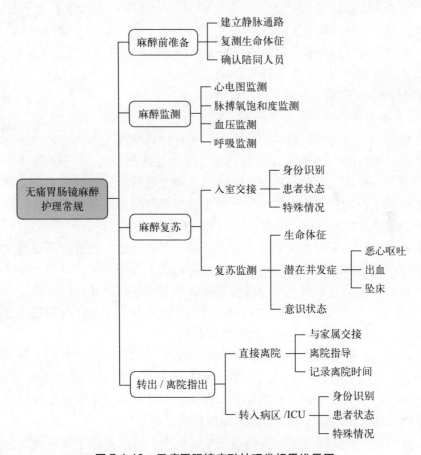

图 7-1-10　无痛胃肠镜麻醉护理常规思维导图

（十）三叉神经痛的护理查房

查房前引言：三叉神经痛是一种临床常见的脑神经疾病，其人群患病率为182 人 /10 万，年发病率为 3 ～ 5 人 /10 万，多发生于成年及老年人，发病年龄在 28 ～ 89 岁，70% ～ 80% 病例发生在 40 岁以上，高峰年龄在 48 ～ 59 岁。WHO 最新调查数据显示，三叉神经痛正趋向年轻化，人群患病率不断上升，严

☆★☆☆

重影响了患者的生活质量、工作和社交，也增加了医疗支出。为了减轻患者的痛苦，制定科学、合理的治疗和护理方式十分重要，为此我们组织一次关于三叉神经痛护理的教学查房。

1. 查房主题　一例三叉神经痛患者的护理查房。

2. 查房形式　护理教学查房（回顾性）。

3. 查房目标　掌握三叉神经痛患者的护理要点。

4. 查房地点　疼痛病房。

5. 主查人　责任护士。

6. 主持人　教学组长。

7. 参加人员　护士长、高级责任护士、初级护士、实习护士、进修护士。

8. 查房日期　20×× 年 8 月 4 日。

9. 查房时长　20min。

10. 查房内容

主持人：各位老师、同学们，大家上午好！目前我国患有神经功能性疾病的患者占总人口的 10% 以上，需要外科治疗者达数千万人，其中通过手术获益的约 500 万人。现在组织一次关于一例三叉神经痛的护理查房的个案，以案例启发的形式进行此次查房。查房前已经布置了思考问题及需要查阅的资料，下面我们一起学习相关知识。大家关于三叉神经痛知道哪些内容？

实习护士：三叉神经为混合神经，是第 5 对脑神经，也是面部最粗大的神经，含有一般躯体感觉和特殊内脏运动两种纤维。支配脸部、口腔、鼻腔的感觉和咀嚼肌的运动，并将头部的感觉信息传送至大脑。三叉神经由眼支（第一支）、上颌支（第二支）和下颌支（第三支）汇合而成，分别支配眼裂以上、眼裂和口裂之间、口裂以下的感觉和咀嚼肌收缩。

进修护士：三叉神经痛有时也被称为"脸疼"，容易与牙疼混淆。是一种发生在面部三叉神经分布区内反复发作的阵发性剧烈神经痛，多发于中老年人，女性尤多，右侧多于左侧，该病骤发，骤停，间歇期完全正常，呈刀割样、撕裂样、烧灼样、电击样、针刺样的顽固性疼痛，难以忍受。

责任护士：原发性三叉神经痛尚未发现病因，可能是由于供应血管的硬化并压迫血管神经造成，也可能是因为脑膜增厚等；继发性三叉神经痛，常继发于局部感染、外伤、三叉神经所经过的骨孔狭窄、肿瘤、血管畸形、血液循环障碍等。

主持人：大家都认真复习了教材上的知识，三叉神经痛常说的"扳机点"和辅助检查是什么？

责任护士："扳机点"是位于病侧三叉神经分布区的某处，如上下唇、鼻翼、口角、上腭、颊黏膜等部位；说话、咀嚼、刷牙、洗脸等动作可诱发扳机点的疼

☆ ☆ ☆ ☆

痛，甚至风吹或响声也能引起发作；因此患者为了避免发作常不敢洗脸、大声说话，甚至不敢进食。

高级责任护士：原发性三叉神经痛辅助检查多无异常，继发性三叉神经痛，腰穿脑脊液可有异常，必要时行头颅 CT 或 MRI 检查，需要注意的是三叉神经痛常需与三叉神经炎、牙痛、舌咽神经痛等相鉴别。

主持人：大家都有好好复习相关知识。我们对疼痛科 3 床展开教学查房，我们请责任护士进行病史汇报。

责任护士：下面我将进行患者的简要病史汇报。

一般资料：患者刘 ×，女性，58 岁。患者因"右侧下口唇疼痛 5 个月，言语不清 1 周"入院。患者于今年 5 月份无诱因下感右侧下颌疼痛不适在当地诊所诊断为"牙疼、上火"口服抗生素类药（药物不详），无明显改善，近 1 周来感觉疼痛加重，并感右侧舌及口底疼痛麻木，言语不清。门诊以"右侧三叉神经痛 3 度"入我院疼痛科。患者发病以来，体重未见明显变化，步行入病房。既往史有高血压 6 年，服药控制，目前血压控制一般。

主要辅助检查的阳性结果：MRT，双侧大脑多发腔隙脑梗死，鼻窦炎，显示血管压迫三叉神经；CT，左侧腮腺结节，考虑为淋巴结，头颅无异常。胸部 X 线片、心电图未见异常。

患者于 20×× 年 5 月 19 日 8:00 在全身麻醉下行"三叉神经显微血管减压手术"，术中麻醉过程顺利，主刀医生术中发现主要血管，仔细分离并植入毛毡垫片，手术过程顺利，患者于 12:00 返回病房，术后监测生命体征，带入伤口引流管 1 条，尿管及深静脉置管各 1 条。

视：体温 36.6℃，脉搏 83 次 / 分，血压 120/82mmHg；意识清醒；切口敷料干净且固定良好；手术部位无肿胀；引流管及尿管引流通畅且固定良好；全身皮肤无压红、压疮。

触：全身浅表淋巴结无肿大；气管位置居中；胸廓无畸形；躯干无皮下气肿；腹软。

叩：右侧胸部叩诊为清音。

听：双肺呼吸音清，双肺未闻及干、湿啰音。

嗅：无特殊异味。

责任护士：目前患者现存的主要护理问题如下。

（1）疼痛：与三叉神经痛受损有关。

（2）焦虑：与疼痛反复，频繁发作有关。

（3）电解质紊乱：与手术麻醉有关。

（4）自理能力缺失：与疾病限制卧床，乏力有关。

（5）潜在并发症：颅内出血、面神经麻痹、脑脊液漏等。

☆★☆☆

针对患者现存的护理问题，已进行的护理措施如下。

（1）密切观察患者病情变化，避免疼痛诱发因素，指导患者正确按时服药。

（2）向患者及家属讲解三叉神经痛有关知识，进行健康宣教，减少焦虑。

（3）掌握患者呼吸和循环功能情况及器官的灌注情况，密切观察患者切口有无渗血及引流液有无增多等情况。

（4）术后应严密观察患者意识、瞳孔、呼吸、血压等生命体征变化，每隔15～30min观察并记录。如果患者术后出现意识改变、头疼剧烈伴喷射性呕吐及呼吸、血压等生命体征变化时，立即向主管医生报告，及时复查头颅CT，排除颅内血肿等。

主持人：从责任护士汇报的病史可知，患者女性，因"右侧下口唇疼痛5个月，言语不清1周"入院治疗，在气管插管全身麻醉下行"三叉神经显微血管减压手术"，术毕返回病房，我们针对这个病例进行查房讨论。三叉神经痛患者大部分为老年患者，此类疼痛被称为"天下第一痛"，疼痛反复发作，严重影响患者的身心健康，出现焦虑，并有反复治疗的病史，我们先了解一下三叉神经痛治疗方式有哪些？

实习护士：三叉神经痛有非手术治疗和手术治疗的方式，药物治疗是非手术治疗方式之一，是最常用的基本疗法，亦是治疗本病的首选方法，其适应证主要是初发患者，对年迈或有其他严重脏器系统疾病而不适合手术，或不能耐受手术的患者也可作为其他治疗方法的辅助治疗。常用药物有卡马西平、奥卡西平、苯妥英钠、拉莫三嗪及普瑞巴林等药物。

进修护士：手术治疗方式如下。

（1）三叉神经及半月神经节封闭术：通过注射的药物直接作用于三叉神经，使之变性，造成传导阻滞，而得以镇痛，适合于年轻的三叉神经痛患者。

（2）半月神经节经皮射频热凝治疗在X线或CT引导下将射频针电极插入半月神经节内，通电后逐渐加热至65～75℃，对靶点进行毁损，持续时间60s，此法适用于因高龄、不能或拒绝开颅手术的患者。

责任护士：还有一种适合高龄患者的微创手术——经皮穿刺球囊压迫三叉神经节术，其原理可能在于球囊压迫半月神经节后选择性损伤有髓粗纤维，阻断三叉神经疼痛传导通路的同时抑制了的触发疼痛爆发的扳机，还有可能缓解了三叉神经局部可能存在的神经压迫；尽管经皮穿刺球囊压迫三叉神经节术并不能像微血管减压术那样针对三叉神经痛病因治疗，但是与其他外科治疗手段相比较，该技术操作便捷、创伤小、花费较少、临床疗效确切，更适用于老年患者的治疗。

高级责任护士：另外一种手术治疗方式是微血管减压术，是原发性三叉神经痛首选的手术治疗方法，适用于术前检查存在神经血管冲突的患者，通过颅后窝开颅经桥小脑角分离三叉神经根的责任血管解除压迫，该术式在解除疼痛的同时可较好地保护三叉神经功能，术后疼痛可有效得到缓解，但是也需要面临开颅手术相关并发症的风险。

主持人：大家都很认真，提出了很多三叉神经痛的治疗方法，在治疗期间疼痛护理方面应该做些什么？

实习护士：进行疼痛知识宣教，美国疼痛学会在临床实践指南中指出，患者的疼痛存在及疼痛强度是确定唯一可靠的指征。目前，临床上并无特异性诊断手段对疼痛进行量化。我们应了解患者的疼痛程度，需要耐心细致地倾听患者口头表达，了解疼痛身体语言和生理状态等，有助于评估、治疗疼痛。我们还需要熟悉疼痛相关知识，明白疼痛会伴随着身体多个系统非特异性改变如发热、多汗、恐惧等。对于疼痛剧烈或正在忍受疼痛的患者给予充分护理和关怀，不能忽略患者主观体验中的疼痛及其伴随症状。认真听取患者对疼痛的描述，相信患者，结合患者的个体差异了解疼痛与患者病情之间的关系。

责任护士：与患者进行疼痛知识沟通，三叉神经痛表现为面部剧烈疼痛，发作时，患者日常生活能力受限，存在恐惧感；我们向患者讲解三叉神经痛疾病基础知识如病因、临床表现、临床治疗方法及预后等，消除恐惧，增强战胜疾病的信心和勇气；同时要主动疏导患者疼痛发作时伴随的恐惧、焦虑、怀疑、绝望等负性心理。

高级责任护士：进行疼痛干预，详细记录患者疼痛持续时间、性质和用药后疗效，遵医嘱用药治疗期间还需对患者用药后治疗效果进行观察，一旦出现异常反应，需立即上报医生，并协助处理；患者用药后嘱咐其适当卧床休息，指导患者通过催眠疗法、节律呼吸等减轻疼痛症状。

主持人：三叉神经痛患者面部疼痛的程度较重，其睡眠质量、情绪等均会受到影响，对该病患者进行护理的难度较大，因此采取有效的疼痛评分评估疼痛的程度对提高其护理的效果具有重要的意义，我们一般会采取什么疼痛评估法？

实习护士：现在一般采用 VSA 评分即疼痛视觉模拟评分法评估疼痛程度评级标准如下。

（1）轻度疼痛：评分为 1 ～ 3 分，有疼痛但可忍受，生活及工作正常，不影响睡眠。

（2）中度疼痛：评分为 4 ～ 6 分，疼痛明显，不能忍受，要求使用镇痛药物治疗，影响工作，不影响生活。

（3）重度疼痛：评分为 7 ～ 10 分，疼痛剧烈，需使用镇痛药，影响工作及生活。

主持人：我们学习了疼痛的护理，但是长期反复疼痛可致使个体患者出现

☆★☆☆

躁动、焦虑等负面心理，影响正常工作与生活，因此我们再来学习下心理护理的知识？

实习护士：首先要加强疾病认知的宣教，客观地向患者讲解三叉神经痛相关疾病知识，包括发病可能的原因、诱发因素和术后疗效，指导患者在日常行为中如何减少诱发次数，围手术期加强护理宣教，减轻紧张感。

进修护士：还应提高患者的家庭和社会支持，与患者亲友沟通，指导其在与患者交流时采取鼓励的策略，给予患者关心和帮助，主动把患者介绍给同病房的其他三叉神经痛的病友，帮助患者建立具有认同感的人际关系。护士加强与患者的日常交流，建立和谐的护患关系，消除患者孤立感。

责任护士：针对患者不良心理状态的干预，包括疼痛和焦虑的干预。首先告知患者及其家属长时间的疼痛会导致焦虑、紧张等心理问题，这是客观的，应该被正确认识，提高患者的自我心理状态认知。其次鼓励患者表达自己的主观感受，将内心的不愉快和担心告诉护士或家属，护士在接受和认同的基础上给予开导，并教给患者放松的方法，如腹式深呼吸和渐进式肌肉放松训练。

高级责任护士：患者术后往往内心脆弱，担心疾病的预后情况，护理人员应多关心安慰患者，耐心倾听患者的主诉，主动与患者进行沟通，询问患者术后是否有头痛、头晕、恶心、呕吐、面部麻木、面部疼痛、听力及视觉障碍等不适感，向患者讲解不适感出现的原因，并根据情况适当地给予对症处理措施。告知患者术后的不适感及产生的并发症会慢慢恢复，增加患者战胜疾病的信心。嘱患者可以通过看报纸、听音乐、聊天等形式转移对自身疾病的注意力，减轻机体的不适感。养成良好的饮食睡眠习惯，清淡饮食，避免进食辛辣刺激性食物，洗脸刷牙动作要轻柔，作息要规律，保持身心愉悦。

护士长：通过分析，我们都了解患者的整体情况了，补充几点：患者返回病房后应确认患者呼吸恢复；神志清醒；定向能力恢复；能活动四肢；能完成指令性动作；生命体征平稳；密切观察切口有无活动性出血，以及生命体征、瞳孔、肢体活动及语言等的改变，有异常及时报告医生，给予相应处理。术后24h持续低流量吸氧，以预防切口周围脑组织水肿；术后6h可以饮水，之后由流食过渡为易消化、高热量、高维生素、高蛋白饮食。食物不宜过硬、过冷或过热，以免损伤口腔黏膜；妥善固定好引流瓶和引流管，观察伤口有无渗血渗液，保持引流管通畅。

主持人：在上面我们总结了一下患者回病房后的护理，三叉神经显微血管减压手术，因是开颅手术，存在一定的风险和并发症，对并发症应做到密切观察，早发现、早治疗，并积极采取最佳的护理措施，能够减少患者的不适，因此我们来学习一下这类手术并发症方面的知识。

实习护士：术后并发症有颅内出血，颅后窝血肿是三叉神经显微血管减压手术最为严重的术后并发症,表现为患者术后麻醉清醒,数小时后迅速转为嗜睡、血压升高、脉搏洪大有力、呼吸深慢,很快即出现意识障碍和呼吸停止,甚至在出现意识障碍以前即可出现呼吸停止。因此术后应密切观察呼吸、意识、瞳孔变化,持续心电监护,观察有无颅内出血发生。

责任护士:还有脑脊液漏,微血管减压术后脑脊液漏包括切口部位的脑脊液漏和脑脊液鼻漏及耳漏。前者多由于术中脑膜修补不完全或切口缝合不佳等原因导致;后者由于术中乳突开放封闭不严。我们应主动了解术中情况,了解有无乳突气房开发或脑膜缺损等情况,术后注意观察患者切口情况,仔细询问患者有无耳鼻部流出清亮液体或咽部有无苦涩液体流下。如有异常情况及时报告医师,早期干预可有效改善患者预后和缩短住院时间。对于切口漏的患者,医生应及时加缝,早期缝合可避免切口感染的发生;对于脑脊液鼻漏和耳漏患者,嘱患者卧床,抬高床头 15°～20°,避免屏气、咳嗽和打喷嚏等增加颅内压力的动作。

进修护士:低颅压综合征是术后最常见的并发症,一般术后清醒后开始出现,大多数是由于术中脑脊液释放而丢失过多导致的低颅内压所致,也有少部分可能与术中牵拉小脑、前庭神经有关。对于这类患者,我们首先需与出血、栓塞患者相鉴别;低颅压患者的头痛、头晕等症状多与体位相关。我们需嘱患者卧床休息,预防跌倒等不良事件发生,同时要做好术前健康宣教和术后心理疏导,缓解患者紧张不安等不良情绪,对于部分患者可适当遵医嘱给予镇静和镇痛药物,使患者充分休息。对于恶心、呕吐伴食欲缺乏患者,可予静脉补液,利于患者颅内压的恢复。

高级责任护士:手术过程中由于过度牵拉面神经或过多触动神经根会导致面部感觉缺失出现麻木症状。出现这种状况时,患者会咀嚼食物无力,食物残渣易停留在颊齿间,护士应帮助患者饭后漱洗口腔,保持口腔清洁,有效减少口腔溃疡的发生,并指导患者术后第 3 天起自行轻柔按摩术侧面部皮肤,以协助促进神经功能恢复;指导患者避免面部受凉水冷风刺激,忌进食辛辣刺激及坚硬食物。

主持人:我们学习了三叉神经痛的治疗和护理,大家都复习得很好,对于患者出院后我们能做哪些方面的健康宣教?

实习护士:术后要预防感染。手术后一般 1 周拆线,出院后保持切口干燥,敷料保留 3d,1 周后洗澡,避免局部抓破感染。少数患者切口处数月后出现有黑色的缝合线头,不可自行扯拽,需到医院拆线。若体温增高、头痛且体温超 38.5℃时一定要及时就医,以排除颅内感染。

进修护士:疼痛方面,若疼痛程度较轻,可遵医嘱口服维生素 B 和少量泼尼松;疼痛严重者可遵医嘱口服卡马西平。疼痛痊愈的患者需改变咀嚼习惯,避免单侧咀嚼导致颞下颌关节紊乱。

高级责任护士：注意防止复发的问题，外出时注意不要让面部受风，季节变化时要注意保暖，预防感冒。改变不良的生活习惯，如吸烟、饮酒、剔牙。保持良好的心理状态，不要过于劳累。做有益身心健康的活动，提高生活质量。术后如有复发应及时就医，不可乱用药，6个月后到医院复诊。

主持人总结：下面我们来总结一下今天学到的知识，通过病例将三叉神经痛的患者的护理常规进行了梳理，包括患者的病因，评估及护理，疼痛问题及术后并发症，以及患者出院后的健康宣教。我们需要对各个细节进行把关，保证患者安全平稳出院。最后，请护士长总结一下。

护士长点评：通过我们对三叉神经痛的护理查房，我们从各个方面学习了三叉神经痛的知识。希望同学们能将今天所学到的知识运用到临床实际当中，真正帮助到患者。

主持人：谢谢护士长的指导，我们这次的查房到此结束，谢谢大家的参与。

11. 相关思维导图　三叉神经痛的护理查房思维导图见图 7-1-11。

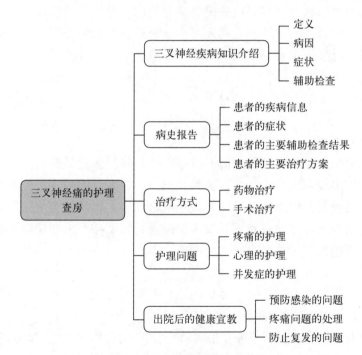

图 7-1-11　三叉神经痛的护理查房思维导图

（张　姣　王子龙　韩天福　林玉玲　周玉萍

刘焕仪　姚　娜　全娅群）

第二节　临床护理小讲课

小讲课形式多样、内容丰富，主要有讲课方式短小精悍，用时短等优势，还能针对护士和学生的现实问题进行讲课，以解决实际临床问题为主，让护士和学生在短时间内实习充电、学习，是临床护士比较容易接受的教学方法之一。小讲课同时也最能锻炼临床护士的语言与授课能力，推动临床带教质量，促进医院护理更快更好地提升健康教育、沟通和授课能力，积极探索创新带教方法，不断提高护理人员的临床思维能力及护理临床教学质量。

一、护理小讲课教案的书写概述

（一）定义

1. 教案定义　是老师为顺利而有效地开展教学活动，根据教学大纲的要求，以课时或课题为单位，对教学内容、教学步骤、教学方法等进行具体安排和设计的一种实用性教学文书，包括时间、方法、步骤及教学的组织等。临床医学教案是临床老师对教学内容的教学设计和设想，而不是对教材的拷贝。一份完整的教案需包括授课课题、教学目的和要求、教学重点与难点、教学法（讲授法、演示法、讨论法等）、教学手段与用具（多媒体辅助教学，课件、标本、模型等用具）、教学内容提要、步骤及时间分配、思考题、参考文献等。重点需写出教学全过程的总体结构设计，展开教学的主要环节与逻辑顺序及过渡衔接，教学重、难点的突破方法，以及所采用的教学手段、教学方法。

2. 教案的重点定义　教案重点是教材中举足轻重、关键性的、最重要的中心内容，是课堂结果的主要线索，掌握了这部分内容，对于巩固旧知识和学习新知识都起着决定性作用。

3. 教案的难点定义　教案难点是教案中难以理解或领会的内容，可以是情感、态度、价值观，或较抽象，或较复杂，或较深奥。

4. 板书的定义　从动态的角度理解，是老师上课时在黑板上书写的文字、符号以传递教学信息、教书育人的一种言语活动方式，又称为教学书面语言。从静态的角度理解，它是老师在教学过程中为帮助学生理解掌握知识而利用黑板以凝练、简洁的文字、符号、图表等呈现的教学信息的总称。

5. 教学目标的定义　教学目标是关于教学将使学生发生何种变化的明确表述，是指在教学活动中所期待得到的学生的学习结果。在教学过程中，教学目标起着十分重要的作用。教学活动以教学目标为导向，且始终围绕实现教学目标而进行。

（二）撰书写具体小讲课教案需掌握以下原则

1. 科学性 立足教材内容，紧扣大纲要求，同时结合学生的实际知识层次与要求，确定教学目标、重点、难点，设计教学过程，避免出现知识性错误。

2. 创新性 教材是死的，但教法是活的，因此备课时需参考材料，充分利用教学资源，吸取同行经验。在自己钻研教材的基础上，广泛涉猎多种教学参考资料与他人经验，结合个人教学体会，巧妙构思，在教学流程设计、教具使用及教学互动形式等方面均可创新。

3. 实用性 临床教学内容、形式多样，学术知识层次也不相同，同一内容对不同级学生讲授也存在不同的重点和难点，因此教案设计需结合课型、学生特点及教学内容。

4. 针对性 临床教学特别是教学查房、病例讨论等实践课，学生由于思维能力不同，对问题的理解程度不同，常会提出不同的问题和看法，教学进程有可能偏离教案所预想的情况，因此在此类课程中，需充分考虑学生在学习时可能提出的问题，确定好重点、难点、疑点和关键点，设计如何引导。

5. 灵活性 在教学过程中，针对不同教学内容，选择不同的教学方法，其具体可能涉及：详细步骤安排，需用时间；怎样提出问题，如何逐步启发、引导；提问哪些学生，需用多少时间；归纳小结怎样进行，是老师还是学生归纳，需用多少时间；思考题布置哪些内容，需要考虑知识重点、难点，能力拓展等。

6. 简要性 教案应按规定格式、标题分明，书写简明扼要，一个充满教学经验的教案是简短而翔实的。

（三）护理小讲课教案书写步骤

1. 明确教学目标 教学目标是依据课程目标设计的，课程目标应贯穿和体现于教学目标之中，因此教学目标的内容范围与课程目标应该是一致的，具体可分为三个维度：知识与技能、过程与方法、情感态度与价值观。

（1）知识和技能目标：是对学生学习结果的描述，即学生通过学习所要达到的结果，又称结果性目标。这种目标一般有三个层次的要求：学懂、学会、能应用。

（2）过程与方法目标：是学生在老师的指导下，如何获取知识和技能的程序和具体做法，是过程中的目标，又称程序性目标。这种目标强调三个过程：做中学、学中做、反思。

（3）情感态度与价值观目标：是学生对过程或结果的体验后的倾向和感受，是对学习过程和结果的主观经验，又称体验性目标。他的层次有认同、体会、内化三个层次。

总结：知识与技能目标是过程与方法目标、情感态度与价值观目标的基础；过程与方法目标是实现知识与技能目标的载体，情感态度与价值观目标对其他目标有重要的促进和优化作用。

2. **教学的重点、难点**　教学重点就是学生必须掌握的基础知识与基本技能，是基本概念、基本规律及由内容所反映的思想方法，也可以称之为学科教学的核心知识。教学难点是指学生不易理解的知识，或不易掌握的技能技巧。难点不一定是重点，也有些内容既是难点又是重点。难点有时又要根据学生的实际水平来定，同样一个问题在不同班级里不同学生中，不一定都是难点。在一般情况下，使大多数学生感到困难的内容，老师要着力想出各种有效办法加以突破，否则不但这部分内容学生听不懂、学不会，还会为理解以后的新知识和掌握新技能造成困难。

3. **教学设计过程**　采用线上线下相结合的混合式教学。课前：利用"中国大学 mooc"的线上资源，引导学生自主学习，并完成预习任务单。课中：使用"学习通"智慧教学软件进行随机提问，了解学生对知识点的掌握情况之后，有针对性地进行讲解和归纳。课后：通过"学习通"教学软件下发临床案例思考，引导学生进行案例分析，并尝试完成一些拓展性任务，让学生学到的理论知识可以和临床案例的实际应用结合起来。

（1）课前：课前利用"中国大学 mooc"的线上资源引导学生自主学习。

（2）课中：采用 BOPPPS 教学设计，即 Bridge-in 导入→ Objective 学习目标→ Pre-test 前测→ Participation 参与式学习→ Post-test 后测→ Summary 总结。

（3）课后：通过"学习通"教学软件发布任务，及时引导学生对所学的知识点进行复习巩固，完成本节课内容的拓展性任务。

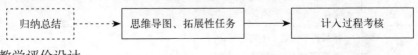

教学评价设计：

课前发布任务单，通过练习题评价学生前期知识的掌握程度及本次课内容的知识储备情况，针对错误的知识点，在课堂上有针对性地重点讲解。

课中设计知识点提问，随机抽查学生回答问题，以检验学生对相关知识点的理解接受程度，对不能正确回答的问题再次讲解；通过课后测试，评价学生对本章内容的理解掌握程度，根据学生回答情况，对错误较多的题目涉及的相关内容再进行复习讲解，最后使用思维导图对课程进行小结，进一步巩固学生对本节重点知识的理解和掌握。

课后，通过任务单，要求学生复习并完成练习题，查询知识的新进展，相关的社会实践活动加强对知识点的应用，其完成情况计入平时成绩，通过其完成情况了解学生对知识的内化程度。

4. **板书设计**

板书意义：不忘传统教学手段，讲解的同时板书手绘示意图，将抽象的理

☆ ☆ ☆ ☆

论概念具体化，直观展示教学内容。

（1）内容再现法：内容再现法是浓缩、再现原文内容的设计方法。它是一种常用的方法。

（2）逻辑追踪法：根据课文本身的内在逻辑性和系统性设计板书内容的方法。用这种方法设计板书，有利于培养学生分析问题的能力。

（3）推论法：是层层推理设计板书内容的方法。这种方法可以经过推理，得出结论，可以比较清晰地反映论证过程。

（4）思路展开法：是根据课文内容，通过联想、假设进一步扩展课文思路设计板书内容的方法。

二、护理小讲课教案案例

（一）麻醉前准备与护理教案

1. 麻醉护理教案首页见表 7-2-1。

表 7-2-1　教案首页

授课题目	麻醉前准备与护理	授课形式	小讲课
授课时间	××××年×月	授课学时	1 学时
教学目的与要求	知识：掌握各类型麻醉的概念、区别；熟悉麻醉前患者准备、病情评估（ASA 分级）、麻醉前用药与护理等知识要点 能力：培养学生分类梳理知识的能力，建立初步的临床思维。能运用相关知识，为麻醉前患者提供护理，进行术前禁食、禁饮指引，用药指导 素质：了解受伤观念，建立职业素养观念		
基本内容	1. 麻醉的概念、分类与区别 2. 麻醉前评估：ASA 分级 3. 麻醉前用药：分类与作用 4. 麻醉前护理：患者准备、术前禁食、禁饮、心理护理、用药指导等		
重点难点	重点：麻醉的概念、分类与区别；麻醉前护理 难点：麻醉前用药的分类、作用与指导用药；术前禁食、禁饮指导		
主要教学媒体	多媒体教学		
主要外语词汇	Anesthesiology 麻醉学 Analgesia 麻醉		
有关本内容的新进展	1. ASA 分级的参考类型 2. 术前禁食、禁饮的 ERAS 进展		

续表

主要参考资料 或 相关网站	1. 邓小明, 姚尚龙, 于布为, 等. 现代麻醉学. 第 5 版. 北京: 人民卫生出版社, 2020 2. Ronald D.Mille 主编, 邓小明, 曾因明主译. 米勒麻醉学. 第 8 版. 北京: 北京大学医学出版社, 2021
课后体会	教学反思: 1. 知识点分类归纳清晰, 启发式教学引导良好 2. 病例引入提起了学生的兴趣, 能有效提高吸引力 3. 思政部分讲解不够明确, 印象不够深刻, 下次可选择容易印象深刻的案例

2. 麻醉护理教学过程见表 7-2-2。

表 7-2-2　麻醉护理教学过程

教学内容	时间分配和 媒体选择
导入: 学生本人、亲戚朋友有过什么样的麻醉经历? 拔牙、割双眼皮、胃 　肠镜检查、手术等	提问学生 (2min)
引出概念: 麻醉、麻醉分类 1. 麻醉的概念　应用药物或其他方法使患者的整体或局部暂时失去感觉, 　以达到无痛目的, 为手术治疗或其他诊疗提供条件 2. 临床麻醉方法分类 (从麻醉解剖的思维引入, 讲述麻醉分类与区别)	幻灯片讲解 (8min)

分类名称	特点简述	包含类型	适合手术 / 类型
局部麻醉	阻断周围神经 冲动, 局部 无痛	表面麻醉 局部浸润麻醉 区域阻滞麻醉 神经或神经丛阻滞麻醉: 　颈丛、臂丛	范围小、部位浅的 手术或操作
椎管内麻 醉	阻滞脊神经传 达, 暂时失 去痛觉	蛛网膜下腔阻滞 (腰麻) 硬脊膜外隙阻滞 (硬膜外 麻醉) 腰硬联合麻醉	区域分段明显的 手术
全身麻醉	暂时失去全身 知觉, 深睡 眠状态	静脉麻醉 吸入麻醉 静吸复合麻醉	部位深、面积广、 跨度大的手术或 操作
复合麻醉	各种麻醉方式 的相互叠加	区域 / 神经阻滞 + 全身麻醉 局部麻醉 + 硬膜外 腰硬联合麻醉 静吸复合麻醉 ……	有跨度、对效应时 间有要求的手术

☆☆☆☆

续表

互动：列举 2～3 个手术部位，让学生分析可以选择哪种麻醉方式?	
病例导入：小张的母亲入院进行乳腺癌的择期手术，拟选择全身麻醉，从 入院到手术完成，她将经历的过程是怎样的呢?	
引出：麻醉前准备	
3.麻醉前评估——访视患者	
(1) 目的	
● 保障患者在手术、麻醉期的安全	
● 增强患者对手术和麻醉的耐受能力	互动（4min）
● 避免或减少围麻醉期的并发症	
(2) 内容	
● 制订麻醉计划：了解病史、体检、辅助检查、手术方法、ASA 分级等	导入（1min）
● 解答患者疑问，改善心理状态	
● 沟通麻醉方式等事宜，签署麻醉知情同意书	
(3) ASA 分级（Ⅰ～Ⅵ级）	幻灯片讲解 （5min）

分级	定义
ASA Ⅰ	正常健康患者
ASA Ⅱ	合并轻微系统疾病，功能代偿健全
ASA Ⅲ	合并严重系统疾病，体力活动受限，但尚能应付日常 活动
ASA Ⅳ	合并严重系统疾病，丧失日常活动能力，经常面临生命 威胁
ASA Ⅴ	垂死的患者，如不进行手术则无生存可能
ASA Ⅵ	已宣布脑死亡的患者，准备作为供体对其器官进行取出 移植

注：急诊手术，标识风险较择期增加

强调：大量研究显示 ASA 分级与手术麻醉的风险密切相关
举例：合并疾病与分级关系
4.麻醉前准备
(1) 患者准备
● 纠正或改善病理生理状态
①改善营养状况：贫血、低蛋白血症
②纠正或改善病理生理状态：水电平衡、心肺功能、内分泌等
③功能锻炼：肺功能等
● 精神状态准备
精神紧张的后果：加重应激反应、增加围手术期并发症
方法：解释（知情）、听取、解答、药物镇静

（2）麻醉设备、用具、药物的准备——防止并发症及意外 （3）知情同意：沟通、知晓、签署 5. 麻醉前护理 （1）护理内容 ● 宣教：术前禁饮禁食、特殊手术配合体位、术后镇痛等 ● 心理护理：术前回答患者疑问，解释大概的麻醉与手术流程，减轻患者 　　陌生和恐惧感 ● 麻醉前医嘱执行：留置胃管、尿管，备皮，肠道准备等 ● 指导禁食、禁饮：种类与间隔时长的说明 更新知识：ERAS 的推进，术前禁食、禁饮的时间变化：二四六八小时原则	幻灯片讲解 （3min）

食物类别	食物名称	禁食、禁饮时间	注意事项
清饮料	白开水、碳酸饮料、糖水、清茶、黑咖啡（不加奶）及无渣果汁（饮料均不能含酒精）	麻醉前 2h	饮用总量理应在 $\leqslant$5ml/kg（或总量 $\leqslant$300ml）
母乳	母乳	麻醉前 4h	
非母乳	牛奶及配方奶等	麻醉前 6h	
淀粉固体食物	面粉及谷类食物	麻醉前 6h	
脂肪类固体食物	肉类和油炸食物	麻醉前 8h	

幻灯片讲解
（6min）
互动（1min）

（2）延长禁食、禁饮的情况 ● 胃内容物排空功能受影响的患者：孕妇、肥胖、糖尿病、胃食管反流 　病等 ● 中枢神经系统疾病患者：颅脑损伤、颅内高压、昏迷等 ● 婴儿及新生儿人群：禁食 2h 后还可静脉输注含糖液体，防低血糖和脱水 思政导入：从自身经历讲述禁食、禁饮的饥饿不适感，以己度人，强调医疗、 　护理过程中的爱伤观念，强调人文关怀 6. 指导术前用药：了解目的与常用药物 （1）减少患者紧张焦虑：镇静药（地西泮、咪达唑仑）；催眠药（苯巴比妥） （2）减少麻醉药用量、提高痛阈：镇痛药（吗啡、哌替啶） （3）减少呼吸道分泌物：抗胆碱药（阿托品、东莨菪碱） （4）减少平滑肌、血管痉挛：抗组胺药（异丙嗪）	

☆☆☆☆

续表

常用药物及剂量用法			
药物类别	药名	剂量用法	幻灯片讲解（4min） 互动（1min）
镇静药	地西泮（安定） 咪达唑仑 （力月西）	5～10mg 口服或静脉注射 7.5mg 口服，5～10mg 肌内注射	
催眠药 （巴比妥类）	苯巴比妥 （鲁米那） 司可巴比妥 （速可眠）	30～60mg 口 服；0.1～0.2g 肌内注射 0.1～0.2g 肌内注射	
镇痛药	吗啡 哌替啶（杜冷丁）	10mg 肌内注射 25～50mg 肌内注射	
抗胆碱能药	阿托品 东莨菪碱	0.5mg 肌内注射 0.3mg 肌内注射	
抗组胺药：解除平滑肌、血管痉挛	异丙嗪	12.5～25mg 肌内注射	

注意事项：
- 麻醉前 30～60min 或手术前晚口服催眠药 / 安定镇静药
- 特殊患者特殊给药
- 术前口服药：在术前 1～2h 将药片研碎后服下，并饮入 0.25～0.5ml/kg 清水（例：60kg ≤ 30ml）；缓控释制剂严禁研碎服用

强调：术前用药应该由麻醉医生下达医嘱，各种药物作用之间存在协同，给药方案应该个体化

病例分析：患者男性，80 岁，因胆道疾病入院，拟在全身麻醉下行剖腹探查术，清晨患者入手术室前，护士发现术前一晚的降血压药未服用

问：此时护士该如何做？

A. 当作没看见

B. 给患者测血压，如果高，则当即服下

C. 告知医师，并与麻醉 / 手术室护士做好交接说明

思政导入：强调医护人员的爱伤观念、职业素养。首先源于对患者安全的重视，在发现风险时应及时采取对应措施，积极阻止与补救，防止危险情况发生

评价与反馈：询问学生对本次课程的掌握情况，及时查缺补漏

教学小结：总结本次课的重要知识点

（1）麻醉的概念、分类与区别

（2）麻醉前用药分类与作用

（3）麻醉前护理、术前禁食、禁饮指引

续表

习题与知识拓展	
（1）习题 病例分析：张×，47 岁，因无意中发现右侧乳房外上方肿块 1 个月就 　　诊。体格检查：右侧乳房局部皮肤凹陷，于外上象限扪及一约 2cm× 　　2.5cm×2cm 肿块，质地较硬，与周围组织边界不清。右侧腋窝扪及 2 个 　　约蚕豆大小淋巴结，可推动。初步诊断为"右侧乳腺癌"。拟行手术治疗 问：此类手术通常采用何种麻醉方式？ 麻醉前护理需要做哪些？ （2）知识拓展 视频：手术室之旅——从患者角度讲述手术麻醉的流程	反馈、小结、 习题：5min

（二）麻醉期间常见并发症的护理

麻醉期间常见并发症的护理教案首页见表 7-2-3。

表 7-2-3　麻醉期间常见并发症的护理教案首页

授课题目	麻醉期间常见并发症的护理	授课形式	小讲课
授课时间	××××年 × 月	授课学时	1 学时
教学目的 与要求	知识：掌握各类并发症的原因、表现及处理 能力：培养学生分类梳理知识的能力，建立初步的临床思维。能运用相关 　　知识，为麻醉期间常见并发症患者提供护理，解决临床问题，保证患者 　　围手术期安全，了解爱伤观念，建立职业素养观念		
基本内容	1. 麻醉并发症的概念 2 麻醉期间常见并发症发生的分类 3. 麻醉期间常见并发症发生的原因 4. 麻醉期间常见并发症的护理		
重点 难点	重点：麻醉期间常见并发症的识别 难点：麻醉期间常见并发症的护理		
主要教学媒体	多媒体教学		
主要外语词汇	Anesthesiology 麻醉学 Analgesia 麻醉		
有关本内容的 新进展	1. ASA 分级的参考类型 2. 术前禁食、禁饮的 ERAS 进展		
课后体会	教学反思： 1. 知识点分类归纳清晰，启发式教学引导良好 2. 病例引入提起了学生的兴趣，能有效提高吸引力 3. 思政部分讲解不够明确，印象不够深刻，下次可选择容易印象深刻的案例		

☆☆☆☆

教学过程

教学内容	时间分配和媒体选择
导入：麻醉恢复室一位患者拔除气管导管后，血氧饱和度很快出现进行性的下降，这是为什么呢？	提问学生（2min）
引出概念：麻醉、麻醉分类 1. 麻醉并发症的概念 麻醉并发症是指在实施麻醉技术操作和管理过程中，完全按照操作规范工作，因患者本身的病理因素、麻醉方式、药物的直接作用而产生某些疾病症状和综合征 2. 临床麻醉方法分类 （从麻醉各个系统的思维引入，讲述并发症分类）	幻灯片讲解（8min）

分类名称	包含类型
呼吸系统	（1）反流与误吸 （2）呼吸道梗阻 （3）通气量不足 （4）低氧血症
循环系统	（1）低血压 （2）高血压 （3）心律失常 （4）高热

教学内容	时间分配和媒体选择
3. 麻醉期间常见并发症发生的原因及如何护理 （1）反流与误吸 ①原因：由于患者的意识、咽反射消失，一旦有反流物即可发生误吸，引起急性呼吸道梗阻，如不能及时有效进行抢救，可导致患者窒息甚至死亡 ②危害：误吸胃液可引起肺损伤、支气管痉挛和毛细血管通透性增加，导致肺水肿和肺不张。肺损伤程度与吸入的胃液量和 pH 有关 ③预防与处理：减少胃内物滞留；降低胃液 pH；降低胃内压；加强对呼吸道的保护 （2）呼吸道梗阻 ●上呼吸道梗阻：指声门以上的呼吸道梗阻 ①原因：机械性梗阻常见，如舌后坠、口腔分泌物阻塞、异物阻塞、喉头水肿、喉痉挛等 ②表现：不全梗阻表现为呼吸困难并有鼾声；完全梗阻时有鼻翼扇动和三凹征 ③处理：迅速将下颌托起，置入口咽或鼻咽通气管，清除咽喉部分泌物和异物。喉头水肿者，给予糖皮质激素，严重者行气管切开。喉痉挛者，应解除诱因、加压给氧，无效时静脉注射琥珀胆碱，经面罩给氧，维持通气，必要时气管插管	引入（4min） 导入（1min）

续表

●下呼吸道梗阻：指声门以下的呼吸道梗阻 ①原因：常为气管导管扭折、导管斜面过长而紧贴在气管壁上、分泌物或呕吐物误吸、支气管痉挛等所致 ②表现：轻者出现肺部啰音，重者出现呼吸困难、潮气量减低、气道阻力增高、发绀发黑、心率加快、血压下降 ③处理：一旦发现，立即报告医师并协助处理 （3）通气量不足 ①原因：在麻醉期间或麻醉后，由麻醉药、麻醉性镇痛药和肌松药产生的中枢性或外周性呼吸抑制所致 ②表现：CO_2 潴留和（或）低氧血症，血气分析示 $PaCO_2 > 50mmHg$，$pH < 7.30$ ③处理：给予机械通气维持呼吸直至呼吸功能完全恢复；必要时遵医嘱给予拮抗药物 （4）低氧血症 ①原因：吸入氧浓度过低、气道梗阻、弥散性缺氧、肺不张、肺水肿、误吸等 ②表现：患者吸空气时，$SpO_2 < 90\%$，$PaO_2 < 60mmHg$ 或吸纯氧时 $PaO_2 < 90mmHg$，呼吸急促、发绀发黑、躁动不安、心动过速、心律失常、血压升高等 ③处理：及时给氧，必要时行机械通气 （5）低血压 ①原因：主要包括麻醉过深、失血过多、过敏反应、肾上腺皮质功能低下、术中牵拉内脏等 ②表现：麻醉期间收缩压下降超过基础值的 30% 或绝对值低于 80mmHg。长时间严重低血压可致重要器官低灌注，并发代谢性酸中毒等 ③处理：先减浅麻醉，补充血容量，彻底外科止血，必要时暂停手术操作，给予血管收缩药，待麻醉深度调整适宜、血压平稳后再继续手术 （6）高血压 ①原因：除原发性高血压者外，多与麻醉浅、镇痛药用量不足、未能及时控制手术刺激引起的应激反应有关 ②表现：麻醉期间收缩压高于 160mmHg 或收缩压高于基础值的 30% ③处理：有高血压病史者，应在全身麻醉诱导前静脉注射芬太尼，以减轻气管插管引起的心血管反应。术中根据手术刺激程度调节麻醉深度，必要时行控制性降压 （7）心律失常 ①原因：因麻醉过浅、心肺疾病、麻醉药对心脏起搏系统的抑制、麻醉和手术造成的全身缺氧、心肌缺血而诱发 ②表现：以窦性心动过速和房性期前收缩多见 ③处理：保持麻醉深度适宜，维持血流动力学稳定，维持心肌氧供需平衡，处理相关诱因	幻灯片讲解 （20min）

☆☆☆☆

(8) 高热、抽搐和惊厥 ①原因：可能与全身麻醉药引起中枢性体温调节失调有关，或与脑组织细胞代谢紊乱、患者体质有关。婴幼儿由于体温调节中枢尚未完全发育成熟，体温易受环境温度的影响，若高热处理不及时，可引起抽搐甚至惊厥 ②处理：一旦发现体温升高，应积极进行物理降温，特别是头部降温，以防脑水肿 病例分析： 患者，男性，21岁，身高180cm，体重100kg，BMI 30.86kg/m²，肥胖，颈短，因"体检发现左侧精索静脉曲张6天余"入院。无任何不适症状 麻醉诱导开始，静脉推注咪达唑仑5mg、顺式阿曲库铵20mg，患者突然自述恶心，随即出现呕吐动作，立即将患者头部偏向一侧，头低位，有分泌物从患者口鼻流出 问：此时护士该如何处理？ A. 当作没看见 B. 头偏向一侧，吸引分泌物 C. 继续加压给氧 思政导入：强调医护人员的爱伤观念、职业素养。首先源于对患者安全的重视，在发现风险时应及时采取对应措施，积极阻止与补救，防止危险情况发生 评价与反馈：询问学生对本次课程的掌握情况，及时查缺补漏 教学小结：总结本次课的重要知识点	
1. 麻醉期间常见并发症发生的概念与分类 2. 麻醉期间常见并发症发生的原因 3. 麻醉期间常见并发症的护理	幻灯片讲解 (8min)
习题与知识拓展 习题	互动 (1min)
病例分析：甲状腺功能亢进患者且体重为80kg，虽术前准备较好且血压、心率、基础代谢率基本稳定在正常范围，但麻醉诱导期间因药物用量不足，导致出现较强的气管插管应激反应。血压由入室135/82mmHg上升至187/105mmHg、心率由86次/分升至为136次/分，由于两次插管失败，后经咽腔1%丁卡因喷雾表面麻醉，以备再次喉镜下半盲探插管，经尝试仍未成功。反复无效插管导致血压继续上升至210/120mmHg，心率升为158次/分。当继续改用手指探查插管法时，患者出现口唇发绀，呼吸困难，"三凹"征明显，心率高达173次/分，血压降至112/60mmHg，SpO₂降至69%。经面罩给氧加压辅助通气，但此时气道压力明显增高，气道受阻严重，短时间内机体缺氧得不到改善，致使患者发生严重低氧血症，加之反复操作性刺激，造成患者心肺负荷过重，最终患者心搏停止 问：麻醉期间出现了什么并发症？我们该如何护理？	反馈、小结、 习题 (5min)

（丁　红　陈　震　胡敏佳　梁　钥）

第三节 护理病例讨论

护理病例讨论是运用语言、书面、音像、画面等媒介手段，展现患者病情的客观资料，让临床护士或学生通过自己对案例的阅读及分析，在群体中共同讨论，以理论知识为基础并结合自身实践，提供学习或指导进而寻求解决患者实际问题方案的护理活动。2016 年 9 月国家卫生和计划生育委员会令第 10 号文件《医疗质量管理办法》指出疑难病例讨论制度、急危重患者抢救制度、死亡病例讨论制度为医疗质量安全核心制度；《关于印发医疗机构手术分级管理办法的通知》（国卫办医政发〔2022〕18 号）提出医疗机构应当加强围手术期死亡病例讨论管理，四级手术患者发生围手术期死亡的，应当在规定时间内完成，由医务管理部门组织完成多学科讨论，医疗机构应当每年度对全部围手术期死亡病例进行汇总分析，提出持续改进意见；2022 年 5 月《广东省卫生健康专业技术人员职称评价改革实施方案》中针对护理专业技术人才晋升高级职称工作量要求把主持护理疑难病例讨论纳入评审内容。

一、护理病例讨论概述

护理病例讨论范围分为护理疑难病例、特殊病例、新开展手术病例、死亡病例、急危重症抢救病例、潜在或已发生医疗护理纠纷病例等，由护理部或科室定期或不定期进行，也可邀请相关科室联合举行，扩大知识面进行多学科讨论。围绕病例的主要护理问题、护理措施、护理效果及总结护理过程中的不足展开讨论，通过文献检索、书籍查阅等途径了解国内外护理新进展来解决遇到的临床问题，做到理论与实际结合、临床思维能力的锻炼，最终达到提升整体护理质量的目的。

（一）病例讨论的目的

通过临床护理思维与临床护理技能的结合，专业护理人员共同讨论研究制定出切实、有效、可行的护理方案。

（二）病例讨论的实施

1. 病例的选择 选择复杂、并发症多、护理难度大的特殊或罕见病例。

2. 护理病历讨论主要步骤

（1）病历资料准备：护士长或责任护士准备好患者相关资料。

（2）环境准备：确定讨论时间、地点。

（3）人员准备：确定主持人，告知相关人员讨论主题并做好提问发言准备。

（4）病例汇报：由主持人或责任护士汇报。

（5）提出护理问题及讨论重点：参加人员针对提出问题进行回答讨论。

☆ ☆ ☆ ☆

（6）主持人总结：护士长或主持人进行总结，确定新的护理方案。

3. 主要内容　护理诊断是否正确，护理措施是否得当，实施护理技术经验教训与注意事项，护理病历书写是否规范，护患争议问题是否存在护理过错，应借鉴的护理经验，需要解决的护理问题等。

4. 记录　病例的讨论由责任护士记录日期、时间、地点、参加人、主持者、报告病例者及各参加者的发言内容（包括诊断、进一步护理措施改进及护理意见等）。记录完毕，参与人员签名，上交护士长或主持人审阅后归档。

（三）病例讨论注意事项

1. 讨论前应做好准备工作，就病例的相关问题告知参加者提前进行思考、查找相关资料，查找文献进行循证，以确保达到讨论目的。

2. 病例讨论时，参与人员应积极主动，根据自身的工作经验与知识积累提出意见或建议。

3. 病例讨论应做好记录，讨论资料应归案保存。

在临床护理工作中，应注意特殊病史资料收集积累，根据病例讨论步骤实施，进行整理、记录，可作为临床教学案例，培养对特殊病例的诊断及护理思维能力。病例讨论是不受医疗环境影响，通过分析总结，进一步服务患者的学习过程。

二、病例讨论案例

★ 案例 1　一例右侧甲状腺腺叶切除术后出血护理病例讨论

时间：20×× 年 × 月 × 日

地点：麻醉科会议室

主持人：护理组长

参加人员：全体麻醉护士

（一）病例资料

1. 现病史　患者，男性，29 岁，因"发现右侧颈部肿物 8 个月"入院。于 8 个月前体检发现右侧颈部大小约 1cm×1cm 的肿物，肿物质软，表面光滑，活动度好，随吞咽上下活动。无疼痛、破溃、发热、心悸以及性格、食欲的改变，同时未见呼吸困难、吞咽困难、咽喉异物感。入院诊断：右侧甲状腺结节；睡眠呼吸暂停综合征。患者发病以来神志清、精神可、睡眠安、食欲佳、大小便正常、体重正常。

2. 既往史　患者既往体健、否认急性传染病史、否认曾患心脑血管、肺、肾、内分泌等系统疾病，8 年前曾行"腺样体切除"手术，无食物及药物过敏史，否认输血史。

3. 体格检查

（1）患者身高 185cm，体重 85.5kg，体温 36.0℃，脉搏 80 次 / 分，呼吸

18 次 / 分，血压 120/80mmHg。

（2）患者神志清、精神可、自主体位、对答切题、检查合作。呼吸运动不受限、胸廓扩张度好。

（3）听诊患者双肺呼吸音清，未闻及明显干、湿啰音及哮鸣音，心率85 次 / 分，律齐，未闻及心脏病理性杂音。腹软、无压痛及反跳痛，未触及腹部包块。

（4）患者可配合完成深吸气，深呼气及屏气试验，无明显气管受压及位移现象。

4. 实验室检查和影像学检查

（1）B 超提示甲状腺低回声结节，符合 TI-RADS4 ~ 5 级。

（2）CT 检查提示甲状腺双叶稍低小结节，性质需结合其他医学检查手段。

（3）胸部 X 线提示主动脉轻度硬化，双肺未见实质性病变。

（4）血液学检查：血常规、血生化及凝血功能检查提示均在正常范围内。

（二）麻醉前评估

1. 拟行右侧甲状腺腺叶切除术。

2. 张口度 4cm；Mallampati 分级：Ⅱ级；甲颏间距离：6cm。

3. 麻醉分级 ASA：Ⅱ级；心功能分级：Ⅰ级。

4. 麻醉方法：气管插管全身麻醉。

（三）麻醉及处理过程

1. 麻醉手术过程

（1）治疗方案：择期拟行右侧甲状腺腺叶切除术。

（2）8 ：00 入手术室。入室行生命体征监测，患者生命体征：体温 36.3℃，心率 79 次 / 分，血压 120/81mmHg，SpO_2 99%，呼吸 18 次 / 分，开放外周静脉通路补液，使用暖风机保温。予以咪达唑仑 2mg 静脉注射镇静。因存在睡眠呼吸暂停综合征和打鼾病史，存在喉镜显露困难和插管困难的危险因素，插管前需充分准备与评估。

（3）8 ：30 麻醉开始。充分预供氧，给予丙泊酚 150mg、舒芬太尼 30μg、罗库溴铵 50mg 静脉注射，面罩通气等级Ⅰ级。经喉镜明视下顺利显露声门，经口置入 7.5 号加强型气管导管，插管过程顺利，置入深度 22cm。听诊双侧呼吸音对称。双肺通气呼吸机参数设置：VT450ml，频率 15 次 / 分，PEEP 6cmH2O。气道压波动在 16 ~ 18cmH2O。术中七氟醚、丙泊酚、瑞芬太尼联合维持麻醉深度。

（4）9 ：00 手术开始。术中送冷冻病理标本，结果提示为右侧甲状腺乳头状瘤。

（5）11 ：00 手术结束，手术时长为 120min。术毕患者麻醉状态，带气管导

☆☆☆☆

管由麻醉医生手控呼吸、手术医生与巡回护士一起转送至 PACU。出手术室前生命体征：体温 36.3℃，心率 75 次 / 分，血压 120/70mmHg，SpO_2 99%，呼吸 15 次 / 分。

2. 术后复苏过程

（1）11：20 患者麻醉未醒，带气管插管转入 PACU。由麻醉医生指导进行呼吸机参数设定，双肺通气呼吸机参数设置：VT 500ml，频率 16 次 / 分，PEEP 6cmH_2O。麻醉医生交班，患者术中无异常情况，生命体征平稳；伤口引流量约为 15ml，色鲜红；生命体征：体温 36.3℃，心率 65 次 / 分，血压 120/70mmHg，SpO_2 99%，呼吸 16 次 / 分。

（2）11：40，患者自主呼吸恢复、吞咽反射恢复、肌张力恢复、意识清醒，生命体征：体温 36.2℃，心率 65 次 / 分，血压 130/85mmHg，SpO_2 99%，呼吸 16 次 / 分。经由 PACU 麻醉医生评估后，遵医嘱予吸痰并拔除气管导管。

（3）12：20 麻醉护士发现患者伤口渗血、引流量增加至 50ml，色鲜红。鼻导管给氧 5L/ 分，SpO_2 95%。患者主诉颈部肿胀呼吸困难，立即通知麻醉医生及手术医生，同时面罩加压给氧，给予心理护理。

（4）12：30 患者缺氧状况未缓解：SpO_2 88%。立即给予患者快速诱导后，选择 7.5 号加强型气管导管行气管插管辅助通气。

（5）12:42 手术医生决定，患者重返手术室，行甲状腺术后颈部血肿清除术。

（6）12：47 患者带气管导管入手术室。连接麻醉机，遵医嘱设置麻醉机参数：VT500ml，频率 14 次 / 分，PEEP 6cm H_2O，$FiO_2$45%，并予以常规麻醉监护（血压、心电图、血氧饱和度及体温监测）。患者生命体征监测数据：体温 36.5℃，心率 85 次 / 分，血压 144/81mmHg，SpO_2 99%，呼吸 18 次 / 分。术中给予 1% 七氟醚吸入及丙泊酚、瑞芬太尼静脉泵注联合维持麻醉深度，术中间断予舒芬太尼及罗库溴铵。

（7）12：50 手术开始。术中清除手术部位血肿。

（8）14：15 手术结束。患者自主呼吸恢复、吞咽反射恢复、肌张力恢复、呼唤可睁眼，生命体征：体温 36.2℃，心率 65 次 / 分，血压 121/75mmHg，SpO_2 99%，呼吸 16 次 / 分。麻醉医生进行拔管指征评估后，拔除气管导管。拔管 5min 后，患者无异常，生命体征平稳，转送 PACU 继续监护。

（9）14：20 患者经由麻醉医生、手术医生及手术室护士共同转运至 PACU。入 PACU 后，给予经鼻导管吸氧 3L/ 分，常规生命体征监护，生命体征：体温 36.2℃，心率 60 次 / 分，血压 120/65mmHg，SpO_2 99%，呼吸 16 次 / 分。

（10）17：10 患者不吸氧时间超过 10min；生命体征平稳，体温 36.3℃，心率 72 次 / 分，血压 123/71mmHg，SpO_2 99%，呼吸 16 次 / 分；无手术及麻醉并发症，经由麻醉医生、手术医生共同评估后，遵医嘱护送患者转回原病房。

☆　☆　☆　◇

（四）术后转归

1. 患者转运至原病房，遵医嘱予术后生命体征监测，与病房护士进行详细交接。

2. 病房治疗及处理

（1）术后第 1 天，患者主诉手术伤口仍有刺痛症状但较之前好转，无声音嘶哑、饮水呛咳、咳嗽、发热、四肢麻痹抽搐或麻木等状况，引流液约为 90ml，色暗红。

（2）术后第 7 天，无特殊症状。生命体征平稳，切口愈合良好，无渗血渗液，颈部引流约为 10ml，色淡红，嘱拔除引流管。

3. 住院天数：9d。

4. 出院诊断：右侧甲状腺乳头状瘤；左侧结节性甲状腺肿；睡眠呼吸暂停综合征。

（五）主持人提出讨论问题

1. 引起甲状腺手术术后出血的相关因素及护理措施是什么？

2. 发现伤口出血形成血肿压迫气道，护士应如何处理？

3. 甲状腺术后患者出现呼吸困难的常见原因及处理是什么？

4. 甲状腺危象的临床表现是什么？

5. 甲状腺手术患者拔除气管导管的注意事项是什么？

6. 围手术期合并睡眠呼吸暂停综合征的危险因素包括哪些？

（六）讨论记录

问题 1

护士 A：引起甲状腺手术术后出血的相关因素如下。

（1）手术时止血不完善。

（2）患者术后出现咳嗽、恶心呕吐、活动频繁导致血管结扎线滑脱。

（3）患者凝血功能障碍等。术后出血是甲状腺术后最常见的并发症之一，一般多发生于甲状腺术后的 24 ～ 48h。

护理措施包括如下几条。

（1）生命体征的观察：护士应密切观察患者呼吸、血压、脉搏、体温、血氧饱和度、神志的变化。除此之外，若出血压迫气管，患者可表现为呼吸不畅，护士应重视患者的主诉，关注患者是否出现呼吸不畅的症状。

（2）切口、敷料的观察：观察切口是否有渗血，敷料是否干燥、清洁；颈部是否有瘀斑、肿胀、突起包块；是否有疼痛、伴气管压迫感；是否呼吸困难。如果切口周围出现瘀斑，触之坚硬，呈暗红色隆起或有波动感者，则为皮下血肿。

（3）引流管的观察：保持引流管固定通畅，注意引流管是否脱出、扭曲、折叠、漏气等。观察引流液的颜色、性状及量。如果短时间内引流液急剧增多，超过

100ml 且颜色为鲜红色，应考虑为内出血。另外还要观察引流液的滴速，如果呈线状滴速，则明确伤口出血，要迅速协助医生做紧急处理。

（4）颈围测量：术后进入 PACU 即进行颈围测量，通过与入 PACU 时的基础颈围比较，动态观察皮下出血量。

问题 2

护士 B：

（1）通知麻醉医生与手术医生，同时将抢救车推至床旁，抢救用物包括：气管切开包、气管插管包、血管活性药物、吸引装置、吸氧装置、简易呼吸囊、面罩、无菌手套等，做好紧急气管插管或气管切开准备。

（2）协助医生打开颈部切口敷料，如发现有血肿形成，迅速剪开缝线，清除颈部血肿。

（3）密切观察生命体征变化并做好记录，保持呼吸道通畅。必要时行血气分析，使用抢救药物及止血药物。

（4）如需要送手术间止血，立即落实手术间准备情况，携带氧气袋、简易呼吸囊、便携式转运监护仪，运送途中继续吸氧和心电监测，便于观察患者生命体征，特别是血氧饱和度的变化。

（5）心理护理：由于出血压迫气道，患者常会出现呼吸困难，严重者甚至出现休克或濒死感，并极度恐惧。安慰鼓励患者，减轻患者恐惧心理与焦虑情绪，必要时遵医嘱予以镇静药物。

问题 3

护士 C：此类手术患者出现呼吸困难的常见原因包括如下几条。

（1）术后出血。防止术后剧烈咳嗽出血，术后床边常规放置气管切开包，一旦出现出血压迫症状，床旁迅速敞开伤口解除压迫。

（2）双侧喉返神经损伤。手术操作可因牵拉、钳夹或切断、缝扎喉返神经后造成暂时性或永久性损伤。若损伤前支则同侧声带外展，若损伤后支则声带内收，如两侧喉返神经主干被损伤，则可出现呼吸困难甚至窒息，需立即行气管造口以解除呼吸道梗阻。如为暂时性喉返神经损伤，经理疗及维生素等治疗，一般 3～6 个月可逐渐恢复。建议尽可能行术中神经肌电监测，若双侧喉返神经功能受损则须术中行气管切开。

（3）气管痉挛。发生气管痉挛后，气道管腔变窄，通气障碍，出现呼吸困难甚至窒息。一旦怀疑应立即给予吸氧、静脉注射地塞米松，缓解气管痉挛；若处理无效，气管插管往往不易成功，应进行紧急气管切开。

（4）喉头水肿。轻度喉头水肿应给予半坐位、吸氧、静脉注射糖皮质激素改善症状。但如症状不能缓解，甚至呈进行性加重，则应考虑尽早行气管插管。若插管延迟，患者会在短时间内病情急剧恶化而造成插管困难，此时应紧急行气管切开术。

（5）呼吸道分泌物阻塞。术前应指导患者学习有效的咳嗽排痰动作。拔管前尽量吸尽口腔和气管内分泌物。术后给予镇痛、雾化吸入，并协助咳嗽排痰。如患者虚弱而无力排痰，应给予口鼻腔吸痰。若仍未能改善，应立即行气管插管或气管切开，吸净阻塞痰液，恢复气道通畅。

（6）气管塌陷等极为罕见，对于巨大肿瘤长期压迫，气管软化塌陷的患者术中应行气管悬吊，严重者可考虑气管切开或气管支架置入。

问题 4

护士 D：甲状腺危象是甲亢手术后可危及生命的一种严重并发症，临床较罕见，一旦发生，病死率可高达 20% ～ 50%。临床表现为高热、心动过速、大汗、烦躁不安、谵妄，甚至昏迷。发生时间一般为术后 6 ～ 24h，但术中也可出现，一旦出现需注意与恶性高热鉴别。

问题 5

护士 E：可参考《气管导管拔除的专家共识》2020 版，拔管前应进行套囊放气试验，排除因手术等操作原因造成的声门周围水肿，也可使用气道交换导管进行辅助，使气道可以在需要时快速重建。对疑有气管壁软化的患者，手术后待患者完全清醒，先将气管导管退至声门下，观察数分钟，若无呼吸道梗阻出现，方可拔出气管导管。

问题 6

护士 F：阻塞性呼吸睡眠综合征是由于睡眠期间上气道反复塌陷阻塞引起的呼吸暂停和通气不足，导致睡眠结构紊乱、间歇性低氧、高碳酸血症等一系列病理生理改变的临床综合征。围手术期的危险因素包括麻醉诱导后出现面罩通气困难、插管困难，甚至不能维持有效通气；拔除气管导管后出现呼吸道部分或完全梗阻；术后镇静镇痛药物的使用导致症状加重，出现严重缺氧和高碳酸血症等。

（七）主持人总结

该病例是一例甲状腺部分切除术后患者，在 PACU 拔管观察过程中出现切口出血，形成血肿压迫气道，导致血氧饱和度下降，在 PACU 紧急气管插管后进行二次手术的患者。通过分析引起出血的原因、处理过程与护理措施发现不足之处。与该病例相关知识的拓展，让我们进一步掌握甲状腺手术术后的观察要点、难点，锻炼麻醉科护士的临床思维能力。以上六位护士的回答详细，准备充分，相信大家都有所收获。甲状腺手术术后的观察一直是 PACU 的工作重点，我们通过患者主诉、监护仪器监测的生命体征数值的变化以及对患者的整体评估来快速判断，及时发现并发症并正确处理，从而保障患者全身麻醉复苏期的安全。

☆☆☆☆

★ 案例 2　一例全身麻醉复苏期哮喘急性发作护理病例讨论

时间：20×× 年 × 月 × 日

地点：麻醉科会议室

主持人：护理组长

参加人员：全体麻醉护士

（一）病例资料

1. 现病史　患者于 6 个月前无明显诱因下出现便血、为便中带血，具体量不详，伴有排便困难、大便干结，无恶心、呕吐、腹痛、腹胀，无腹泻，无发热、头晕、胸闷、心悸，无神志丧失、四肢抽搐、大小便失禁等不适，后遂到我院就诊，肠镜示：待病理，直肠癌。患者曾于 3 个月前行腹腔镜辅助直肠癌根治＋回肠预防性造瘘术；患者精神可，食欲可，睡眠可，大小便正常，体重无明显变化。现为进一步治疗及拟行造瘘还纳术遂再次到我院就诊。

2. 既往史　多年前外院诊断哮喘，嘱随身备药。否认急性传染病史，幼年曾接种卡介苗、脊灰疫苗、百白破三联疫苗，已多年未接受预防接种。否认曾患心脑血管、肾、内分泌系统等系统疾病，否认外伤手术史，否认食物及药物过敏史，否认输血史。

3. 体格检查

（1）身高 160cm，体重 60kg，体温 36.2℃，脉搏 80 次 / 分，呼吸 18 次 / 分，血压 120/80mmHg。

（2）患者神志清、精神可、自动体位、对答切题、检查合作。呼吸运动不受限、胸廓扩张度好。

（3）听诊患者双肺呼吸音清晰，双肺未闻及干、湿啰音及胸膜摩擦音。心率 80 次 / 分、心律齐，各瓣膜听诊区未闻及病理性杂音。腹软、无压痛及反跳痛。无腹部包块。

（4）患者可配合完成深吸气，深呼气及屏气试验，无明显气管受压及位移现象。

4. 实验室检查和影像学检查

（1）超声心动图提示升主动脉附壁斑块形成，主动脉瓣退行性变并轻度反流。

（2）CT 检查提示

● 腹腔镜辅助直肠癌根治＋回肠造瘘术后复查，直肠－回肠远端高密度对比剂填充，直肠术区未见确切异常强化灶。

● 慢性支气管炎，两肺下叶支气管扩张；迷走右锁骨下动脉；双侧胸膜增厚；纵隔多发肿大淋巴结。

（3）血液学检查：血常规、血生化及凝血功能检查均无异常。

（二）麻醉前评估

1. 拟行回肠造瘘还纳术。

2. 近期无上呼吸道感染。

3. 近期哮喘未发作、规律服药。

4. 张口度 4cm、Mallampati 分级：Ⅱ级，甲颏间距离：> 6.5cm。

5. 麻醉分级 ASA：Ⅱ级，心功能分级：Ⅱ级。

6. 麻醉方法：气管插管全身麻醉。

（三）麻醉及处理过程

1. 麻醉手术过程

（1）治疗方案：拟行回肠造瘘还纳术。

（2）13：00 入手术室，生命体征：体温 36.5℃，心率 80 次 / 分，血压 136/70mmHg，SpO$_2$ 99%，呼吸 18 次 / 分，开放外周静脉通路补液，暖风机加温。予以静脉注射咪达唑仑 1.5mg、地佐辛 5mg、氟比洛芬酯 50mg、戊乙奎醚 0.5mg，密切观察患者生命体征及患者呼吸、循环情况。

（3）13：15 诱导予以依托咪酯 16mg、舒芬太尼 40μg、苯磺顺阿曲库铵 16mg 静脉注射，面罩通气等级Ⅰ级。经喉镜明视下顺利显露声门，经口置入 7.5 号加强型气管导管，插管过程顺利，置管深度 24cm。听诊双侧呼吸音对称，气管导管位置良好。双肺通气呼吸机参数设置：VT400ml，频率 12 次 / 分，PEEP 5cmH$_2$O。术中丙泊酚、瑞芬太尼、右美托咪定维持麻醉深度。

（4）13：40 手术开始。血压降至 83/49mmHg，给予静脉注射去氧肾上腺素、麻黄碱对症处理，术中血压维持在 100 ～ 128/55 ～ 68mmHg。

（5）14：50 手术结束，手术时长为 70min，患者处于麻醉状态，术毕带气管导管由麻醉医生使用简易呼吸器手控呼吸与手术医生、手术室护士一起转送至 PACU。生命体征：体温 36.3℃，心率 85 次 / 分，血压 150/90mmHg，SpO$_2$ 99%。

2. 术后复苏过程

（1）15：00 患者带管转入 PACU，麻醉状态。由麻醉医生指导下设置呼吸机参数，VT400ml，呼吸频率 12 次 / 分。麻醉医生交接患者诊断及手术情况、用药情况、插管情况、术中血压变化情况及其他生命体征。患者入 PACU 后，生命体征：体温 36.5℃，心率 80 次 / 分，血压 150/90mmHg，SpO$_2$ 99%，呼吸 16 次 / 分。

（2）15：20 患者自主呼吸恢复，护士评估患者，吞咽反射恢复、肌张力恢复、意识清醒、生命体征平稳，VT300 ～ 420ml，频率 10 ～ 16 次 / 分，告知 PACU 医生。医生进行再评估后，下医嘱拔除气管导管，护士遵医嘱予吸痰拔除气管导管。

（3）16：10 患者生命体征：血压 138/80mmHg，心率 80 次 / 分，SpO$_2$ 99%，

PACU 护士、医生对患者进行 PACU 出室指标评估，患者已达到出室指标，联系外科医生将患者接回病房。

（4）16：20，等待外科医生过程中，患者主诉胸闷、呼吸困难，面罩吸氧 6L/ 分，SpO_2 91%；询问患者有哮喘病史，未将常用药带入手术室；遵医嘱给予沙丁胺醇吸入，效果欠佳；加大氧浓度，面罩吸氧 8L/min。

（5）16：28 呼吸困难加重，SpO_2 82%，双肺听诊满肺哮鸣音，遵医嘱给予喘定 0.25g、氨茶碱 0.125g、甲泼尼龙 80mg 静脉注射；患者血压下降至 86/53mmHg，给予去甲肾上腺素静脉泵注，加快补液速度。

（6）16：40 SpO_2 60%～70%，血压 105/67mmHg，患者出现烦躁，给予舒芬太尼 5μg 静脉注射。协助患者取端坐位，联系呼吸科会诊，同时联系家属送患者常用药。

（7）16：50 患者烦躁稍缓解，呼吸科会诊意见予以普米克雾化吸入。

（8）17：05 SpO_2 维持在 82%～89%，血压 105/67mmHg，在手术医生、麻醉医生护送下转入 ICU，转运途中持续吸氧和心电监护。

（四）术后转归

1. 经由麻醉医生和患者主管医生讨论，结合上级医生意见，患者转入 ICU 进行治疗。

（1）当日 21：00，再次出现气促、血氧饱和度下降至 70%，值班医生初步诊断为哮喘再次发作。遵医嘱予患者雾化吸入、面罩加压给氧及适当镇痛治疗。21：20，患者呼吸逐渐平稳，生命体征平稳：体温 36.5℃，血压 110/73mmHg，SpO_2 90%，呼吸 15 次 / 分。

（2）次日 10：35，患者生命体征：体温 36.3℃，血压 123/84mmHg，SpO_2 95%，呼吸 16 次 / 分。神志清楚、无呼吸困难气促，转回普通病房。

2. 住院天数：14d。

3. 出院诊断：回肠造瘘还纳术；直肠恶性肿瘤术后。

（五）主持人提出讨论问题

1. 哮喘的定义是什么？

2. 围手术期哮喘急性发作的诱发因素是什么？

3. 该患者护理诊断及护理措施是什么？

4. 麻醉过程中如何早期识别？

5. 术中哮喘急性发作的处理与护理措施包括哪些？

6. 哮喘患者气管拔管注意事项有哪些？

（六）讨论记录

问题 1

护士 A：哮喘是由多种细胞（如嗜酸性粒细胞、肥大细胞、T 淋巴细胞、中性粒细胞、气道上皮细胞等）和细胞组分参与的气道慢性炎症性疾病。这种

☆ ☆ ☆ ☆

慢性炎症与气道高反应性相关，通常出现广泛多变的可逆性气流受限，并引起反复发作性的喘息、气急、胸闷或咳嗽等症状。

问题 2

护士 B：诱发因素包括如下几条。

（1）近期上呼吸道感染：是围手术期支气管痉挛的主要危险因素之一。

（2）高危手术：胸腔手术、上腹部手术、开放性主动脉瘤修复、神经科手术和头颈部手术。

（3）麻醉操作因素：浅麻醉下气管插管、拔管及吸痰刺激气管黏膜，气管插管过深刺激隆突。

（4）药物因素

● 硫喷妥钠：抑制交感而兴奋副交感神经。

● 阿片类镇痛药吗啡、哌替啶：促进组胺释放。

● 新斯的明：乙酰胆碱增加，气道平滑肌痉挛。

● 阿曲库铵、米库氯铵：诱导组胺释放。

● 非甾体抗炎药物：可能诱发急性支气管收缩。

（5）焦虑、恐惧、紧张。

问题 3

护士 C：护理诊断如下。

（1）气体交换受损：与支气管痉挛，气道炎症有关。

护理措施：

● 氧疗：面罩给氧，以维持患者血氧饱和度。

● 帮助患者取舒适体位：抬高床头至半坐卧位，以缓解患者呼吸困难的症状。

● 协助并指导患者使用吸入器：①摇匀，确保吸入器内物质被充分混合；②吸药前尽量吐气，用嘴裹住喷口，释放药物后平稳地深深地吸入；③吸入后，在没有不适的情况下尽量屏住呼吸；④吸入不要匆忙，尽可能慢地吸入，确保药物充分有效地吸收。

● 观察药物疗效：患者使用药物后观察血氧饱和度及其他生命体征的情况。

（2）焦虑：与担心预后有关。

护理措施：

● 鼓励患者表达内心感受，重视患者主诉，必要时请家属协助。

● 积极通知医生处理现有症状，护理操作熟练有序。

● 降低监护仪报警音量，以减轻患者焦虑。

● 根据患者体温情况予以暖风机加温。

（3）有受伤的危险：与疼痛引起躁动有关。

☆☆☆☆

护理措施：

● 采用 VAS 评分量表对患者进行动态评估，汇报给主管麻醉医生后遵医嘱给予镇痛药。

● 向患者解释约束的必要性，在得到患者理解后适当约束以免出现非计划拔管。

● 专人看护，避免发生坠床。

问题 4

护士 D：早期识别的内容包括如下几条。

(1) 既往有哮喘病史。

(2) 听诊出现哮鸣音。

(3) 呼气末二氧化碳波形改变。

(4) 潮气量降低。

(5) 血氧饱和度下降。

(6) 气道阻力及峰压突然上升。但注意与回路阻塞、滑脱及插管过深；麻醉深度过浅；肺水肿、肺栓塞、张力性气胸；严重过敏反应；误吸等进行鉴别。

问题 5

护士 E：护理措施包括如下几条。

(1) 去除诱发因素，立即停止手术及气道内不良刺激，高流量纯氧吸入或控制通气，轻度支气管痉挛常可通过加深麻醉处理，抗胆碱药联合快速起效的 β_2 受体激动剂（如沙丁胺醇）。

(2) 遵医嘱实施进一步处理措施：扩张支气管可予以肾上腺素、阿托品。减轻炎症反应可给予氢化可的松或甲泼尼龙。硫酸镁静脉给药有助于难治性支气管痉挛的治疗。

(3) 必要时行血气分析，注意维持水、电解质与酸碱平衡。

(4) 及时清理气道分泌物、渗血、渗液。

问题 6

护士 F：

注意事项如下。

(1) 建议在深麻醉状态下吸痰拔管，以减少支气管痉挛的发生。但需要确保通气，警惕误吸的发生。

(2) 谨慎使用肌松拮抗剂，如新斯的明可引起支气管分泌物和气道反应性增加。

护士 A 补充：深麻醉下拔管注意舌后坠的发生；拔管前可遵医嘱给予利多卡因气管内给药进行预防，再次检查是否使用易诱发哮喘的高危药物，包括镇痛泵配方；对患者进行预保温。

（七）主持人总结

该患者在 PACU 气管拔管 1h 后出现哮喘急性发作，血氧饱和度明显下降、血压下降，同时出现躁动，病程发展迅速，给 PACU 护士带来临床考验。我们首先要知晓什么是哮喘、在全身麻醉手术过程中的诱发因素有哪些、症状表现及如何处理，再针对该患者进行分析并反思不足：

1. 患者入室需交接哮喘病史，将患者常用药物带入手术室备用，PACU 护士悬挂警示标志，达到警示目的。

2. 气管导管拔除应谨慎，选择合适的吸痰时机、维持适当的镇静深度，拔管前可预防性给予 β_2 受体激动剂。

3. 关注患者切口疼痛情况，及时处理。

4. 关注室温，对患者进行预保温，避免因室温或吸入氧气温度过低诱发哮喘。

5. 关注镇痛泵配方是否含有易诱发哮喘的高危药物，如氟比洛芬酯注射液。

6. 重视心理护理，倾听患者主诉，安抚患者情绪，早期干预。

支气管痉挛是麻醉中可能发生的最严重的呼吸系统并发症之一，若不及时处理，患者无法进行有效通气，不仅造成缺氧，还会引起血流动力学的变化，甚至发生心律失常和心搏骤停。因此，完善的术前评估、详细的麻醉方案制订、充分的药物准备及掌握应急处理流程是能否成功应对的关键。哮喘的发作重在预防，希望通过此次病例讨论与总结，反思不足之处。

（钱　前　周英杰　钟文娟）

第四节　护理情景模拟演练

社会的进步和现代医学科技的发展，使得医疗环境向着越来越复杂化、专业化的方向发展，医学界对于临床护理人员的综合素质要求也越来越高。而情景模拟演练，能够以真实场景再现方式，让学生及护理人员参与其中，提高其专业实践应用、评判性思维、解决问题、团队协作及沟通交流能力。在理论与实践的双重保障下，提升学生和护理人员的专业技能水平，而提高基础护理实训课的教学质量和效率，从而缩短教学与临床之间的距离。

一、概述

情景模拟演练是以"学习目标"开篇，以临床案例作为"情境导入"，以解决患者的实际问题为主线，以临床真实的护理情境来展现"情境"，"演练"过程，可以将人文关怀、沟通技巧、相关理论知识及技能融入其中，使护理操作更加严谨。在模拟场景中使护理人员更加关注细节，提高护理人员解决实际问题的能力；对提高学生及护理人员的临床技能及急救能力具有重要意义。为护理人员创造更真实的实战环境，显示出情景模拟演练在技能训练中的优越性。还可以将新技术、新方法的相关知识、技能和科研成果等加入情景模拟演练中，以利于学生和护理人员学习及开阔视野。

（一）情景模拟演练的准备

1. 环境准备 情景模拟演练，要选择一个与临床工作相一致或相似的模拟环境，让学生有身临其境的感觉，让学生在尽可能"真实"的环境中解决临床实际工作中会出现的真实问题。

2. 仪器设备准备 为了能给学生创造一个"真实"的情景，在演练中尽可能选用日常临床工作使用的物品、器具、仪器设备等，通过演练熟练掌握其使用方法，从而提高日后护理工作中仪器设备操作的熟练度。

3. 人员准备 参与人员的角色要多样化，增加配合的默契程度，要求参与人员服从安排，积极配合，使场景更真实。根据演练要求和教学条件而定，患者可选择高级仿真模拟人、仿真模具或真实演员。医护人员的准备，要以真实、标准的形象参与情景模拟演练。

4. 相关资料的准备 要求收集与演练内容相关资料，查阅相关知识。收集患者相关的相关资料，包括所患疾病的病理生理改变、治疗方法、相关护理措施及预后相关健康教育等知识。

（二）情景模拟演练方案的设计及注意事项

1. 演练方案设计

（1）符合教学要求。根据教学内容、教学目标和教学重点进行设计，既要有代表性，又要有系统性，突出专业特色。在演练过程中，既能考查学生和护理人员对知识的记忆，更要考查学生和护理人员发现问题、判断问题、解决问题的能力，以及对所学知识和技能的综合运用。

（2）符合参与学生和护理人员特点。对于学生，演练方案设计在考察其护理知识与基础技能操作的同时，应重点培养学生综合运用知识的能力、沟通能力、团队合作能力，帮助其熟悉护理程序和临床工作方法。对于护理人员，演练方案设计除了考查其所在岗位、职称或层级应具备专业知识及技能外，并且要求其表现出团队合作能力、领导能力及沟通交流能力。

（3）培养临床思维能力及强化护理程序的应用。培养学生将所学的基础知识融会贯通，应用于临床实践中，对于具体临床现象进行思路清晰、逻辑性强的分析和思考，最后做出符合实际判断的能力。对于护理人员，可培养其通过收集病例、查体、分析辅助检查结果等，并经过分析、归纳、推理等思维活动，做出对护理问题正确的判断，继而采取相应的护理措施。

（4）强化护理程序的应用。情景模拟演练，是通过模拟真实典型的临床病例或事件，让学生和护理人员应用所具备的知识与技能，去发现评估患者（发现问题）、提出护理诊断（确定问题）、制定护理措施（解决问题），并进行评价。

2. 情景模拟演练方案的设计的注意事项

（1）情景模拟演练方案设计时，要充分考虑参与学生和护理人员现有的知识和技能水平。

（2）情景模拟演练方案应结合现有的条件及技术水平进行设计。

（3）演练方案的设计要充分考虑参与人员或每个环节可能出现的问题，设置好不同的应对措施。

（4）充分利用临床资源。从临床工作中选取适合的病例或事件，进行加工、整理，更便于演练方案的设计。模拟的病例或事件是对已发生的典型病例或事件的真实写照，必须具备高度客观性。方案设计好后，请临床医生和护理专家对方案提出修改意见，以不断完善方案，保证演练情景的真实性。

（5）情景模拟演练方案设计好后，需要进行多次预演及修正。以确保演练的中各环节的合理和流畅。

（三）情景模拟演练的实施

1. 角色的分配　在情景模拟演练前，主持人应分配好角色，并以书面形式明确每个角色的任务，让每个角色有章可循。

2. 情景模拟演练　整个演练过程虽然是预先设计的，但整个演练过程可真实地展现学生和护理人员对知识的掌握、护理操作技能的执行，也展现出参与团队的沟通与合作能力。演练过程中所有角色的服装、所用的所有仪器设备、物品尽可能与临床保持一致。演练中患者的临床表现、病情变化及事件的进展，力求接近临床实际。录制演练过程，以便回顾和反思演练过程中的不足之处。

3. 讨论与反思　演练结束后，进行深入讨论。学生和护理人员通过自评及互评、主持人的点评，正视自己在演练过程中正确的、好的及错误的、不好的表现。反思自己是在哪一方面知识欠缺、能力不足，立即学习，进行知识的补充与能力的加强。

（四）情景模拟演练效果的评价与讨论

1. 参与者对自己在演示过程中的表现以及学习效果的评价。

2. 对情景模拟演练流程进行综合评价。

3. 对某些有针对性的护理措施进行进一步的讨论和研究，以达到最大的预见性和最优效果。

4. 主持人对演练的效果、教学目标与演练目的完成、学生和护理人员的情感及态度等进行评价。

（五）整理与记录

完成情景模拟演练后，需要将情景演练的目的、参加人员、演练过程、演练中存在的不足与缺陷、改进措施及演练效果评价等进行整理，记录。为了方

☆★☆☆

便整理与记录，可设计相应的表格进行记录，情景模拟演练记录见表 7-4-1。

表 7-4-1 情景模拟演练记录表

演练项目			
演练部门		组织人	
演练时间		演练地点	
演练目的			
参加人员			
演练场景			
演练记录			
演练效果评价	人员到位情况	□迅速准确　　　　　　□基本按时到位 □个别人员不到位　　　□重点岗位人员不到位	
	物品到位情况	□迅速到位　　　　　　□基本到位 □个别物品不到位　　　□重要物品不到位	
	个人防护情况	□全部人员防护到位　　□个别防护不到位 □大部分防护不到位	
	履职情况	□职责明确，操作熟练 □职责明确，操作基本正确 □职责不明，操作不熟练	
	协调组织情况	整体组织：□准确、高效 　　　　　□协调基本顺利，能满足需求 　　　　　□效率低，有持续改进 小组分工：□合理、高效　□基本合理完成任务 　　　　　□效率低，没有完成任务	
	演练效果评价	□达到预期目标　　□基本达到目标，有待改进 □没有达到目标，需要重新演练	
	多部门配合协作情况	报告上级：□报告及时　□报告不及时 　　　　　□联系不上 配合部门：□配合、协作好，及时到达 　　　　　□配合、协作差，不能及时到达	
	处理效果	□处理到位　　　　　□部分处理不到位 □大部分处理不到位	
	应急意识	□强　　　□薄弱　　　□差	
存在问题			
持续改进措施			
演练照片	（照片贴在此处）		
记录人：		评价人：	

☆ ☆ ☆ ☆ ☆

（六）情景模拟演练存在的问题

1. 情景设计不合理。表现为情景准备不充分、教学情境与实际不符；教学情境不能体现教学意图、没有承载相应的知识信息、不能突出教学特点与重点、情境过于单一和简单、情境过于求新求异等。

2. 用物准备不全，物品运用不当。这使得情境模拟缺乏真实感，会让参与者产生游戏心理，使得演练、操作不到位，影响情境演练的实效性。道具过多，不仅占用时间，而且影响了演练进度，很容易使学生注意力转移至道具的操作上。

3. 语言过于书面化。忽略护理沟通能力的培养，同时不能达到情境演练中的沟通需求。

二、情景演练案例

情景模拟演练方案（以应急预案演练为例）

1. 情景演练内容　PACU 气管插管脱出应急预案演练。

2. 时间　20×× 年 × 月 × 日。

3. 组织者　护士长。

4. 参与人员　PACU 医生及护理人员。

5. 目的

（1）体现科室团队协作能力，使应急工作忙而不乱、有序有效进展，特组织 PACU 护理人员模拟紧急事件现场，明确分工，密切配合，进行演练。

（2）检查应对气管插管意外脱出所需的应急设备设施的准备情况，以便发现不足及时调整补充，做好应急准备。

（3）通过演练提高护士对气管插管意外脱出事件的认识，提高其对气管插管意外脱出事件的应急处置能力、协调能力等。

（4）完善应急机制。

6. 角色分配　患者、责任护士、护士 A、护士 B、PACU 医生、患者的主麻医生、护士长。

7. 演练场景　PACU 一位患者意外拔出部分气管插管，责任护士发现立即制止患者，通知 PACU 医生："×× 医生，3 床意外拔管，马上处理。"

PACU 医生立即到达患者床旁查看，麻醉机机控和手控模式下患者胸廓无起伏，表明患者无自主呼吸，确定气管导管已完全滑脱出气道。告知责任护士情况及生命体征，心率 98 次 / 分；血压 138/85mmHg；脉搏氧饱和度 82%，同时进行现场人员调配："患者气管插管完全脱出，无自主呼吸，监护仪显示脉搏氧饱和度仍在持续下降。做好重新插管的准备。责任护士立即拔除气管插管，面罩加压给氧，仰头抬颏开放气道，呼吸机进行无创正压通气，同时严密观察

☆☆☆☆

生命体征变化，尤其是脉搏氧饱和度；护士 A 通知主麻医生、护士长；护士 B 准备镇静药 200mg 丙泊酚、肌松药 50mg 罗库溴铵、可视喉镜、7.5 号气管导管等气管插管药品及物品。"

护士 B 复述医嘱："200mg 丙泊酚、50mg 罗库溴铵、可视喉镜、7.5 号气管导管。"

护士 B 与护士 A 双人查对后，抽取药品及准备物品。

主麻医生及护士长到场，PACU 医生将患者情况告知主麻医生。主麻医生："准备重新插管。"

PACU 医生："护士 A，静脉注射丙泊酚 100mg 和罗库溴铵 50mg。责任护理人员协助医生进行气管导管插入。"

护士 A 复述医嘱："丙泊酚 100mg 和罗库溴铵 50mg 静脉注射。"并与护士 B 进行再次查对后，完成给药，给药结束再次复述医嘱及查对。

PACU 医生予重新气管插管，责任护士固定气管插管与 PACU 医生确定插管深度，并汇报患者情况："患者气管插管的插入深度距门齿为 23cm，气管插管妥善固定并贴以标识，呼吸机控制呼吸。心电监护仪显示：心率 90 次 / 分，血压 126/78mmHg，脉搏氧饱和度 99%，呼气末二氧化碳 38mmHg。"

PACU 医生向责任护士交代注意事项："①密切观察患者生命体征变化，尤其是脉搏氧饱和度、呼气末二氧化碳及呼吸的变化，如有异常，及时通知。②予患者四肢适当约束。"

责任护士继续严密观察患者的生命体征并详细记录，直至患者生命体征平稳，其他按恢复常规护理。向护士长汇报完整的事件经过，上报护理不良事件，科室组织进行讨论，分析原因，提出改进措施。

8. 效果评价

（1）人员到位情况：人员到位迅速准确。

（2）物品到位情况：物品迅速到位，且齐全。

（3）个人防护情况：全部人员防护到位。

（4）履职情况：职责明确，操作基本正确。

（5）协调组织情况：协调基本顺利，能满足需求。小组分工基本合理完成任务。

（6）演练效果评价：达到预期目标。

（7）多部门配合协作情况：及时报告上级。多部门配合及时到达、配合好、协作好。

（8）处理效果：处理到位。

（9）应急意识：强。

9. 存在问题

（1）护士对应急演练的认识不足，演练中不够严肃认真。

（2）对患者的体温及隐私保护意识差，对患者缺乏关爱。演练过程中患者皮肤裸露较多，未给患者遮盖保温。

10. 持续改进措施

（1）加强重点环节应急预案的培训和学习，提高护理对应急演练重要性的认识。

（2）加强急救技能的培训，提高护士的应急处置能力。

（3）加强护士对患者的人文关怀和责任意识。

（4）增加应急演练次数及项目。

11. 演练记录　按照情景模拟演练记录表内项目，将演练场景、过程及效果评价等进行记录、留存。

（肖伦华　林海洁　范子博　陈莹莹）

第8章
麻醉护理核心临床技能

第一节　全身麻醉患者转入PACU的护理技术与评分标准

一、目的

1.维持患者通气。

2.监测生命体征、为病情变化提供依据。

3.交接患者的病情，为患者平稳度过麻醉恢复期做好准备。

二、操作步骤要点与评分标准

全身麻醉患者转入PACU的护理操作步骤要点与评分标准见表8-1-1、视频8-1-1和视频8-1-2。

视频8-1-1　全身麻醉患者转入麻醉恢复室的护理技术-上

视频8-1-2　全身麻醉患者转入麻醉恢复室的护理技术-下

表8-1-1　全身麻醉患者转入PACU的护理操作步骤要点与评分标准

项目	步骤	分值	要点与注意事项
准备	1.护士洗手、戴手套 2.麻醉机/呼吸机与监护仪处于备用状态 3.吸氧与吸痰装置及用物 4.约束带	15分	确保所有设备处于正常使用状态（漏一项-2分）
评估	1.评估环境（安静、整洁、舒适、安全） 2.患者的通气状态 3.患者的意识状态	20分	1.评估环境（6分） 2.患者的通气状态（7分） 3.患者的意识状态（7分）

☆ ☆ ★ ◆

续表

项目	步骤	分值	要点与注意事项
操作过程	1. 连接麻醉机 / 呼吸机 根据医嘱给予准确的通气模式与方式，根据患者个体情况调节呼吸机的功能设置 (1) 患者到达后，询问麻醉医生患者有无自主呼吸，根据医嘱麻醉 / 呼吸机设置"四项" (2) 连接回路，与麻醉医生共同核对确认麻醉机 / 呼吸机开机，通气模式、潮气量、呼吸频率、吸呼比等数字是否准确，启动机械通气模式 (3) 无自主呼吸者，设置为机械通气模式，查看风箱波动参数是否正确及压力表是否在 20kPa 以内。有自主呼吸者，设置为手控模式，观看皮球波动是否属于正常潮气量、正常呼吸频率（不正常者遵医嘱转机械通气） (4) 查看气管导管情况 ● 气管导管插管深度 ● 气管导管固定情况 ● 有无牙垫，牙垫固定情况，口唇有无受压 2. 连接监护仪 (1) 连接脉搏血氧饱和度探头（SpO₂） (2) 连接心电图监测导联 (3) 连接血压袖带：放置在无输液侧上臂 (4) 连接呼气末二氧化碳采样管 (5) 若还有其他监测方式，可逐一进行连接：直接动脉压、BIS、肌松、体温等 3. 病情交接（十知道）与 PACU 医生、主麻医生、手术医生、手术室护士共同交接（口述、查看同时进行） (1) 患者基本信息：基本信息包括患者姓名、年龄、住院号，查看患者手腕带与病历中的基本信息是否一致 (2) 诊断：口述，查看与病历是否一致 (3) 手术名称：留意手术部位 (4) 麻醉方式：全身麻醉或硬膜外等	50 分	1. 连接麻醉机 / 呼吸机 (1) 麻醉机 / 呼吸机设置"四项"设置：潮气量（成人 8 ~ 10ml/kg，小儿 6 ~ 10ml/kg）、呼吸频率（成人 12 ~ 20 次 / 分，小儿 18 ~ 25 次 / 分）、吸呼比（1：2）、氧流量（3L/min）（5 分） (2) 交接过程中严密观察患者呼吸状况，根据呼吸情况调整呼吸模式（5 分） (3) 气管插管管道妥当，插管深度正确无脱管（3 分）：成人插管深度 20 ~ 23cm，小儿插管深度计算公式：12+ 年龄 ÷2 2. 连接监护仪 (1) 注意监测连接部位与连接顺序是否正确（2 分） (2) 连接的同时观察监护仪显示波形、数值等是否正常（5 分） 3. 病情交接 (1) 交接时注意患者的安全核查（2 分） (2) 病情交接（十知道）的完整性，以免遗漏（漏一项 - 1 分，共 10 分） (3) 查看镇痛装置的连接、设施是否正确及运行是否正常（3 分） 4. 管道交接（5 分） (1) 注意管道的固定，必要时进行加固 (2) 交接过程中注意动作轻柔，避免操作不当或患者躁动将管道扯出

☆☆☆☆

续表

项目	步骤	分值	要点与注意事项
	（5）麻醉维持用药：吸入或静脉的具体用药，或硬膜外维持给药等 （6）术中特殊病情：有无急救、生命体征不平稳等情况 （7）气道情况：是否属于困难气道，拔管时应注意事项（注意提醒医生交接患者有无肿瘤压迫气到或气管软化实验结果是否正常） （8）过敏史：尤其是药物过敏 （9）术前合并症：高血压、心肺脑系统疾病等 （10）术后镇痛情况：是否使用镇痛装置、镇痛方法、镇痛装置的配置及设置 4. 管道交接　与手术医生及手术室护士交接及查看 （1）静脉通路：固定完好、通畅（查看顺序：深静脉 - 上肢静脉通路 - 下肢静脉通路） （2）切口敷料及引流管：固定完好、有无渗血、通畅 （3）胃管、尿管：固定完好、通畅 5. 物品交接　交接患者面罩、病历、影像片、药品、血液制品及衣物等 6. 皮肤交接　与手术室护士交接及查看 （1）先了解术中体位，根据体位评估易受压部位 （2）由头至足的方向查看患者皮肤，面部 - 颈部 - 上肢 - 胸部 - 腹部 - 下肢 - 足部 - 肩胛 - 背部 - 臀部 （3）查看过程中尤其注意术中体位易受压部位是否有红肿、水疱 （4）有红肿、水疱者，请手术室护士同步查看，记录，并签字		5. 物品交接：注意患者私人物品交接，以免遗失（5分） 6. 皮肤交接（5分） （1）交接时注意患者病情变化，病情发生变化者，可推迟交接 （2）查看时注意患者的全身情况、年龄及手术部位，动作轻柔，避免对患者造成刺激与伤害

续表

项目	步骤	分值	要点与注意事项
观察记录	1. 查看患者入室后生命体征及病情变化 2. 填写患者交接记录单，并签名 3. 交接双方（主麻、手术医生、手术室护士、PACU 医生、PACU 护士）确认无其他遗漏事宜，手术医生、手术室护士、麻醉医生可离开	5 分	1. 完整填写交接记录单（3 分） 2. 交接过程中注意患者的病情变化（2 分）
整理	1. 将患者的衣服覆盖好身体，确定衣物、床单平整，盖好被褥（整个交接过程中，注意给患者保暖） 2. 确定各管路固定牢固、放置妥当。不妥当的应加固 3. 确定担架床两侧挡板固定 4. 为了确保患者安全，给予约束带约束肢体（松紧适宜，以免影响肢体血） 5. 监测患者体温，根据患者的体温实施复温毯之类的复温措施 6. 再次整理被褥，平整、覆盖完全，确定保暖	5 分	1. 注意患者舒适与安全（2 分） 2. 做好保温措施（1 分） 3. 保护患者隐私（1 分） 4. 床单位整洁（1 分）
评价	1. 患者交接完整，对患者病情已掌握 2. 患者通气良好 3. 生命体征监测正常 4. 患者舒适、无肢体血运不畅 5. 操作过程中做好患者的保温及保护患者隐私的措施	5 分	（每一项 1 分）

三、相关链接

PACU 责任护士病情交接 "十知道" 见表 8-1-2。

表 8-1-2　PACU 责任护士病情交接 "十知道"

项目	执行方式和内容
1. 患者基本信息：姓名、年龄、住院号	口述 + 查看，检查与手腕带、病历是否一致
2. 诊断	口述 + 查看，检查与诊断与病历是否一致
3. 手术名称	口述 + 查看，检查与麻醉记录单是否一致，观察患者手术部位
4. 麻醉方式	口述，吸入全身麻醉、静脉全身麻醉或硬膜外麻醉等
5. 麻醉维持用药	口述，吸入或静脉的具体用药或硬膜外维持给药的具体药名及药量

续表

项目	执行方式和内容
6.术中特殊情况	口述，有无术中急救，或循环、呼吸系统等异常情况
7.气道情况	口述，是否属于困难气道，拔管时应注意的事项
8.过敏史	口述，尤其是药物过敏史
9.术前合并症	口述，如有无高血压、心肺脑系统疾病、精神病
10.术后镇痛情况	口述，检查与麻醉记录单及镇痛泵信息是否一致，查看镇痛泵设置与运行是否正常

（丁　红　肖伦华　许立倩）

第二节　全身麻醉患者转出 PACU 的护理技术与评分标准

一、目的

1. 为患者安返病房提供依据。

2. 确保患者在转运过程中生命体征及病情平稳。

3. 交接患者的病情，让手术医生了解患者当前状况。

二、操作步骤要点与评分标准

全身麻醉患者转出 PACU 的护理操作步骤要点与评分标准见表 8-2-1、视频 8-2-1 和视频 8-2-2。

视频 8-2-1　全身麻醉患者转出麻醉恢复室的护理技术 - 上

视频 8-2-2　全身麻醉患者转出麻醉恢复室的护理技术 - 下

表 8-2-1　全身麻醉患者转出 PACU 的护理操作步骤要点与评分标准

项目	步骤	分值	要点与注意事项
准备	1. 护士洗手、戴手套 2. 监护仪及转运监护仪 3. 吸氧管、氧气袋、简易呼吸球囊	15 分	确保所有设备处于正常使用状态（漏一项 - 2 分）
评估	1. 评估环境（安静、整洁、舒适、安全） 2. 患者的通气状态 3. 患者的意识状态	20 分	1. 评估环境（6 分） 2. 患者的通气状态（7 分） 3. 患者的意识状态（7 分）

☆ ☆ ☆ ✦

续表

项目	步骤	分值	要点与注意事项
操作过程	1. 患者出室护理评估 （1）患者拔除气管导管 20min 以上，且不予吸氧 10min 以上 （2）神志清楚，定向力恢复，能辨认时间地点，能完成指令性动作 （3）肌张力恢复，可平卧抬头大于 10s （4）无急性麻醉或手术并发症 （5）血压、心率改变不超过术前静息值 20%，且维持稳定 30min 以上 （6）心电图正常，无明显心律失常及 ST-T 改变 （7）呼吸道通畅，保护性吞咽及自主咳嗽功能恢复，通气功能正常，呼吸频率在每分钟成人 12～20 次，小儿 30 次 （8）不吸氧，SpO_2 不低于 95% （9）电解质及血细胞比容在正常范围内 （10）无术后疼痛、恶心呕吐，体温正常 2. 同时使用 Steward 苏醒评分（或 Aldrete 评分）进行评估 3. 评估达标后，将患者情况告知麻醉医生。麻醉医生到场判断并下达转出医嘱后 4. 完善病情记录，整理病历资料和患者物品 5. 清洁患者皮肤，确保术区皮肤及头面部、四肢无污迹 6. 检查引流管内引流液量及管路固定情况 7. 与患者解释、安抚 8. 患者交接 方法一：联系手术医生到 PACU 现场交接，PACU 医生护士共同与手术医生交接患者当前病情 方法二：PACU 护士到达病房与手术医生与病房护士交接 交接内容包括： （1）患者的意识（是否清醒） （2）患者的呼吸状况：查看 SpO_2 数值 （3）生命体征：查看监护仪上各监测项目数值 （4）患者在 PACU 的病情	50 分	1. 患者出室指征评估（20 分，漏一项 - 2 分） （1）出室指征评估时间上必须满足 20min 以上，且不予吸氧 10min 以上 （2）因病情或手术原因不能抬头者，可通过患者腕力评估患者肌张力恢复情况（或四肢的活动度） 2.Steward 苏醒评分分为清醒程度、呼吸道通畅度及肢体活动度 3 项，每项满分为 2 分，总评分达 4 分以上方能离开 PACU（6 分，每一项 2 分） 3. 出室前引流液、尿液未倒（2 分） 4. 皮肤有污迹（- 1 分） 5. 遗漏病历资料、物品（2 分） 6. 未给患者解释（- 2 分） 7. 患者交接　根据交接环境携带便携监护仪，以方便手术医生查看患者生命体征。如到病房进行交接，交接内容不变（1 分） 8. 交接后未签名或漏项（一项 - 2 分）

☆★☆☆

续表

项目	步骤	分值	要点与注意事项
	（5）输液管路及中心静脉管路：通畅度及固定情况 （6）切口敷料固定及渗出情况、引流管固定及引流情况 （7）皮肤情况及四肢血运及运动情况，同时解开四肢约束带 （8）物品交接：患者的物品、病历（查看患者手腕带姓名是否与病历上姓名一致）、影像片、血液制品、药品		
观察记录	1.将出室指征评估结果记录在麻醉总结单与PACU护理记录单上 2.交接时与手术医生（病房护士）共同查看患者生命体征及病情，并将此时的生命体征记录在交接单上 3.交接完毕，手术医生与病房护士共同在交接单上面签名 4.PACU护士、手术医生与病房护士确认无其他遗漏事宜	5分	1.完整填写交接记录单（2分） 2.交接过程中注意患者的病情变化（3分）
整理	1.麻醉相关文书整理 （1）填写并打印麻醉相关文书，并通知麻醉医生签名 （2）整理病案，核对患者麻醉相关文书、手腕带、病历与清醒患者自述姓名是否一致，并将麻醉文书夹入病历，并检查病历有无麻醉知情同意书、麻醉药品与一类精神药品使用同意书，查看所有麻醉相关文书是否填写完整及有相关人员签名 （3）检查患者的PACU护理记录单填写是否完整 2.患者与床单位整理 （1）将监护仪各导线从患者身上拆除 （2）整理各管路，确定各管路固定牢固、放置妥当；切口敷料干燥且固定妥当 （3）为确保患者安全，给予约束带约束时，松紧应适宜，以免影响肢体血运 （4）协助患者穿上衣服，整理被褥，平整、覆盖完全，确定保暖 （5）操作完毕，将担架床两侧挡板固定牢固	5分	1.麻醉相关文书整理（2分） 2.患者与床单位整理（3分） （1）拆除监护仪导线时，动作轻柔，避免拉扯引流管、输液管路或患者伤口引起患者不适 （2）注意患者舒适与安全及肢体血运情况 （3）交接过程中，注意给患者保暖 （4）出室前必须给患者穿好衣裤，整个过程注意保护患者隐私 （5）床单位整洁

续表

项目	步骤	分值	要点与注意事项
评价	1. 患者出室指征评估达标 2. 交接病情完整，医生对患者病情已了解 3. 护理要点交接完整，病房护士已知晓患者的护理要点 4. 患者舒适、无肢体血运不畅 5. 操作过程中做好患者的保温及保护患者隐私等措施	5 分	每一项 1 分

三、相关知识链接

（一）转运前护理观察指标

转运前护理观察指标见表 8-2-2。

表 8-2-2　转运前护理观察指标

项目	观察标准
已拔管	达到 20min
神志清楚	能回答自己的姓名
定向能力恢复	能辨认时间地点
	能完成指令动作
肌肉张力恢复	能握住护士的手，提起后不滑落
无急性麻醉及并发症	无呼吸道水肿
	无恶心、呕吐
	无焦虑、躁动
	手术部位无出血
血压、心率	改变不超过术前静息值 20%
	拔管后稳定维持达 15min 以上
心电图	正常，无明显心律失常和 ST-T 改变
呼吸道通畅	保护性吞咽、咳嗽反射已恢复
	不需要口咽或鼻咽通气道
	通气功能正常
	呼吸频率在 12 ～ 30 次 / 分
	能自行咳嗽
	$SpO_2 > 95\%$
尿量	大于 25ml/h
疼痛	使用视觉量尺评分，VAS 疼痛评分 ≤ 4 分
	使用过镇静、镇痛药物后已观察 30min，无异常

（二）Steward 苏醒评分表

Steward 苏醒评分见表 8-2-3。

表 8-2-3 Steward 苏醒评分表

项目	表现	评分
1. 清醒程度	完全清醒	2
	对刺激有反应	1
	对刺激无反应	0
2. 呼吸通畅程度	可按医生吩咐咳嗽	2
	可自主维持呼吸道通畅	1
	呼吸道需予以支持	0
3. 肢体活动程度	肢体能做有意识的活动	2
	肢体无意识活动	1
	肢体无活动	0

Steward 苏醒评分总分 6 分，评分须达到 4 分，患者才能离开 PACU

（三）Aldrete 评分

Aldrete 评分见表 8-2-4。

表 8-2-4 Aldrete 评分

项目	表现	评分
活动状态	无法按指令移动四肢	0
	能移动两肢	1
	能自由或按指令移动四肢	2
呼吸状态	呼吸暂停	0
	呼吸浅、快、困难	1
	可深呼吸、咳嗽	2
循环状态	血压波动超过麻醉前的 50%	0
	血压波动为麻醉前的 20% ~ 49%	1
	血压波动不超过麻醉前的 20%	2
意识状态	对呼唤无反应	0
	呼唤时能睁眼	1
	完全清醒	2
SpO_2	辅助给氧下氧饱和度 < 90%	0
	辅助给氧下氧饱和度 > 90%	1
	呼吸空气下 > 92%	2

注：5 项总分为 10 分，当患者评分 ≥ 9 分，可以考虑转出 PACU

（肖伦华　丁　红　许立倩）

第三节　全身麻醉气管内插管 / 喉罩置入的护理配合技术与评分标准

一、气管内插管

（一）目的

1. 进行有效人工通气或机械通气。

2. 保持呼吸道通畅，清除呼吸道分泌物、血液或异物，减少气道阻力，增加肺泡有效通气量。

3. 便于吸入全身麻醉药的应用、气道给药及气道湿化。

4. 避免低氧或高碳酸血症。

5. 避免舌后坠、喉痉挛、巨舌症、肿瘤等引起的气道梗阻。

（二）适应证

1. 必须在气管插管全身麻醉下完成手术的患者。

2. 危重患者抢救：用于呼吸衰竭需要性机械通气的患者，心肺复苏、药物中毒及新生儿严重窒息。

（三）禁忌证

1. 绝对禁忌证　喉水肿、急性喉炎、喉黏膜下血肿等在气管插管时可引起严重出血者（急救除外）。

2. 相对禁忌证

● 呼吸道不完全性梗阻合并出血性疾病者。

● 易诱发喉、声门或气管黏膜下出血或血肿，继发急性气道梗阻。

● 主动脉瘤压迫气管，气管插管可导致动脉瘤破裂者。

● 鼻道不通畅者（如鼻咽部纤维血管瘤、鼻息肉、鼻中隔偏曲、鼻甲肥大、鼻外伤、鼻咽部手术史或有反复鼻出血史），同时禁忌实施经鼻气管插管。

● 医护人员未掌握气管插管的基本知识或操作技术不熟练。

● 插管设备不完善。

二、喉罩置入

（一）目的

1. 使用喉罩可以快速建立紧急的人工气道，保持呼吸道通畅，维持有效的气体交换，改善缺氧，挽救生命。

2. 为手术提供合适的全身麻醉方法。

（二）适应证

1. 需在全身麻醉下行中小手术的患者。

★ ☆ ☆ ☆

2.非预见性的困难插管或头颈部活动受限不能进行气管插管的患者。

（三）禁忌证

1.可能发生呼吸道梗阻的患者如气管受压、气管软化、喉咽部肿瘤等肺顺应性下降或气道阻力增高者。

2.饱胃，腹内压过高，有呕吐、反流、误吸的高危患者。

3.必须保持正压通气手术或通气压力需大于 25cmH$_2$O 的慢性呼吸道疾病的患者。

4.可预见的手术时间长的患者。

5.长时间机械通气的患者不适合用喉罩。

三、技能步骤要点与评分标准

全身麻醉气管内插管 / 喉罩置入的护理技能步骤要点与评分标准见表 8-3-1、视频 8-3-1 和视频 8-3-2。

视频 8-3-1　全身麻醉气管内插管的护理配合技术 - 上

视频 8-3-2　全身麻醉气管内插管的护理配合技术 - 下

表 8-3-1　全身麻醉气管内插管 / 喉罩置入的护理技能步骤要点与评分标准

项目	技能步骤	分值	要点与注意事项
操作准备	1.护士准备：洗手、戴帽子、戴口罩，戴手套	2分	穿戴必须符合规范（一项不符合 −0.5 分）
	2.设备准备：检查麻醉机、监护仪、微量注射泵、负压吸引装置及喉镜性能，麻醉机和微量注射泵需调节好参数，处于备用状态	5分	1.仪器性能是否良好、配件是否齐全、合适（2分） 2.麻醉机钠石灰是否更换（1分） 3.麻醉机和微量注射泵参数调节是否正确（2分）
	3.物品准备：气管导管 / 喉罩、喉镜片、麻醉面罩、麻醉机呼吸回路、气管导管芯、听诊器、牙垫、20ml 注射器、胶布、插管钳、医用水溶性润滑剂、吸痰管、口（鼻）咽通气管、导管固定架、人工鼻等	5分	1.物品准备齐全（齐全2分，不齐全1项 −1 分） 2.选择合适型号的气管导管 / 喉罩（1分），充分润滑气管导管 / 喉罩（0.5分），检查气管导管套囊 / 喉罩气囊是否漏气（0.5 分），气管导管芯不能超过气管导管开口，气管导管塑性满意（0.5分） 3.喉镜镜片选择得当，检查喉镜灯光良好，关闭灯光备用（0.5分）
	4.药品准备：镇静药、镇痛药、肌松药等，遵医嘱配制药品	3分	药品准备是否齐全（齐全3分，不齐全 −2 分）

☆ ☆ ☆ ☆

续表

项目	技能步骤	分值	要点与注意事项
评估	1. 结合监护仪上的监测数据对患者的生命体征进行再评估 2. 评估患者的张口度, 马氏分级, 头颈活动度, 甲颏距离 3. 有无牙齿松动或义齿; 鼻腔是否通畅、有无偏曲或出血 4. 患者是否禁饮、禁食及时间 5. 是否有上呼吸道感染, 咽喉部有无炎症肿块 6. 清除口腔和鼻腔分泌物 7. 患者的过敏史	15 分	1. 对患者入室的心电图、血压、SpO_2 进行评估 (2 分) 2. 评估张口度, 正常张口度: 上下门齿间距介于 $3.5 \sim 5.5cm$ (相当于 3 指宽左右) (2 分), 正确进行马氏分级 (2 分)。正确评估头颈活动度, 正常头颈伸曲范围为 $90° \sim 165°$, 正常甲颏距离大于 6.5cm (2 分) 3. 有无牙齿松动或义齿, 如有义齿者将义齿取出 (1 分) 4. 掌握患者术前禁食、禁饮时间 (2 分) 5. 评估有无上呼吸道感染, 咽喉部有无炎症肿块 (2 分) 6. 插管前清除口腔、鼻腔分泌物 (1 分) 7. 评估患者过敏史 (1 分)
患者准备	1. 查对病历、医嘱、患者 2. 取仰卧位, 予软枕使患者头部垫高约 10cm, 除去上衣 (注意患者的保暖及隐私), 给予心电、血压及 SpO_2 监测, 并记录	5 分	1. 严格三查八对制度, 做好患者手术前的三方核查 (2 分) 2. 患者体位摆放得当, 安全防护, 对于颈椎异常者, 不要轻易搬动其头颈部 (2 分) 3. 患者连接心电、血压及 SpO_2 监测, 并记录 (1 分)
麻醉诱导操作配合	1. 在给予麻醉药物前, 可将麻醉面罩紧扣于患者口鼻部, 以 6L/min 以上氧流量给患者平静呼吸 3min 以上, 即可达到去氮预充氧的目的 2. 遵医嘱给予患者静脉注射插管剂量的镇静催眠药、镇痛药及肌松药, 使患者神志消失、肌肉完全松弛、呼吸停止和镇痛良好的状态 3. 护士位于患者头端, 调整手术床高度, 使患者颜面与护士胸骨剑突平齐。护士右手使患者头尽量后仰, 左手握持面罩, 拇指和示指放在面罩体部 (接	15 分	1. 注意观察患者生命体征, 诱导及插管过程中有无异常并及时报告 (2 分) 2. 预充氧方法正确 (2 分) 3. 给药时, 严格三查八对, 注意给药速度 (2 分) 4. "CE" 手法正确 (2 分) 5. 维持气道完全开放, 保证面罩辅助通气时气道通畅, 且不漏气 (2 分) 6. 注意给予患者适宜的呼吸频率及潮气量, 辅助通气时, 观察患者的胸廓是否有起伏, 如无, 则可能辅助通气无效 (辅助通气有效 5 分, 无效则 0 分)

☆ ☆ ☆ ☆

续表

项目	技能步骤	分值	要点与注意事项
	口处两侧），并向下用力使面罩紧贴面部保持密封，其余三指放置于下颌骨上，中指位于颏部，环指和小指位于下颌角处。右手持麻醉机皮囊，给予患者辅助通气		
气管插管/喉罩置入操作配合（二选一）	（一）气管插管操作配合 1. 麻醉医生左手持喉镜，右手开放患者口腔，将喉镜片轻柔地右嘴角进入口内，喉镜片将舌体推向左侧，喉镜片移至正中慢慢推至舌根部，看到双侧杓状软骨突的间隙后，上提喉镜显露声门裂隙 2. 麻醉医生右手以执笔式持气管导管从口腔右侧进入，斜口端对准声门，轻柔地将气管导管插入气管，带导管芯气管导管插过声门 1cm 左右，迅速拔除导管芯，以免损伤气道黏膜。导管旋转插入气管，成人 4cm，小儿 2cm；成年女性插管深度为 20～22cm；成年男性插管深度为 22～24cm，小儿插管深度根据年龄用公式计算。放牙垫后，导管套囊内注入适当空气，小心退出喉镜，连接麻醉机呼吸回路进行试通气 3. 呼气末二氧化碳（$P_{ET}CO_2$）监测，确定气管导管是否在气管内；听诊双肺呼吸音是否对称，确定气管导管位置 4. 确定插管成功后，护士将导管与牙垫用胶布妥加固定 5. 设置麻醉机参数，调节合适氧流量，连接气管导管进行机械通气	35 分	1. 插管前血氧饱和度 ≥ 95%，生命体征稳定（2 分） 2. 喉镜使用得当，手柄握位恰当（1 分），镜片深度适中（1 分），不能有撬动门齿的声音（3 分），声门显露充分（1 分） 3. 气管插管须一次进入、一次成功，喉镜显露声门或者插入导管过程中不能有重复操作动作（5 分） 插管时间：从开始插管（打开喉镜）至插管完毕、第一次捏皮球有效人工通气为止，操作全过程要求不超过 60s（如果超时，扣分标准为没超过 1s −1 分，扣完为止） 4. 气管导管进入深度适当（1 分） 5. 牙垫放置顺序及位置正确，先放置牙垫（固定翼不可压迫口唇）后撤出喉镜，轻柔复位（5 分） 6. 充气套囊注气量正确，压力适中，套囊软硬度可与鼻尖软硬度相似（3 分） 7. 接呼吸球囊或麻醉机通气顺序正确，及时有效（3 分） 8. 气管导管听诊双肺和上腹部确认导管位置正确，未出现单肺通气（5 分） 9. 气管导管必须固定妥善，胶布长短合适、粘贴牢固、不可粘住嘴唇。轻柔复位患者头颅（5 分）

☆ ☆ ☆ ☆

续表

项目	技能步骤	分值	要点与注意事项
	（二）喉罩置入操作配合 1. 麻醉医生戴手套，站于患者的头端，用左手拇指、示指拨开患者的下唇及下颌，使口腔张开，右手持喉罩置入口腔内。左手顶住喉罩的根部，贴着硬腭向下将后置送至下咽部 2. 向下插入遇到阻力时，提示套囊的尖端已达上食管括约肌，护士给套囊适量充气并用胶布将喉罩妥善固定 3. 通过呼气末二氧化碳（$P_{ET}CO_2$）监测，听诊双肺呼吸音和观察导管内气体的运动确定喉罩放置的位置 4. 设置麻醉机参数，调节合适氧流量，连接气管导管进行机械通气	35分	1. 喉罩置入前 $SpO_2 \geqslant 95\%$，生命体征稳定（2分） 2. 放置喉罩前将气囊适当放空（余气体 3～5ml），既利于置入又避免气囊形成锐角损失气道（2分） 3. 喉罩置入一次进入、一次成功，插入过程中不能有重复操作动作（5分） 4. 喉罩置入时间：从开始至完毕、第一次捏皮球有效人工通气为止，操作全过程要求不超过60s（共5分，如果超时，扣分标准为没超过1s−1分，扣完为止） 5. 牙垫放置顺序及位置正确（5分） 6. 喉罩的套囊充气量可按喉罩型号 × 5ml 计算（3分） 7. 接呼吸球囊或麻醉机通气顺序正确，及时有效（3分） 8. 听诊双肺和上腹部确认导管位置正确（5分） 9. 喉罩及牙垫必须固定妥善，胶布长短合适、粘贴牢固、不可粘住嘴唇。轻柔复位患者头颅（5分）
观察记录	1. 严密监测患者的生命体征及 SpO_2，每隔 5～10min 记录一次，发现异常及时报告并遵医嘱处理 2. 观察患者的呼吸道情况，及时清除分泌物 3. 详细记录插管 / 喉罩置入时间、插管方法、深度、套囊充气量及用药情况	5分	1. 注意观察患者生命体征变化（1分） 2. 注意患者呼吸道情况，有无出血或分泌物（1分） 3. 做好记录（3分）
整理	1. 予患者舒适的手术体位 2. 气管导管 / 喉罩及麻醉机回路妥善固定 3. 整理监护仪导线及麻醉用物 4. 洗手，垃圾分类处理	5分	1. 保证患者功能位（1分） 2. 确保气管导管 / 喉罩固定妥善，防止导管非正常拔出 / 喉罩移位（1分） 3. 将气管导管 / 喉罩与麻醉机回路接口固定妥善，以防脱机（2分） 4. 正确进行七步洗手法，垃圾分类处理（1分）

☆★☆☆

续表

项目	技能步骤	分值	要点与注意事项
评价	1. 患者行气管插管/喉罩置入后气道通畅，缺氧改善 2. 插管过程中无插管/喉罩置入所致的牙齿松动、口腔内出血及嘴唇破裂发生	5分	1. 气道通畅，缺氧改善（3分） 2. 无所致的牙齿松动、口腔内出血及嘴唇破裂发生（2分）

四、相关知识链接

（一）气管导管的选择

1. 成人男性　一般选择内径为 7.5～8.5mm。

2. 成人女性　一般选择内径为 7.0～8.0mm。

3. 小儿气管导管选择　气管导管内径需根据年龄和发育大小来选择，详见表 8-3-2，其中列出较适中的导管内径，据此仍需常规准备比其大一号和小一号的导管各一根，在喉镜下直视声门大小，再最后选择最合适的用于插管。

表 8-3-2　气管导管的型号选择

年龄	导管内径（IDmm）	气管导管从中切牙至气管中段（cm）
早产儿	2.0～2.5	10
足月儿	2.5～3.0	11
1～6个月	3.5	11
6～12个月	4.0	12
2岁	4.5	13
4岁	5.0	14
6岁	5.5	15～16
8岁	6.0	16～17
10岁	6.5	17～18
12岁	7.0	18～19
14岁	7.5	19～20
16岁以上	8.0～9.0	20～21

4. 小儿气管导管内径的选择也可根据公式做出初步估计

公式：ID（mm）＝年龄（岁）/4+4

（二）气管插管的深度

1. 自门齿计算起，女性插管深度为 20～22cm，男性插管深度为 22～

24cm，经鼻插管则需增加 2 ～ 3cm。

2. 儿童插管深度估算

经口插管深度（cm）= 年龄 /2+12；经鼻插管深度（cm）= 年龄 /2+15

（三）明确气管导管是否在气管内的方法

1. 直视下看见气管导管进入声门。

2. $P_{ET}CO_2$ 监测，可见到正常的 CO_2 曲线。

3. 人工挤压呼吸囊，患者胸部有起伏。

4. 呼气时在气管导管上有呼吸气体的潮气出现，并于吸气时消失。

5. 双侧胸部听诊有呼吸音，且无胃膨胀。

（四）喉镜选择及使用方式

传染病患者尽可能地使用一次性喉镜片或带有一次性喉镜片的可视喉镜；如使用非一次性喉镜片，使用后的喉镜片须用双层黄色医疗废物袋密封包裹并贴上标签，注明传染病名称、使用时间、使用人等，由专职人员回收处理。

（五）喉罩置入相关连接

1. 根据患者不同年龄和体重选择喉罩的型号。

2. 正压通气时，气道内压力不宜超过 2.0kPa，否则容易发生气体进入胃内。使用喉罩期间注意监测呼气末二氧化碳。

3. 警惕胃内容物反流误吸的危险。喉罩留置期间必须监测双肺呼吸音，一旦发生反流、误吸，应拔出喉罩，清理呼吸道，并改用其他通气方式。

4. 为了防止反流误吸的发生，选择可以置入胃管的喉罩。给予患者置入胃管，减轻胃内压力。

（丁　红　叶　丽　刘焕仪）

第四节　气管导管 / 喉罩拔除的
护理配合技术与评分标准

一、目的

结束机械通气。

二、适应证

1. 全身麻醉手术结束，符合拔管 / 喉罩拔除指征的患者。

2. 无气道梗阻、喉痉挛等并发症。

3. 生命体征平稳，无心律失常，循环功能稳定。

三、禁忌证

1. 不符合拔管 / 喉罩拔除指征的患者。

2. 有手术并发症需暂缓拔管患者。

四、技能步骤要点与评分标准

气管导管 / 喉罩拔除的护理技能步骤要点与评分标准见表 8-4-1、视频 8-4-1 和视频 8-4-2。

视频 8-4-1　气管导管拔除的护理配合技术 - 上

视频 8-4-2　气管导管拔除的护理配合技术 - 下

表 8-4-1　气管导管 / 喉罩拔除的护理技能步骤要点与评分标准

项目	技能步骤	分值	要点与注意事项
操作准备	1. 护士准备：衣帽整齐规范、七步洗手、戴口罩	2 分	穿戴、洗手必须符合规范（一项不符合 −0.5 分）
	2. 设备准备：呼吸机、监护仪、负压吸引装置、供氧装置	3 分	1. 确保仪器性能良好、配件齐全（仪器设备性能不佳 −2 分） 2. 检查负压吸引器 / 供氧装置是否完整 / 连接好（不完整 −1 分）
	3. 物品准备：简易呼吸囊，面罩、呼吸机回路、气管插管用物一套、口（鼻）咽通气管、抢救药、吸痰管、无菌溶液、治疗碗、吸氧管、无菌手套、注射器、医用润滑剂、手电筒、纱布、纸巾、胶布、棉签、快速手消毒液等	5 分	1. 物品、药品准备是否齐全（漏一项 −1 分，最高 −3 分） 2. 检查无菌物品有效期（漏查一项 −1 分，有过期物品 −5 分） 3. 根据患者年龄选择合适的物品型号（型号有误一项 −1 分） 4. 拔气管导管选择 10ml 注射器，拔喉罩选择 20ml 注射器（不正确 −1 分）
患者准备	1. 查对病历、医嘱、患者（手腕带） 2. 取去枕仰卧位或半卧位，头偏向一侧，不合作者适当约束四肢 3. 向患者解释操作目的及配合要点	5 分	1. 查对全面（漏一项 −1 分，最高 −3 分） 2. 保证舒适体位（不正确 −1 分） 3. 解释全面（解释不全面 −1 分，没有解释 −3 分）
评估	1. 评估患者生命体征 2. 评估患者意识及合作程度 3. 评估气管插管 / 喉罩位置和固定情况 4. 评估患者口腔及鼻腔情况，评估气道内分泌物情况 5. 评估患者肌力恢复情况，是否达到拔管指征	20 分	1. 没有评估原已存在的气道问题（未评估 −2 分） 2. 没有关注患者生命体征（−2 分）患者生命体征有波动没有及时报告处理（−2 分） 3. 未评估合作程度（−2 分） 4. 未评估气管插管 / 喉罩位置（−4 分），固定位置（−2 分） 5. 未评估口腔和鼻腔（−2 分） 6. 未评估气道内分泌物（−2 分） 7. 未判断患者肌力恢复情况（−4 分）

续表

项目	技能步骤	分值	要点与注意事项
操作	1. 呼吸机调至吸痰纯氧功能 3min，观察患者血氧情况 2. 准备无菌注射用水，调好负压压力，戴无菌手套，接吸痰管负压吸净气道、口腔、鼻腔的分泌物 3. 再次观察生命体征，评估患者意识与肌力 4. 将固定气管导管和牙垫的胶布与皮肤分离，用注射器将气囊内气体缓慢抽出 5. 将喉罩/气管导管与牙垫同时向上拔出 6. 鼓励患者咳嗽，自主咳痰 7. 清洁患者面部，清洁鼻腔，按医嘱给予鼻导管吸氧 8. 拔管后保持头侧位	50分	1. 吸痰前、吸痰中、吸痰后注意观察生命体征（漏一项 −2分） 2. 违反无菌操作原则（−5分） 3. 拔管前需再次评估意识与肌力（漏一项 −4分，最高 −8分） 4. 谨慎选择吸引鼻腔（违反 −2分） 5. 注意成人与小孩的吸引压力（不正确 −5分） 6. 患者出现呛咳或 SpO_2 下降时马上停止吸痰，并给予中流量吸氧（违反 −5分） 7. 导管气囊放气时确保完全，喉罩气囊放气 2/3（不正确 −5分） 8. 拔管时注意导管的弯曲度避免损伤气道（不正确 −5分）
观察记录	1. 记录拔管时间及用药 2. 记录吸出痰液的量、颜色 3. 观察患者面色、胸廓起伏、声音等情况 4. 严密监测患者的生命体征及 SpO_2，每隔 5～10min 记录一次，发现异常及时报告并遵医嘱处理	7分	1. 记录完整（漏一项 −2分） 2. 离开患者床边前要观察面色、胸廓起伏、声音、生命体征（漏一项 −2分）
整理	1. 擦拭干净口面部，帮助患者取舒适的体位 2. 整理床单位 3. 用物分类处理 4. 七步洗手	3分	1. 未擦拭面部、整理床单位（各 −0.5分） 2. 用物处理（不正确 −1分） 3. 未洗手或洗手不规范（−1分）
评价	1. 拔管动作轻柔，分泌物无污染患者衣物及床单位 2. 有效吸痰，拔管后无呛咳 3. 患者没有出现牙齿松动或脱落，无出现喉痉挛、呼吸道阻塞等并发症	5分	1. 拔管动作轻柔，病床单元整洁（1分） 2. 患者无出现气道并发症（2分） 3. 牙齿无松动或脱落，嘴唇无压伤（2分）

☆ ☆ ☆ ☆

五、相关链接

1. 拔管指征

（1）循环：循环基本稳定（血压、心率改变不超过术前静息值上下20%，且维持稳定，心电图无心律失常和ST-T改变）。

（2）呼吸：呼吸正常（脱氧10min表明，患者自主呼吸平稳，呼吸频率在10～25次/分，潮气量＞6ml/kg，PaO_2正常或保持术前水平）。

（3）意识：意识恢复，可以配合及完成指令性动作。

（4）肌力：肌力恢复，抬头维持超过5s，握手有力且能持续不减。

（5）有保护气道的能力（恢复吞咽和咳嗽反射）。

2. 对于困难气道、多次气管插管、困难插管或呼吸道分泌物较多的患者宜在患者完全清醒状态下拔管，并在拔管前做好再次插管的准备。

3. 不建议边吸氧边拔管，因为会诱发喉痉挛。

4. 警惕突发合并症、并发症危及生命，必要时暂停拔管。

5. 拔除喉罩时气囊放气一般放至气囊充气的2/3即可，避免因气囊完全放开时喉罩前段形成各种棱角，在拔除过程中损伤气道黏膜。

6. 拔除喉罩后潜在的严重的并发症是喉痉挛。喉痉挛轻者可表现为轻微吸气性喘鸣，重者可出现完全性上呼吸道梗阻。当出现喉痉挛时紧急的处理方法：

（1）立即面罩加压给氧，轻提下颌可缓解轻度喉痉挛。

（2）立即停止一切刺激和手术操作。

（3）对于轻中度喉痉挛，可静脉注射丙泊酚后观察其呼吸情况。

（4）对重度喉痉挛紧急情况下可采用16号以上粗针行环甲膜穿刺给氧或行高频通气。

（5）对于重度喉痉挛也可行气管插管术。

7. 吸痰管插入深度

（1）经口插管，14～16cm。

（2）经鼻腔插管，22～25cm。

（3）气管切开套管插管，10～20cm。

（4）经气管导管插管，原则上应超过气管插管长度0.5～1cm。

8. 氧浓度（%）=21+4×氧流量（L/min）

9. 低流量给氧为2～4L/min，中流量给氧4～6L/min，高流量给氧6～8L/min。

（丁 红 许立倩 刘焕仪）

第五节　困难气道插管的护理配合技术与评分标准

一、适应证

1. 气道解剖异常　解剖生理变异（短颈、下颌退缩、龅牙、口咽腔狭小、高腭弓、上颌骨前突、错位咬合、下颌骨增生肥大、会厌过长或过大等）、创伤后致畸形。

2. 局部或全身疾患　肌肉骨骼病（颈椎强直、颞下颌关节强直、弥漫性骨折增生和茎突舌骨韧带钙化等）、内分泌病（肥胖、肢端肥大症、甲状腺肿大等）。

3. 局部炎性反应　喉水肿、扁桃体周围脓肿、会厌炎等。

4. 颌面部损伤　外伤、烧伤及瘢痕粘连。

5. 其他　饱食、妊娠、循环功能不稳定、呼吸功能不全等。

二、技能步骤要点与评分标准

困难气道插管的护理配合技术步骤要点与评分标准见表 8-5-1、视频 8-5-1 和视频 8-5-2。

视频 8-5-1　困难气道插管的护理配合技术 - 上

视频 8-5-2　困难气道插管的护理配合技术 - 下

表 8-5-1　困难气道插管的护理配合技术步骤要点与评分标准

项目	技能步骤	分值	要点与注意事项
操作准备	1. 护士准备：衣帽整齐规范、洗手、戴口罩	1 分	穿戴必须符合规范（一项不符合 −0.5 分）
	2. 设备准备：检查麻醉机、监护仪、负压吸引装置及喉镜、可视喉镜、纤维支气管镜	3 分	1. 仪器性能良好、配件是否齐全、合适（1 分） 2. 麻醉机钠石灰是否更换（1 分） 3. 麻醉机和微量注射泵参数调节是否正确（1 分）
	3. 物品准备：气管导管、麻醉面罩、麻醉机呼吸回路、气管导管芯、听诊器、牙垫、10ml 注射器、喉罩、胶布、插管钳、医用水溶性润滑剂、吸痰管、口（鼻）咽通气管、导管固定架、人工鼻、环甲膜穿刺包、气管切开包及肢体约束带等	4 分	1. 物品、药品准备是否齐全（齐全 2 分，不齐全 1 分） 2. 选择合适型号的气管导管（1 分），检查气管导管的气囊是否漏气（1 分）及充分润滑气管导管（1 分）

★☆☆☆

续表

项目	技能步骤	分值	要点与注意事项
	4. 药品准备：镇静药、镇痛药、肌松药等麻醉诱导类药物，麻黄碱、肾上腺素、阿托品等急救类药物，表面麻醉药丁卡因，遵医嘱配制药品	3分	1. 药品准备是否齐全（齐全2分，不齐全 −1分） 2. 配制药品时注意双人三查八对（1分）
患者准备	1. 查对病历、医嘱、患者 2. 取仰卧位，予软枕使患者头部垫高约10cm，除去上衣（注意患者的保暖及隐私），给予生命体征、心电图、血压、SpO_2 及呼气末二氧化碳监测，并记录 3. 对于预计气管插管困难的患者，一般应在患者清醒、保留自主呼吸的状态下进行插管。因此，清醒的患者向其解释操作的目的、注意事项、配合要点等，以便患者尽量配合和理解	4分	1. 严格三查八对制度，做好患者手术前的三方核查（1分） 2. 患者安全防护及保温，对于颈椎异常者，不要轻易搬动其头颈部（1分） 3. 对患者入室的连接心电图、血压、SpO_2 进行监测，并记录（1分） 4. 做好心理护理（1分）
评估	1. 评估患者病史：患者有无睡眠呼吸暂停综合征史、气道手术史、头颈部放疗史及麻醉史 2. 从监护仪的监测数据对患者的生命体征进行再评估 3. 评估患者的颈部、面部、上颌骨、下颌骨、头颈活动度、张口度、有无牙齿松动或义齿、口咽情况、鼻腔是否通畅、有无偏曲或出血 4. 最近胸部 X 线片和颈椎片情况 5. 是否有上呼吸道感染 6. 患者是否禁食、禁饮及时间 7. 清除口腔和鼻腔分泌物	20分	1. 对患者入室的心电图、血压、SpO_2 进行评估（2分） 2. 评估患者病史（3分） 3. 正常张口度：上下门齿间距介于 $3.5 \sim 5.5cm$（相当于3指宽左右）（3分），正确进行马氏分级（3分）。有无牙齿松动或义齿，如有义齿者将义齿取出（2分） 4. 掌握患者术前禁食时间（2分） 5. 插管前口腔、鼻腔分泌物是否清除（2分） 6. 正确评估头颈活动度，正常头颈伸曲范围为 $90°\sim165°$，正常甲颏距离大于 $6.5cm$（3分）
麻醉诱导操作配合	1. 在给予麻醉药物前，可紧闭麻醉面罩以 6L/min 以上氧流量给患者平静呼吸 3min 以上，即可达到去氮预充氧的目的 2. 遵医嘱给予患者静脉注射插管剂量的镇静催眠药、镇痛药及肌松药，使患者神志消失、肌肉完全松弛、呼吸停止和镇痛良好的状态（原则上，无插管成功把握者不得轻易做全身麻醉诱导）	20分	1. 诱导及插管过程中有无异常并及时报告（2分） 2. 预充氧方法正确（2分） 3. 给药时，严格三查八对，注意给药速度（2分） 4. 表面麻醉浸润方法正确（2分）

续表

项目	技能步骤	分值	要点与注意事项
	3. 局部表面麻醉：常用 1% 丁卡因或利多卡因 5～10ml 喷雾舌根和咽喉后壁及梨状隐窝处。气管内表面麻醉可经环甲膜穿刺注入上述局麻药 2ml。给予患者表面麻醉药后，嘱患者不要吞咽，使药物在咽喉部发生作用。个别敏感患者还需进行舌咽神经或喉上神经阻滞 4. 进行局部表面麻醉前可给予患者适当的镇静、镇痛药，减轻患者痛苦的同时，保留患者意识及呼吸的状态下进行气管插管 5. 护士位于患者头端，调整手术床高度，使患者颜面与麻醉护士胸骨剑突平齐。护士右手使患者头尽量后仰，左手握持面罩，拇指和示指放在面罩体部（接口处两侧），并向下用力使面罩紧贴面部保持密封，其余三指放于下颌骨上，中指位于颏部，环指和小指位于下颌角处。右手持麻醉机皮囊，给予患者辅助通气		5. "CE" 手法正确（2分） 6. 维持气道开放，保证面罩辅助通气时气道通畅，且不漏气（2分） 7. 注意给予患者的呼吸频率及潮气量，观察患者胸廓起伏，如无，则可能辅助通气无效（辅助通气有效4分，无效则0分） 8. 如果患者无法进行面罩辅助通气，又不能进行插管时，应立即采取以下措施：插入喉罩或经环甲膜穿刺，严重者外科手术建立气道（包括环甲膜切开、气管切开等）（有效改善通气4分，无效则0分）
气管插管操作配合	1. 插管 (1) 经口鱼钩状导管盲探插管法：利用导管芯将气管导管弯成鱼钩状，护士用示指和中指在患者颈部向下压迫喉头，以降低喉头的高度；麻醉医生用喉镜尽量暴露患者咽喉部结构，将鱼钩状导管的顶端送入声门附近，护士通过放在压迫喉头的手指下的感觉进行提示，让麻醉医生感受患者肺内气体的流出，从而判断患者声门的位置调整导管的方向。当麻醉医生认为导管已对准声门时，护士一手稳住气管导管，另一手缓慢地拔出管芯，同时麻醉医生顺势将导管送入气管	30分	1. 插管前 $SpO_2 \geqslant 95\%$，生命体征稳定（2分） 2. 喉镜使用得当，手柄握位恰当（1分），镜片深度适中（1分），不能有撬动门齿的声音（2分），声门暴露充分（1分） 3. 掌握每个困难插管方法的配合（4分） 4. 应避免使用同一种方法反复插管，切忌盲目强行插管，这样极易损伤咽喉部黏膜，引起出血、水肿，增加继续插管的困难（4分）

☆☆☆☆

项目	技能步骤	分值	要点与注意事项
	（2）经鼻盲探气管插管的配合：适用于张口度受限或张口度好但无法暴露喉头者，患者处于清醒状态。遵医嘱用30mg麻黄碱加入1%丁卡因配成的药液给患者滴鼻3次，以扩张鼻腔和麻醉鼻腔黏膜，至于咽喉部及气管内黏膜麻醉，协助麻醉医生选用局麻药喷雾、喉上神经阻滞、经环甲膜穿刺气管内给药等方法。同时，护士将导管前端涂上无菌液状石蜡。在插管过程中，要协助麻醉医生调整患者的头位与体位，根据医嘱给予适量的镇静、镇痛药减轻患者的痛苦，也有助于插管的顺利进行和减轻插管反应 （3）纤维支气管镜引导下气管插管的配合：麻醉医生站于患者床头，护士站在患者右侧，纤维支气管镜接上冷光源，连接中心吸引器连接管。护士给导管气囊试气无误后将导管套入纤维支气管镜外并置于其顶端，用无菌液状石蜡充分润滑纤维支气管镜和气管导管，将纤维支气管镜经口腔或鼻前庭插入，并进入气管，然后以纤维支气管镜引导，将气管导管送入气管，退出纤维支气管镜，确定气管导管的位置 （4）可视喉镜下气管插管的配合：麻醉医生站于患者头部上方，护士站患者右侧，护士检查可视内镜各部件是否正常，选合适导管给导管气囊试气无误后在距离气管导管前端约2cm涂上液状无菌石蜡，顺正位方向将可视内镜管身置入气管导管中（内镜镜头位于气管导管斜面以内0.5cm左右），将可视内镜管身前端适当塑形（管身前4～5cm可将角度调至80°～90°）备用，麻醉医生一手提起患者下颌，另一手持气管导管中上部，经舌正中位置进入口腔，看到会厌，前倾使镜头绕到会厌下面，手轻轻后仰上提镜体，便可以见到声门，使镜体前端通过声门并看到气管环，固定好镜体，松开导管，向下推送气管导管，护士将可视内镜镜体顺口拔出。连接麻醉机呼吸回路进行试通气		5. 注意牙垫放置的位置（固定翼不可压迫口唇），以及固定牙垫胶布的粘贴方法（牙垫与气管导管可分离）（2分） 6. 充气套囊注气量正确，压力适中，套囊软硬度可与鼻尖软硬度相似（2分） 7. 接呼吸球囊或麻醉机通气顺序正确，及时有效（2分） 8. 气管导管听诊双肺和上腹部确认导管位置正确，未出现单肺通气（2分） 9. 气管导管必须固定妥善胶布长短合适、粘贴牢固、不可粘住口唇。轻柔复位患者头颅（3分） 10. 插管前给予患者适当的肢体约束，以免患者不适、躁动时发生坠床（2分） 11. 重视患者的心理安抚，得到患者尽可能的配合（2分）

☆ ☆ ✦ ✦

续表

项目	技能步骤	分值	要点与注意事项
	2. 呼气末二氧化碳（$P_{ET}CO_2$）监测，确定是否气管导管在气管内；听诊双肺呼吸音是否对称，确定气管导管位置 3. 确定插管成功后，导管气囊内注入 5～7ml 空气，放置牙垫，用胶布将导管与牙垫妥善固定		
观察记录	1. 严密监测患者的生命体征及 SpO_2，每隔 5～10min 记录一次，发现异常及时报告并遵医嘱处理 2. 观察患者的呼吸道情况，及时清除分泌物 3. 详细记录插管时间、插管方法、深度、套囊充气量及用药情况	4 分	1. 注意观察患者生命体征变化（1 分） 2. 注意患者呼吸道情况，有无出血或分泌物（1 分） 3. 做好记录（2 分）
整理	1. 给予患者舒适的手术体位 2. 气管导管及麻醉机回路牢固固定 3. 整理监护仪导线及麻醉用物 4. 洗手	6 分	1. 保证患者处于功能位（1 分） 2. 确保气管导管固定妥善，防止导管非正常拔出或移位（2 分） 3. 将气管导管与麻醉机回路接口固定妥善，以防脱机（2 分） 4. 正确进行七步洗手法，垃圾分类处理（1 分）
评价	1. 患者行气管插管后气道通畅，缺氧改善 2. 插管过程中无插管所致的牙齿松动、口腔内出血及嘴唇破裂发生	5 分	1. 气道通畅，缺氧改善（3 分） 2. 无所致的牙齿松动、口腔内出血及嘴唇破裂发生（2 分）

三、相关链接

（一）困难气道通常是指面罩通气和直接喉镜下气管插管困难。根据发生的类型分类

1. 通气困难　面罩加压时通气困难，以至于患者氧合不足或缺氧窒息。

2. 插管困难　指暴露声门困难或气道有病理改变，以致于不能顺利地插入气管导管但可进行面罩通气，不至于发生缺氧。

（二）根据是否存在通气困难类

1. 急症气道　指通气困难同时插管困难的危急患者，需要特别紧急的措施打开气道并建立通气。

2. 非急症气道　指患者能维持自主呼吸或在面罩辅助下能维持正常的通气和氧合，仅仅是插管困难。

（丁　红　刘焕仪　肖伦华）

第六节　辅助呼吸的护理技术与评分标准

一、口咽／鼻咽通气管置入技能

（一）目的

1. 解除或改善呼吸道梗阻，保持呼吸道通畅，提高通气效果。

2. 维持和增加机体通气量。

3. 纠正威胁生命的低氧血症。

（二）适应证

1. 舌后坠引起的呼吸道阻塞。

2. 呼吸道分泌物较多不易吸出者；牙关紧闭不能经口吸痰的患者。

3. 呼吸困难通过鼻咽通气管进行氧气吸入。

4. 癫痫或抽搐时，有舌咬伤的危险者。

（三）禁忌证

1. 意识清楚且无法耐受者。

2. 有牙齿折断或脱落危险者。

3. 口腔内及上下颌骨创伤、咽部气道占位性病变、咽部异物梗阻患者。

4. 鼻息肉，鼻腔出血、鼻外伤炎症畸形者以及明显的鼻中隔偏曲患者。

5. 凝血机制异常者。

6. 颅底骨折、脑脊液耳鼻瘘的患者。

（四）技能步骤要点及评分标准

口咽／鼻咽通气管置入技能与评分标准见表 8-6-1 和视频 8-6-1。

视频 8-6-1　辅助呼吸的护理技术

表 8-6-1　口咽／鼻咽通气管置入技能与评分标准

项目	技能步骤	分值	要点与注意事项
操作准备	1. 护士准备：衣帽整齐规范、洗手、戴口罩	2 分	穿戴欠规范（−1 分），洗手欠正确（−1 分）
	2. 物品准备：型号合适的口咽或鼻咽通气管、吸痰管、医用润滑剂、听诊器、吸氧装置、负压吸引器、开口器、弯盘、纸巾、胶布等	10 分	1. 物品是否齐全（每漏一种 −1 分） 2. 负压吸引器连接紧密，无漏气（漏气 −5 分） 3. 根据个体差异选择合适的口咽或鼻咽通气管，口咽或鼻咽通气管型号选择不正确（−2 分）

项目	技能步骤	分值	要点与注意事项
患者准备	1. 查对病历、医嘱、患者 2. 取去枕仰卧位或头偏向一侧 3. 清醒患者做好解释工作，消除紧张情绪，取得配合	3 分	严格三查八对制度 未查对病历、医嘱、患者（−1分），体位不正确（−1分），未做解释工作（−1分）
评估	1. 评估患者张口度、有无牙齿松动或义齿 2. 评估患者口腔内、鼻腔、咽部有无占位性病变或异物，鼻腔有无出血，鼻腔大小、有无鼻中隔偏曲 3. 评估患者生命体征、意识及合作程度 4. 查看病历，患者有无出血性疾病、凝血系统疾病、使用抗凝药物、颅底骨折及脑脊液漏等	20 分	1. 未评估患者张口度、牙齿、鼻腔、咽部（−5分） 2. 未评估患者生命体征、意识及合作程度（−5分，评估每漏项 −2分）
操作过程	1. 清除口腔分泌物、异物等 2. 口咽通气管用医用润滑剂（或生理盐水）润滑后，将口咽通气管弯曲部分向腭部置入口腔，压住舌面向咽喉部置入 3. 口咽通气管前段到达舌根部后下方时，旋转180°，继续往咽喉部送入，将口咽通气管完全置入，也可利用压舌板或喉镜片压迫舌体后，将口咽通气管放入口咽部，直至患者呼吸道通畅 4. 听诊双肺呼吸音是否正常 5. 继续给予患者面罩吸氧或加压给氧 6. 鼻咽通气管置管：清除鼻腔分泌物、异物，医用润滑剂润滑鼻咽通气管外壁，将鼻咽通气管弯度向下、弧度朝上内缘口向下，垂直于面部缓慢插入鼻孔至鼻腔内，直至通气正常 7. 观察患者呼吸频率、节律、幅度和氧饱和度，呼吸好可更换鼻氧管吸氧	50 分	1. 牙关紧闭者可使用开口器或选择鼻咽通气管 2. 置管动作轻柔 3. 鼻息肉，鼻腔出血、鼻外伤炎症畸形者及明显的鼻中隔偏曲患者，凝血机制异常者，颅底骨折、脑脊液耳鼻瘘的患者禁用鼻咽通气管使用 未清除口腔分泌物、异物（−5分），操作欠正确（−5分），放置通气管后未听诊双肺呼吸音（−5分）
观察记录	1. 患者呼吸音是否恢复正常 2. 严密监测患者生命体征及 SpO$_2$，每隔 5 ~ 10min 记录一次，发现异常及时报告并遵医嘱处理 3. 观察患者呼吸道情况，及时清除分泌物	8 分	未按要求观察与记录（−5分）分，未及时发现异常（−3分）

☆ ☆ ☆ ☆

续表

项目	技能步骤	分值	要点与注意事项
整理	1. 帮助患者取舒适体位 2. 整理床单位 3. 用物分类处理 4. 洗手	2分	用物处置欠正确（−1分），未落实手卫生（−1分）
评价	1. 患者气道通畅，缺氧改善 2. 没有出现牙齿松动或脱落 3. 没有出现口腔、鼻腔、咽部出血	5分	出现不良事件反馈（−2分）

（五）相关知识链接

1. 口咽通气管选择：口咽通气管长度相当于从门齿到下颌角或到耳垂的距离，宽度已能接触上颌和下颌的 2 ～ 3 颗牙齿为最佳。安全的选择方法是宁长勿短，宁大勿小。口咽通气道太短不能经过舌根，起不到开放气道的作用；太小容易掉入口腔误入气管。

2. 鼻咽通气管选择：鼻咽通气管长度大约相当于鼻外孔至下颌角的距离。

3. 拔出鼻咽通气管前，先吸净鼻腔及口腔分泌物，于呼气时拔出，以免误吸。

二、简易呼吸囊使用技术

（一）目的

1. 维持和增加机体通气量。

2. 纠正威胁生命的低氧血症。

（二）适应证

1. 各种原因导致的呼吸停止或呼吸衰竭的紧急抢救。

2. 麻醉期间的呼吸管理。

（三）技能步骤要点及评分标准

简易呼吸囊使用技术与评分标准见表 8-6-2。

表 8-6-2　简易呼吸囊使用技术与评分标准

项目	技能步骤	分值	要点与注意事项
操作准备	1. 护士准备：衣帽整齐规范、洗手、戴口罩	2分	穿戴欠规范（−1分），洗手欠正确（−1分）
	2. 物品准备：简易呼吸囊（面罩、衔接管储氧袋）、弯盘、纱布2块、吸氧装置、四头带、口咽通气管、开口器、舌钳、压舌板等	10分	1. 物品准备齐全,每漏一种（−1分） 2. 保证简易呼吸囊性能良好,性能不良（−5分）

☆ ☆ ✦ ✦

续表

项目	技能步骤	分值	要点与注意事项
患者准备	1. 查对病历、医嘱、患者 2. 患者取去枕仰卧头后仰位 3. 清醒患者做好解释工作，消除紧张情绪，取得配合	3 分	严格三查八对制度，未查对病历、医嘱、患者（−1 分），体位不正确（−1 分），未做解释工作（−1 分）
评估	1. 评估患者病情、体重、意识状态、合作程度等 2. 评估患者呼吸状况：频率、节律、潮气量，呼吸道是否通畅，有无牙齿松动和义齿	20 分	1. 对患者评估正确，及时发现存在问题（20 分）。未评估患者病情、体重、意识状态、合作程度等（−5 分） 2. 未评估患者呼吸状况（−5 分），评估漏项（−2 分）
操作过程	1. 判断患者意识，拍患者双肩膀，大声在患者两侧耳边呼喊（喂，你怎么了，怎么了），患者无意识时，立即呼叫医生 2. 松解衣领及腰带，检查有无义齿，去除口腔分泌物或异物，取去枕仰卧位 3. 判断呼吸：耳感气流，眼看胸廓起伏，大于 5s 小于 10s，同时摸颈动脉搏动。若患者有循环征象，呼吸微弱，给予简易呼吸气囊加压给氧 4. 挤压呼吸囊 2 次，检查呼吸囊性能，连接面罩、呼吸气囊 5. 麻醉护士位于患者头侧，一手仰头抬颌法开放气道，将面罩紧扣患者口鼻部，E-C 手法固定面罩，另一手挤压呼吸囊 6. 挤压呼吸囊的同时呼叫其他人员连接氧气，接上储氧袋，氧流量调至 10 ～ 12L/min	40 分	1. 摇晃患者肩膀不可用力过度，避免意外伤害 2. 挤压检查简易呼吸囊时，用皮肤感觉是否有气流 3. 尽早连接氧气源供氧 4. 挤压简易呼吸囊时要观察胸廓起伏与吸呼比。成人潮气量 8 ～ 10ml/kg，吸呼比 1 :（1.5 ～ 2），潮气量为 400 ～ 600ml/ 次时见胸廓起伏，1.5L 球囊挤压 1/2 ～ 2/3，2L 球囊挤压 1/3 5. 挤压呼吸的频率 成人：10 ～ 12 次 / 分，有高级气道 10 次 / 分，每次送气时间 >1s，每 3 ～ 4 秒挤压一次，即大概 6s 一次人工呼吸 儿童：12 ～ 20 次 / 分 新生儿：40 ～ 60 次 / 分，每次送气时间为 1s 判断患者意识方法欠正确（−2）分，判断呼吸方法欠正确（−5 分），开放气道手法欠正确（−5 分），氧流量调节不正确（−2 分），挤压呼吸囊压力（潮气量）、频率不正确（−5 分）

续表

项目	技能步骤	分值	要点与注意事项
观察记录	1. 观察患者胸廓起伏、面色、甲床、口唇颜色及意识恢复情况 2. 观察呼气时面罩是否有气雾，活瓣工作是否正常 3. 观察患者氧饱和度情况 4. 记录患者病情变化及所采取的急救措施，取得的效果	10分	复苏有效指征： (1) 面色、甲床、口唇红润 (2) 自主呼吸恢复 (3) 面罩内有气雾 (4) 氧饱和度 ≥ 94% 未及时发现病情变化（-5分），记录不及时或不正确（-3分）
整理	1. 根据患者病情采取合适的体位，注意保暖，意识清醒后头部可垫枕头，并做好解释工作 2. 整理床单位 3. 用物分类处理 4. 洗手	10分	床单位欠整洁（-2分），用物处置欠正确（-2分），未落实手卫生（-2分）
评价	1. 患者胸廓起伏正常，缺氧改善 2. 呼吸囊呼吸活瓣工作良好，呼气时透明面罩内有气雾 3. 患者面色、口唇、甲床红润	5分	出现不良事件反馈（-2分）

（陈旭素 毛小燕 肖伦华）

第七节 椎管内麻醉穿刺的护理配合技术与评分标准

一、目的

1. 使患者了解椎管内麻醉的目的，主动配合操作（小儿和意识丧失的患者除外）。

2. 减轻患者心理负担。

3. 为麻醉医生准备各种物品，利于操作。

二、适应证

1. 需行腹部、下肢、会阴、肛门、直肠以及泌尿生殖系统等部位的手术患者。

2. 急慢疼痛患者需行硬膜外腔镇痛者。

三、禁忌证

（一）绝对禁忌证

1. 背部穿刺点周围皮肤感染者。

2. 未纠正的低血容量者。

3. 凝血功能异常者。

4. 脊柱外伤或解剖结构异常、脊柱结核或肿瘤者。

5. 中枢神经系统疾病如脑膜炎者。

6. 腰椎做过手术的患者，尤其在穿刺部位做过手术的患者。

（二）相对禁忌证

1. 合并有神经系统疾病患者。

2. 正在接受抗凝治疗者。

3. 穿刺部位有椎间盘突出或膨出者。

四、技能步骤要点及评分标准

椎管内麻醉穿刺的护理配合技术与评分标准见表 8-7-1、视频 8-7-1 和视频 8-7-2。

视频 8-7-1　椎管内麻醉穿刺的护理配合技术-上

视频 8-7-2　椎管内麻醉穿刺的护理配合技术-下

表 8-7-1　椎管内麻醉穿刺的护理配合技术与评分标准

项目	技能步骤	分值	要点与注意事项
操作准备	1. 护士准备：衣帽整齐规范、洗手、戴口罩	2 分	穿戴必须符合规范（一项不符合 −0.5 分，上限 2 分）
	2. 设备准备：检查麻醉机、监护仪、负压吸引装置、吸氧装置及喉镜性能	3 分	1. 仪器性能是否良好、配件是否齐全、合适（2 分） 2. 麻醉机和微量注射泵参数调节是否正确（1 分）
	3. 物品准备：一次性使用腰硬联合麻醉穿刺包（含穿刺针、导管、无菌敷料）、皮肤消毒液、无菌手套、麻醉面罩、呼吸回路、听诊器、导管芯、气管导管、20ml 注射器、胶布、吸痰管、口（鼻）咽通气管、2ml 注射器等 4. 遵医嘱准备及配制药物：局麻药如利多卡因、布比卡因、葡萄糖注射液或盐酸罗哌卡因注射液，急救药物备用（阿托品注射液、麻黄碱盐酸多巴胺注射液等） 5. 急救插管用物：麻醉喉镜、气管导管、简易呼吸器、听诊器	5 分	1. 物品准备齐全（一项不全 −1 分，上限 3 分） 2. 急救药物备用（1 分） 3. 喉镜镜片选择得当，检查喉镜灯光良好，关闭灯光备用（1 分）

★☆☆☆

续表

项目	技能步骤	分值	要点与注意事项
患者准备	1. 查对病历、医嘱、患者 2. 向患者解释操作的目的、方法、配合技巧及注意事项 3. 建立或检查已有静脉通路，确保通畅	5分	1. 严格三查八对制度，做好患者手术前的三方核查（2分） 2. 向患者解释操作的目的、方法、配合技巧及注意事项。做好患者心理护理及安全防护（2分） 3. 未检查静脉通路（1分）
评估	1. 根据监护仪的监测数据对患者的生命体征进行再评估 2. 患者的病情、意识、合作程度等 3. 患者脊柱的活动情况及穿刺部位皮肤情况	20分	1. 根据患者的具体情况，选择舒适体位（10分） 2. 麻醉前测量和记录首次体温、血氧饱和度、心率、呼吸、血压（10分）
操作配合	1. 给患者监测生命体征并记录 2. 开启无菌麻醉用物，协助患者侧卧位，护士与患者面对面站立，协助固定患者体位 3. 麻醉医生站于患者背后，常规消毒皮肤、铺治疗巾，利多卡因进行穿刺部位的局部麻醉，右手持针穿刺，左手拇指、示指固定于穿刺点下方，当确定穿刺针已到达硬膜外腔，退出针芯置入硬膜外导管，退出针栓 4. 穿刺、置管成功后给予无菌敷料覆盖穿刺点，硬膜外导管与接头妥善连接，并用无菌敷料包裹，用 5cm×20cm 的无菌胶贴固定硬膜外导管于患者背部，远端连接无菌注射器，妥善置于患者肩部上方 5. 协助患者恢复体位 6. 测量患者麻醉平面	50分	1. 严格执行无菌操作规程（10分） 2. 注意药物的三查八对（5分） 3. 给患者保暖及尽量保护患者隐私，避免过度暴露身体（5分） 4. 协助患者侧卧位，头部垫小枕，护士与患者面对面站立，协助固定患者体位、体位舒适（15分） 5. 根据医嘱、病情调节输液速度及种类，保证输液通畅（5分） 6. 麻醉医生进行麻醉时，时刻要关注生命体征变化，出现异常，及时报告麻醉医生处理（5分） 7. 置管必须固定妥善，以免打折、扭曲或脱出（5分）
观察记录	1. 严密监测患者的生命体征，发现异常及时报告并遵医嘱处理 2. 记录患者的用药、穿刺部位、麻醉平面等	7分	1. 穿刺部位有渗血或敷料潮湿应及时更换（2分） 2. 严密监测患者的生命体征，每 10～15 分钟记录一次（5分）
整理	1. 帮助患者取合适的手术体位 2. 整理床单位：平整、整洁 3. 用物分类处理 4. 洗手	3分	改变体位使要注意患者安全，防坠床，防脱管（3分）
评价	1. 遵守无菌操作规程 2. 主动配合，配合熟练	5分	1. 无菌操作规范（3分） 2. 动作熟练（2分）

☆ ☆ ☆ ☆

五、相关知识链接

（一）椎管内麻醉的概念

1. 椎管内含有两个可用于注入麻醉药的腔隙，即蛛网膜下腔隙和硬脊膜外腔隙。如将局麻药注入蛛网膜下腔隙，使脊神经前后根阻滞的麻醉方法称为蛛网膜下腔阻滞即腰麻。

2. 局麻药在硬脊膜外腔隙作用于脊神经，使相应阶段的感觉和交感神经完全阻滞，运动神经纤维部分丧失功能，称为硬膜外阻滞。

（二）蛛网膜下腔阻滞麻醉（简称腰麻）并发症

1. 最常见的术中并发症是血压下降，因此患者麻醉前会进行扩容，同时要备好麻黄碱、阿托品、去氧肾上腺素等急救药品。

2. 术后最常见的并发症为头痛，主要是低压性头痛。原因是腰麻穿刺刺破了硬脊膜和蛛网膜，硬脊膜血供较差，穿刺孔不易愈合，脑脊液不断从穿刺孔漏入硬膜外间隙，使颅内压下降，颅内血管扩张引起血管性头痛，所以避免头痛应在麻醉术后去枕平卧 4 ～ 6h。

（三）硬膜外阻滞并发症

硬膜外阻滞时，如果阻滞平面过高，会导致肋间肌麻痹，会引起通气不足，如果穿刺针或硬膜外导管误入蛛网膜下腔，大量局麻药作用于全部脊神经及大脑时，即为全脊麻。全脊麻的临床表现为全部脊神经所支配的区域无痛觉、低血压、全身发绀、意识丧失甚至呼吸停止。抢救必须迅速及时。一旦患者出现说话无力、胸闷时应警惕呼吸停止。

（肖伦华　陈信芝　黄　莉）

第八节　神经阻滞穿刺的护理配合技术与评分标准

一、目的

1. 使患者了解神经阻滞的目的，主动配合操作。

2. 为麻醉医生准备麻醉物品，利于操作。

二、适应证

取决于手术范围、手术时间以及患者的精神状态及合作程度，只要阻滞的区域和时间能满足手术的需要，神经阻滞可单独应用或作为辅助手段。

☆★☆☆

三、禁忌证

1. 小儿和不合作的患者。

2. 穿刺部位有感染、肿瘤、严重畸形。

3. 对局麻药过敏者。

四、技能步骤要点及评分标准

神经阻滞穿刺的护理配合技术与评分标准见表 8-8-1 和视频 8-8-1。

视频 8-8-1 神经阻滞穿刺的护理配合技术

表 8-8-1 神经阻滞穿刺的护理配合技术与评分标准

项目	技能步骤	分值	要点与注意事项
操作准备	1. 护士准备：衣帽整齐规范、洗手、戴口罩	2分	穿戴必须符合规范（一项不符合 −0.5 分）
	2. 设备准备：检查麻醉机、监护仪、负压吸引装置、喉镜性能、麻醉用超声仪	4分	1. 检查仪器性能是否良好、配件是否齐全、合适（1分） 2. 麻醉机钠石灰是否更换(1分) 3. 麻醉机、超声仪参数调节是否正确（1分） 4. 检查喉镜灯光良好，关闭灯光备用，喉镜镜片选择得当（1分）
	3. 物品准备：麻醉面罩、呼吸回路、简易呼吸囊、听诊器、吸痰管、口（鼻）咽通气管、无菌手套、皮肤消毒液、棉签、治疗巾、无菌敷料、穿刺针、注射器、连接导管、鼻氧管、气管导管、超声用耦合剂等	4分	1. 物品准备齐全（齐全2分，不齐全 −2分） 2. 检查简易呼吸囊的性能完好（2分）
患者准备	1. 查对病历、医嘱、患者 2. 向患者解释神经阻滞的目的、方法、配合技巧及注意事项，缓解患者紧张情绪	5分	1. 严格三查八对制度，做好患者手术前的三方核查（2分） 2. 解释操作的目的，取得患者配合（1分） 3. 患者体位摆放得当，安全防护（2分）
评估	1. 患者的心理状况、合作程度及对操作的认知程度 2. 患者的病情、体重、意识状态 3. 患者是否用过局麻药，有无不良反应、过敏史等	20分	1. 病情评估全面（评估全面16分，欠一项 −2分） 2. 有询问过敏史（4分）

续表

项目	技能步骤	分值	要点与注意事项
操作配合	1. 连接监护仪，监测患者生命体征，给患者鼻导管吸氧 2. 遵医嘱抽取麻醉药品 3. 协助麻醉医生摆放穿刺体位，消毒穿刺部位皮肤，直径 15 ~ 20cm，铺消毒孔巾或治疗巾，做好穿刺配合。麻醉医生穿刺过程中，护士注意观察患者的生命体征、瞳孔、皮肤等的变化，发现异常及时报告麻醉医生处理 4. 协助麻醉医生测定麻醉效果	50 分	1. 连接监护仪正确（5 分） 2. 吸氧正确（5 分） 3. 遵医嘱正确配制药品（5 分） 4. 协助医生摆放患者体位及消毒铺巾（6 分） 5. 药品标识明确（5 分） 6. 认真执行三查八对及消毒隔离制度（6 分） 7. 麻醉药给药前有回抽，证实无血、无气、无液（脑脊液）的时方可谨慎给药（6 分） 8. 注意观察患者生命体征变化（6 分） 9. 正确协助测定麻醉效果（6 分）
观察记录	1. 严密监测患者的生命体征并 5 ~ 10min 记录 1 次，发现异常及时报告麻醉医生并遵医嘱处理 2. 详细记录操作内容、时间、用药情况等	8 分	1. 操作过程严密观察患者生命体征（3 分） 2. 异常情况的报告及时及处理正确（3 分） 3. 记录操作内容、时间、用药情况（1 分） 4. 记录完整（1 分）
整理	1. 帮助患者取合适的手术位 2. 整理麻醉用物 3. 整理床单位 4. 洗手	2 分	1. 整理用物及床单位（1 分） 2. 正确进行七步洗手法（0.5 分） 3. 垃圾分类正确（0.5 分）
评价	1. 配合良好、熟练 2. 能及时发现异常并遵医嘱处理	5 分	1. 整体配合良好（2 分） 2. 异常处理及时（2 分） 3. 态度严谨（1 分）

五、相关知识链接

神经阻滞的并发症

1. 药液进入硬膜外间隙或蛛网膜下腔，可引起高位硬膜外阻滞，而严重者引起全脊麻，所以必须严格操作。

2. 颈丛神经阻滞时导致的膈神经阻滞，可出现呼吸困难及胸闷，此时应立即吸氧，必要时辅助呼吸。

☆ ☆ ☆ ☆

3. 喉返神经阻滞，主要是因为颈丛阻滞时，进针太深，压力过大使迷走神经阻滞患者嘶哑和失音，甚至呼吸困难。单侧喉返神经阻滞可在 0.5 ～ 1h 内缓解。

4. 椎动脉损伤导致血肿。

5. 臂丛阻滞时出现气胸。小量气胸可自行缓解，大量气胸伴呼吸困难时应行胸腔抽气或胸腔闭式引流。

6. 霍纳综合征，为颈交感神经被阻滞所致，表现为患侧眼裂缩小，瞳孔缩小，眼结膜充血，鼻塞，脸红而无汗，随着局麻药的代谢而消失。

7. 穿刺点毗邻脏器的损伤。

（肖伦华　毛小燕　罗小平）

第九节　动脉穿刺与测压的护理配合技术与评分标准

一、目的

1. 提供连续的动脉血压数据，有助于判断患者的心肌收缩功能，心排血量、血容量及外周血管阻力。

2. 通过动脉置管采集血标本。

二、适应证

1. 严重创伤或多脏器功能衰竭，以及其他血流动力学不稳定的患者。

2. 心脏大血管手术的患者，心肌梗死和心力衰竭抢救时。

3. 各类休克的患者。

4. 需反复采取动脉血标本行血气分析患者。

5. 低温麻醉和控制性降血压的患者。

6. 不能行无创测压的患者。

三、禁忌证

1. Allen's 试验阳性者。

2. 局部感染。

3. 凝血功能障碍：相对禁忌。

4. 动脉近端梗阻者。

四、技能步骤要点及评分标准

动脉穿刺与测压的护理配合技术与评分标准见表 8-9-1、视频 8-9-1 和视频 8-9-2。

视频 8-9-1　动脉穿刺与测压护理配合技术 - 上

视频 8-9-2　动脉穿刺与测压护理配合技术 - 下

表 8-9-1　动脉穿刺与测压的护理配合技术与评分标准

项目	技能步骤	分值	要点与注意事项
操作准备	1. 护士准备：衣帽整齐规范、洗手、戴口罩	2 分	穿戴必须符合规范（一项不符合 −1 分）
	2. 设备准备：监护仪、有创压力监测导线、有创压力监测模块	3 分	1. 检查仪器设备是否使用正常（一项未检查 −1 分） 2. 检查配件是否齐全（一项未检查 −1 分）
	3. 物品准备：动脉穿刺针、压力传感器、无菌敷料、无菌手套、2ml 注射器、皮肤消毒液、胶布、托手板、小方枕、固定带、锐器盒、液体加压袋 4. 药品准备及配制：0.9% 氯化钠注射液 500ml、肝素钠注射液 1 支、利多卡因注射液 1 支	5 分	1. 物品、药品准备齐全（一项未准备 −1 分） 2. 配制药品时注意认真执行查对制度（2 分）
患者准备	1. 查对病历、医嘱、患者 2. 向患者解释操作的目的和方法，消除其紧张情绪，取得患者的配合	5 分	1. 严格查对制度，做好患者核查（3 分） 2. 向患者解释操作的目的和方法（2 分）
评估	1. 患者的病情、体重、意识状态、合作程度等 2. 患者的出凝血情况 3. 穿刺侧远端肢体皮温、颜色	20 分	1. 与患者及其家属交流（5 分） 2. 对患者进行评估（15 分）
操作配合	1. 压力传感器连接配有肝素的生理盐水，放入加压袋里，排气，与有创压力监测导线相连接待用，加压袋要充气到标线位置 2. 打开无菌手套、动脉穿刺针、无菌小方纱 3. 若选择桡动脉穿刺需做 Allen's 试验 4. 麻醉医生摸准动脉的部位和走行，选好进针点，常规消毒皮肤、铺巾，用利多卡因局部麻醉，动脉穿刺针与皮肤成 15°～ 30°角缓慢进针，当发现针芯有回血时，再向前推进 1～2mm，固定针芯向前推送外套管，后撤出针芯，这时套管尾部如向外喷血，说明穿刺成功	50 分	1. 压力传感器各个接头连接紧密，防止漏液（3 分） 排气完全，避免空气栓塞（3 分） 加压袋未充气到标线位置（2 分） 2. 选择合适型号的动脉穿刺针（2 分） 3. 未做 Allen's 试验或方法不正确（−5 分） 4. 正确固定穿刺部位（5 分） 在动脉搏动最强点进针，进针角度合适（5 分） 穿刺时注意患者生命体征的变化（3 分）

☆★☆☆

续表

项目	技能步骤	分值	要点与注意事项
	5. 护士按压穿刺套管前端迅速连接上压力传感器，用无菌敷料、胶布覆盖穿刺点及固定穿刺针 6. 护士检查压力传感器近心端是否有气泡，如果有气泡，用注射器抽出 7. 固定压力传感器与患者第4肋间线与腋中线交点处，调零，监测有创动脉血压		5. 按压方法不正确（−2分）固定方法不正确（−3分） 6. 有气泡未处理（−2分） 7. 压力传感器位置固定不正确（−3分）未调零（−2分） 8. 穿刺不成功（−10分，一次不成功−5分）
观察记录	1. 观察监护仪上的动脉压力波形与数值，发现异常及时报告医生处理 2. 观察穿刺部位皮肤有无渗血、肿胀 3. 记录穿刺时间、部位，监测生命体征并记录	6分	1. 压力波形及数值不正确（−2分） 2. 未观察穿刺部位（−2分） 3. 未记录（−2分）
整理	1. 妥善固定，保持管道通畅 2. 整理床单位 3. 用物分类处理 4. 洗手	4分	1. 导线固定不规范（−1分） 2. 未整理床单位（−1分） 3. 用物未分类处理（−1分） 4. 未洗手（−1分）
评价	1. 物品准备不超过2min 2. 符合无菌要求	5分	1. 准备时间2min（3分，每超过1min−1分） 2. 违反无菌操作要求（2分，违反一处−1分）

五、相关知识链接

1. 压力传感器的位置应与心脏的体表标志点第4肋间线与腋中线交点处对齐，确保监测结果准确。当压力传感器的位置低于右心房，监测到的血压数值偏高；当压力传感器的位置高于右心房，监测到的血压数值偏低。

2. 压力传感器必须充分排气，防止空气栓子进入动脉，引起空气栓塞。

3. Allen's试验阳性者应避免桡动脉穿刺置管。

4. 应用加压包使肝素液持续滴注，压力应在300mmHg，滴速在3ml/h。

（肖伦华　黄　莉　陈旭素）

☆ ☆ ☆ ✦

第十节　深静脉穿刺的护理配合技术与评分标准

一、目的

1. 监测血容量与右心功能。
2. 作为指导输液量和输液速度的参考指标。

二、适应证

1. 严重创伤、各类休克及急性循环衰竭等需要接受大量快速输血、输液的危重者。
2. 各类大手术尤其是心血管、颅脑和腹部的大手术者。
3. 需行肠道外全静脉营养者。
4. 需长期输液而外周静脉因硬化、塌陷致穿刺困难者。
5. 需行血液透析、血浆置换者。

三、禁忌证

1. 凝血功能严重障碍者。
2. 穿刺部位有感染者。
3. 对导管材质过敏者。
4. 有上腔静脉综合征者，不宜经颅内、锁骨下、上肢静脉置管。

四、技能步骤要点及评分标准

深静脉穿刺的护理配合技术与评分标准见表 8-10-1、视频 8-10-1 和视频 8-10-2。

视频 8-10-1　深静脉穿刺的护理配合技术 - 上

视频 8-10-2　深静脉穿刺的护理配合技术 - 下

表 8-10-1　深静脉穿刺的护理配合技术与评分标准

项目	技能步骤	分值	要点与注意事项
评估	1. 患者的病情、年龄、体重、意识状态 2. 需置入导管的类型、用途 3. 患者颈部活动情况和合作程度	20 分	1. 评估患者的病情、年龄、体重、意识状态(漏一项 -3 分，共 12 分) 2. 评估置入导管类型、用途（4 分） 3. 评估颈部活动及合作程度（4 分）

☆☆☆☆

项目	技能步骤	分值	要点与注意事项
操作准备	1. 护士准备：衣帽整齐规范、洗手、戴口罩 2. 设备准备：监护仪 3. 物品准备：一次性中心静脉穿刺包、消毒液（包）、无菌手套、皮肤消毒液、胶布、输液器、治疗碗、透明敷贴、注射器、三通、无菌持物钳、床单 4. 药品准备：氯化钠注射液 500ml、肝素钠注射液 1 支、利多卡因注射液 1 支	10 分	仪表、着装规范（一项不符合 −0.5 分，共 3 分） 物品、药品齐全（漏一项 −1 分，共 7 分）
患者准备	1. 查对病历、医嘱、患者 2. 向患者解释操作的目的、方法、注意事项及配合要求，消除其紧张情绪，取得患者的配合	5 分	1. 严格执行三查八对制度（漏查一次/项 −1 分；漏查一项 −1 分，共 4 分） 2. 解释（1 分）
操作配合	1. 静脉输液装置排气待用 2. 打开中心静脉穿刺包、无菌手套 3. 将皮肤消毒液、肝素稀释液分别置于治疗碗中 4. 患者去枕、平卧，头转向对侧，必要时肩后垫高，头低位 15°～20° 5. 术者戴无菌手套，消毒皮肤，铺巾，显露穿刺部位 6. 检查中心静脉导管是否通畅 7. 协助麻醉医生抽取利多卡因进行穿刺部位皮下浸润麻醉 8. 麻醉医生右手持穿刺针与皮肤成 30°～45° 指向尾端进针，在进针过程中保持注射器内轻度持续负压，及时判断针尖是否已进入静脉 9. 当回抽血液和注入液体通畅时，置入引导钢丝，压迫穿刺点，退出穿刺针 10. 绷紧皮肤，沿引导钢丝插入扩张器，轻轻旋转扩张皮肤、皮下组织直至静脉 11. 将中心静脉套管套在引导钢丝外面，待导管进入颈内静脉后，退导丝的同时置入导管，回抽血液是否通畅，用缝线将导管固定缝于皮肤，无菌敷贴覆盖穿刺口 12. 连接输液装置，遵医嘱调整输液速度，填写穿刺时间。置入双腔静脉导管时，还要将另一侧不用的通路用肝素生理盐水封管后夹闭	50 分	1. 静脉输液装置未排气（−6 分） 2. 静脉输液排气未尽（−4 分） 3. 护士污染无菌物品，但及时更换（−5 分） 4. 护士污染无菌物品未及时更换（−10 分） 5. 麻醉医生违背无菌原则及时指正（−4 分） 6. 中心静脉导管与三通及输液通路连接紧密（5 分） 7. 标示管道名称、置入深度（3 分） 8. 定时查看液体是否通畅，导管固定是否妥当（3 分） 9. 操作配合过程中有无询问患者感受，安慰患者，嘱其放松（5 分） 10. 观察患者生命体征，如有异常及时告知麻醉医生（5 分）

☆ ☆ ☆ ✩

续表

项目	技能步骤	分值	要点与注意事项
观察记录	1. 记录穿刺的时间、部位、导管置入长度、生命体征 2. 观察穿刺口有无渗血、肿胀，液体是否通畅 3. 观察有无皮下血肿和血气胸	5 分	1. 记录穿刺的时间、部位、导管置入长度、生命体征（2 分） 2. 观察输液是否通畅、无渗血、肿胀（2 分） 3. 观察有无皮下血肿和血气胸（1 分）
整理	1. 协助患者穿衣，询问其感受（非全身麻醉患者），取舒适体位，交代注意事项 2. 整理床单位 3. 用物分类处理 4. 洗手	5 分	1. 协助患者穿衣，取舒适体位（1 分） 2. 整理床单位（1 分） 3. 分类处理用物（1 分） 4. 洗手（2 分）
评价	1. 患者能了解注意事项 2. 动作熟练	5 分	1. 患者知晓注意事项（2 分） 2. 动作熟练（3 分）

五、相关知识链接

1. 拔除中心静脉导管前先消毒局部皮肤，拔管后局部压迫 3 ～ 5min，用无菌敷料覆盖。如出现肿胀，要延长压迫时间。

2. 中心静脉穿刺并发症包括感染，心律失常，出血和血肿，气胸和血气胸，气栓，血栓形成和栓塞等。穿刺过程中要注意观察，及时发现处理。

（肖伦华　罗小平　陈信芝）